中药材百科

张振/主编

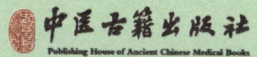
中医古籍出版社
Publishing House of Ancient Chinese Medical Books

图书在版编目（CIP）数据

中药材百科 / 张振主编. —— 北京：中医古籍出版社，2021.6
　ISBN 978-7-5152-1814-4

　Ⅰ.①中… Ⅱ.①张… Ⅲ.①中药材—基本知识 Ⅳ.①R282

中国版本图书馆CIP数据核字(2021)第082783号

中药材百科
主编　张振

策划编辑	姚强
责任编辑	张凤霞
封面设计	李荣
出版发行	中医古籍出版社
社　　址	北京东直门内南小街 16 号（100700）
电　　话	010-64089446（总编室）010-64002949（发行部）
网　　址	www.zhongyiguji.com.cn
印　　刷	天津海德伟业印务有限公司
开　　本	880mm×1230mm　1/16
印　　张	16
字　　数	238 千字
版　　次	2021 年 6 月第 1 版　2021 年 6 月第 1 次印刷
书　　号	ISBN 978-7-5152-1814-4
定　　价	69.00 元

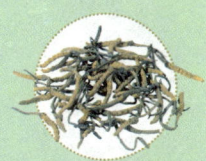
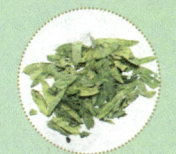
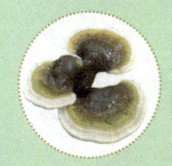
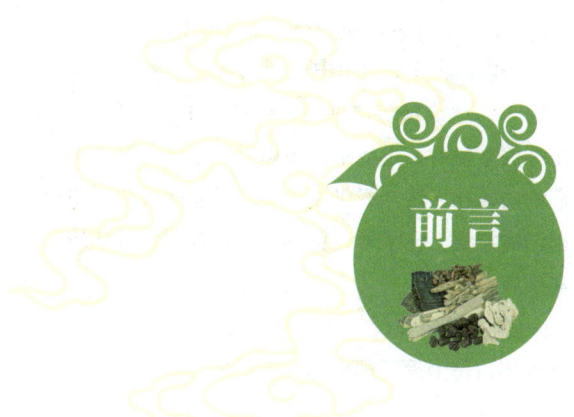

前言

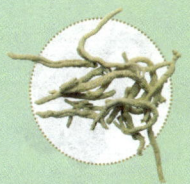

　　中药是中国传统医学的重要组成部分，历经数千年的应用而不朽。随着现代临床医学的发展，中药材的各种效用越来越多地被证实，人们对中药的认识和关注度也在大大提高，中药逐渐深入普通百姓的日常生活，除了被用于对症治病，还常被用到餐桌上，煲汤、煮粥、泡茶、泡酒……

　　无论是养生，还是治病，选用中药最关键的一点是要辨证施治，只有用对中药，才能增强体质、提高免疫力、改善亚健康，起到防治疾病和养生保健的作用。那么，怎样才能辨证用药呢？这就需要我们掌握药物的四气五味、归经、升降浮沉、配伍、禁忌，懂得常见中药的功能、主治，懂得如何对症选择中药材，懂得如何将中药加入药膳、药粥中去治疗一些小病小痛，增强体质，提高身体免疫力。

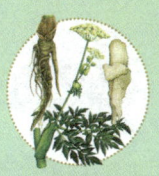

　　生活中学一点中医，懂一些中药药理和基本常识，并不难。《中药材百科》将生活中常见的数百种中药材按照各自不同的功效分为补虚健体药、理气药、清热药、解表药、化痰止咳平喘药、利水渗湿药、消食药、开窍安神药、活血祛瘀药、止血药、泻下药等，用通俗易懂的语言深入浅出地介绍了每味中药的性味归经、功效主治、用法用量、保健药膳、现代研究、选购要

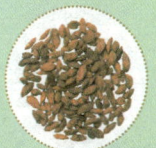

点、贮藏方法等,还介绍了中药的起源、性能、配伍、炮制、禁忌,不同体质和不同时节的中药养生宜忌等。

懂得随季节变化用中药调剂饮食,能够运用药膳为家人调理或预防常见病,这些对于普通百姓来说,是至关重要的。生活中,多识得一些中药材,了解中药的功效和用法,不仅在生病的时候能灵活运用中草药治病疗疾,在平常还可以起到良好的保健作用,远离疾病的干扰。

本书图文并茂,深入浅出地讲解了中药材知识和运用,每个读者都可以一看就懂,一学就会,一用就灵。

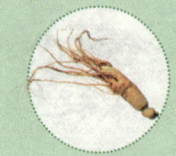
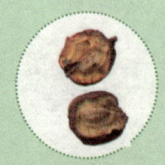
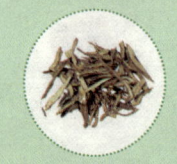
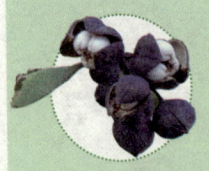
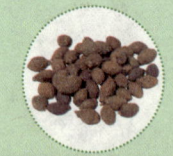
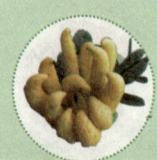
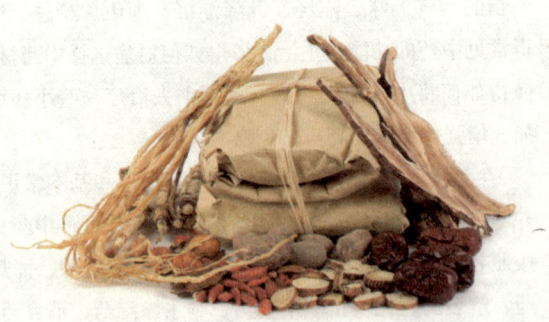

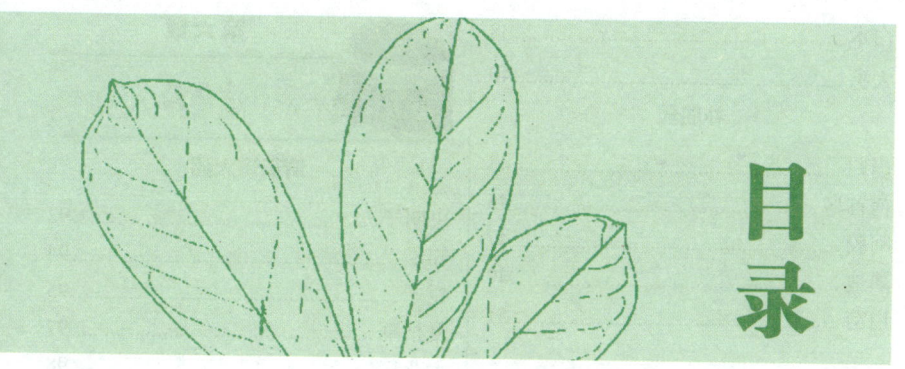

目录

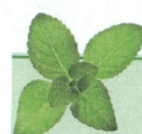

第一章
中药材基本属性

第一节 产地 2
第二节 四性五味 2
第三节 归经 6
第四节 升降沉浮 7

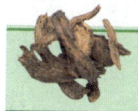

第二章
中药配伍中的宜忌

第一节 配伍 10
第二节 君臣佐使，搭配有道 11
第三节 十八反 12
第四节 十九畏 12
第五节 药方的组成变化 13

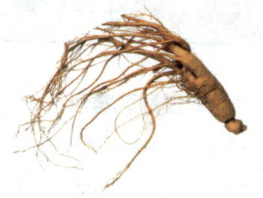

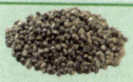

第三章
中药的煎煮

第一节 煎熬前要进行浸泡 16
第二节 煎煮容器要精挑细选 16
第三节 煎药用水很关键 17
第四节 煎煮的火候及时间 18
第五节 煎煮次数有窍门 19
第六节 常用的入药方法 19

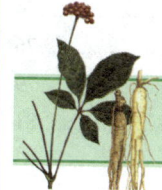

第四章
补虚健体药

补气药

人参 22
黄芪 26
党参 29
太子参 32
灵芝 33
甘草 36

1

白术 ... 38
大枣 ... 40

补血药

当归 ... 43
何首乌 ... 45
阿胶 ... 47
熟地 ... 49
白芍 ... 51

补阳药

鹿茸 ... 53
巴戟天 ... 55
冬虫夏草 ... 57
杜仲 ... 59
仙茅 ... 62
补骨脂 ... 65
肉苁蓉 ... 67

补阴药

枸杞子 ... 69
北沙参 ... 72
麦冬 ... 74
百合 ... 76
女贞子 ... 79
石斛 ... 81
黄精 ... 83
天冬 ... 85

第五章 理气药

陈皮 ... 88
木香 ... 90

第六章 清热药

清热泻火药

决明子 ... 92
知母 ... 94
栀子 ... 95
夏枯草 ... 97
天花粉 ... 98

清热凉血药

玄参 ... 100
牡丹皮 ... 102
紫草 ... 103

清热燥湿药

黄芩 ... 104
黄连 ... 106
黄柏 ... 107
龙胆 ... 109

清热解毒药

牛黄 ... 111
板蓝根 ... 114
金银花 ... 115
蒲公英 ... 117

第七章 解表药

发散风寒药

防风 ... 121
白芷 ... 122

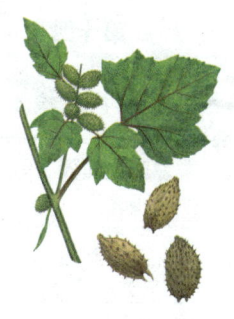

苍耳子	124
细辛	125
香薷	126
生姜	127
荆芥	129
麻黄	130

发散风热药

柴胡	132
薄荷	134
牛蒡子	136
蝉蜕	137
菊花	138
葛根	140

第八章 化痰止咳平喘药

化痰药

半夏	143
天南星	145
白芥子	147
前胡	148
桔梗	149
川贝母	151
海藻	153

止咳平喘药

苦杏仁	156
桑白皮	157
枇杷叶	159
白果	160

第九章 祛风湿药

祛风湿散寒药

独活	164
威灵仙	166
木瓜	168

祛风湿清热药

| 秦艽 | 171 |
| 防己 | 174 |

第十章 利水渗湿药

利水消肿药

茯苓	176
泽泻	178
薏苡仁	181

利尿通淋药

车前子	184
滑石	186
灯心草	188
海金沙	190

第十一章 消食药

神曲 192
山楂 193
莱菔子 194
鸡内金 196
麦芽 197

第十二章 开窍安神药

养心安神药

远志 200
酸枣仁 202
柏子仁 205

第十三章 活血祛瘀药

活血止痛药

川芎 209
延胡索 211
姜黄 213
郁金 214

活血调经药

丹参 216
红花 218
桃仁 221
牛膝 223

第十四章 止血药

凉血止血药

大蓟 227
侧柏叶 229
白茅根 230
槐花 232

化瘀止血药

三七 234

第十五章 泻下药

攻下药

大黄 237
芦荟 239
芒硝 242

润下药

火麻仁 243
郁李仁 245

峻下逐水药

巴豆 247
牵牛子 248

第一章 中药材基本属性

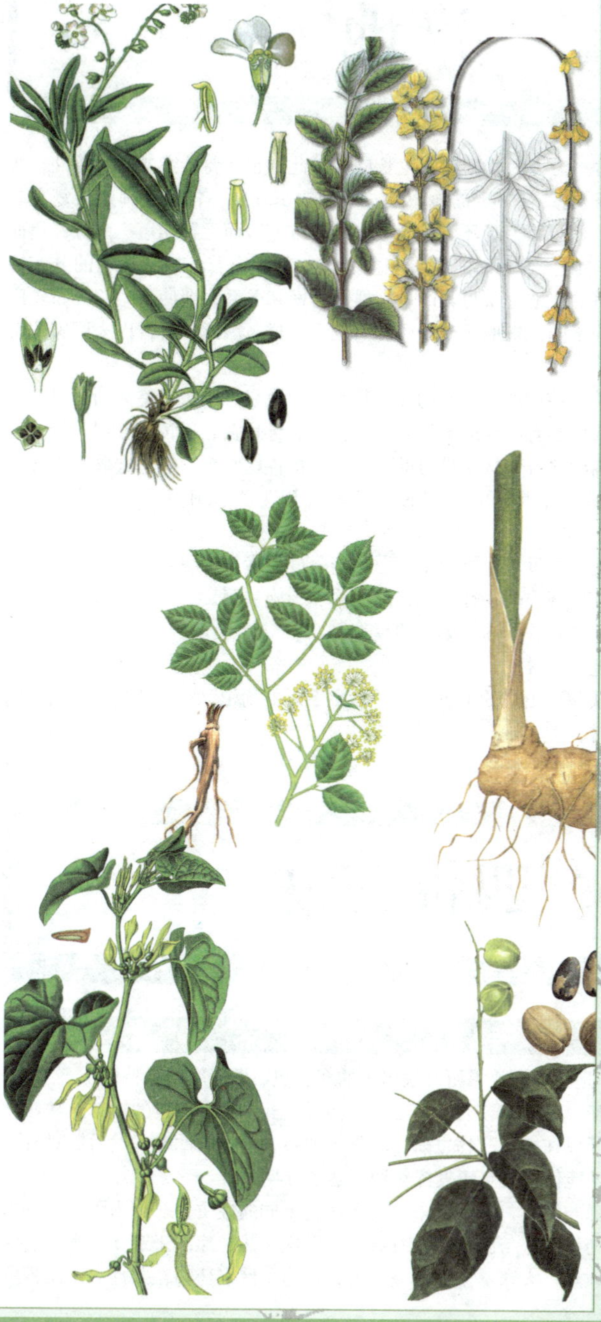

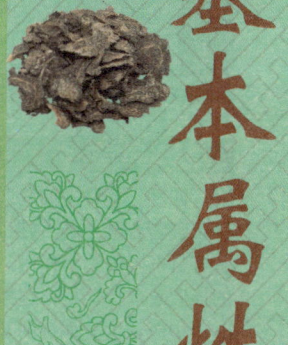

第一节 产地

俗话说，一方水土养育一方人。动植物的生长同样如此，也需要特定的自然条件，所以天然药材的分布与生长环境具有一定的地域性。我国幅员辽阔，自然地理条件复杂多样，各地区的水土、气候、日照等生态环境差异很大，北方寒冷而无霜期短，南方炎热而夏季漫长，西部高原干燥少雨，东部沿海潮湿多雨，这些都决定着各地区植物的分布特征。植物类和动物类中药材的产地分布与其产量、质量有密切关系，即使是生长分布较广的药材，也由于自然条件的不同，各地所产的质和量也不一样。因此，自古以来医家非常重视"道地药材"。

所谓道地药材，是指某一特定产区出产的质量优秀、疗效显著、历史悠久的药材。中药的处方名称中，有许多前面加有产地的名称，如潞党参、怀地黄、川黄连、川贝母、广陈皮、辽细辛等，即是强调产地对药材质量的重要性。现将各地所产道地药材举例如下：

四川： 川连、川芎、川乌、附子、川续断、川朴、川牛膝、川楝子、川贝母、杜仲等。

浙江： 杭白芍、杭菊龙、象贝母、杭白芷、台乌药、於白术、延胡索、山茱萸等。

河南： 怀地黄、怀牛膝、怀山药、怀菊花、禹白附、天南星等。

广东： 砂仁、广陈皮、广藿香、高良姜、草豆蔻等。

东北： 人参、细辛、五味子等。

其他如云南的三七、茯苓，山东的阿胶、北沙参，宁夏的枸杞，甘肃的当归，山西的党参等，历来就是道地药材。

第二节 四性五味

中草药的四性

四性，又称"四气"，是指药物效果所反映出来的寒、热、温、凉四种特性。

食物有酸、苦、甘、辛、咸五味，有寒热之性。同样，药物也有各自的性味，从而具有各自不同的治疗作用。所以在使用药物之前，应先了解各种药材的性味，然后针对自己的体质来选择药材，这样才能使药材真正发挥作用，达到预期效果。

中医认为，四性的寒凉与温热，从阴阳来分属于两类不同的性质，寒凉为阴，温热为阳，二者作用相反。而温与热、寒与凉之间具有共性，温次于热，凉次于寒。在本草著作中，对于某些药物还标以大热、大寒、微温、微寒等，是为了区别药物在共性之中的程度差异。除了寒、热、温、凉外,还有一种"平性"药物。平性的含义是指药性平和,作用和缓,寒热之性不甚明显,或微有偏温、偏凉。平性与大热、大寒等相同,都是属于"四性"中程度上的差异,故医家仍称"四性"而不称"五性"。

"四性"的寒、热、温、凉,是从药物作用于机体后所发生的反应概括出来的,是与所治疾病的寒热性质相对而言。能够减轻或消除热证的药物,属于寒性或凉性,如对于发热、口渴、咽痛等热证有清解作用的连翘、黄芩、板蓝根就属于寒凉性。反之,能够减轻或消除寒证的药物,属于温性或热性,如对腹中冷痛、脉沉无力等寒证有温散作用的附子和干姜等,就属于温热性。具体分析如表格所示:

药性	作用	药品名称
温热性质	具有散寒、温里、化湿、行气、补阳等作用,主要用于寒证或功能减退的疾病	肉苁蓉、杜仲、干姜、当归、何首乌、地黄、大枣、桂圆肉、鹿茸、海马
寒凉性质	具有清热、泻火、解毒、凉血、养阴或补阴等作用,主要用于热证或功能亢进的疾病	决明子、紫草、桑叶、葛根、金银花、绿豆、栀子、蒲公英、板蓝根
平性	多为滋补药,常用于体质衰弱或寒凉和温热性质中药所不适应者	冬虫夏草、党参、太子参、灵芝、蛤蚧、蜂蜜、阿胶、甘草、枸杞子

四性的临床意义

中医理论体系将疾病分为寒、热两大类别,药物亦相应分为寒、热两性,这样的分类有利于临床的使用。知晓中药寒、热、温、凉的特性,才能够具体应用到疾病所影响的人体阴阳盛衰或寒热变化。具体说来,温性和热性的药物一般具有发散风寒、温里散寒、补火助阳、温经通络、回阳救逆等作用;而寒性和凉性的药物则有疏散风热、清热泻火、凉血解毒等作用。

中药的四气,用之不当则会产生不良反应,寒凉性易伤阳助寒,温热性易伤阴助火。在使用前应先对身体情况准确辨证,做到恰当使用。

四性的使用原则

《黄帝内经·素问·至真要大论》说:"寒者热之,热者寒之。"《神农本草经·序例》说:"疗寒以热药,疗热以寒药。"这是中医治疗疾病的基本法则,也是中药四性的使用原则,即根据病证的寒热性质,选用性质相反的药物。因此,运用中药前必须掌握寒、热、温、凉四性,才能针对病情的寒热阴阳准确地选用寒凉药或温热药进行治疗。反之,如果以热性药治热性病,寒性药治寒性病,势必会加重病情,造成不良后果。

临床上有些疾病表现为"真寒假热""真热假寒"证,当仔细辨证,避开"假寒""假热"之象,而针对其"真热""真寒"相应地采用寒药或热药治疗。即所谓"寒因寒用""热因热用"的反治法,这实际上也是"热者寒之""寒者热之"治疗原则的体现。

中草药的五味

常说的中草药的五味主要是指辛、甘、酸、苦、咸,是与五行、五脏相配属的主要药味。除此之外，还有淡味和涩味。本草著作中所记载的药味，其含义有二：一是反映了部分药物的真实滋味，是通过口尝而得来的感性认识，与实际滋味相符。如甘草的甘味、桃仁的苦味、五味子的酸味、鱼腥草的辛味、芒硝的咸味。二是代表着药物的某种作用，是在大量临床经验中发现某些药的功效不能用口尝之味来解释，为了便于学习与掌握，即以其实际功效反推其"味"。如葛根、石膏均能透热解肌，即云其辛，实际口尝并无辛味；罂粟壳、禹余粮均能涩肠止泻，即云其涩，口尝并无涩味。

由于药味有上述两种含义，所以药味与实际所尝味道往往并不完全相符。

五味的作用

《黄帝内经》最早归纳了五味的基本作用，辛散、酸收、甘缓、苦坚、咸软，同时还论述了过食、偏嗜五味对五脏系统的损害，故又提出了"五禁"等告诫。到清代汪昂《本草备要·药性总义》中概括为"药酸者能涩能收，苦者能下能软坚，淡者能利窍能渗泄"，这些论述对于指导临床用药具有一定的实际意义。综合前人的论述和用药经验，后世对五味的作用作了进一步补充发挥，分述如下。

辛：能散、能行，有发散、行气、行血等作用。

辛散，是指辛味有发散表邪的作用。表邪即指侵犯人体肌表的六淫之邪。《灵枢·五味论》把辛味药物解表的机制解释为"辛入而与汗俱出"，意为辛味发散表邪之性，主要由发汗的方式来完成。如枳实、木香、佛手、陈皮、香附等具有行气消滞，活血化瘀的作用。姜黄、桃仁、当归、丹参、红花等能消除脏腑经络气机壅滞、缓解气滞疼痛、胀满等病证。因辛味药多辛散燥烈、易耗气伤阴（津），故气虚阴（津）亏，表虚多汗等不宜用。

甘：能补、能缓、能和，具有补益、缓急止痛、调和药性、和中的作用。

甘补，指甘味药具有补益作用，补益人体的气血阴阳，或扶助人体正气，振奋脏腑功能。治虚证多选用甘味药物，如人参、黄芪、白术等甘温补气，当归、熟地、阿胶等甘温补血；鹿茸、杜仲、肉苁蓉、淫羊藿等甘温壮阳；枸杞、沙参、麦冬等甘寒养阴生津。

甘和，指甘味药具有调和中焦，保护和增强脾胃消化功能的作用，以及调和药味，使药物之间功能协调，改善味道等作用。如甘草、大枣等。

甘缓，指甘味药具有缓解毒性、烈性，缓解痉挛、疼痛等作用，还有缓急止痛、缓和药性、解毒之功。如甘草、大枣、蜂蜜等。甘味也可以在复方中起缓和药性的作用。

甘润，指甘味药具有滋阴润燥的功效，多见于润肺化痰药、润肠通便药。

因甘味性多腻滞，易助湿碍脾，古人有"中满忌甘"之说，即脾虚湿滞者不宜用甘味滋补之品。

酸：能收、能涩，即有收敛固涩作用。

酸味药具有收敛固涩的作用，具体体现为止泻、敛汗、涩精、缩尿、止带、止血、收敛等制止人体阴液滑脱的效果，以及敛肺气而止咳嗽、收敛心神而安神的作用。具有收敛止汗作用的如酸枣仁、五味子，具有收敛止血作用的如地榆，具有涩肠止泻作用的如诃子、乌梅、山茱萸、石榴皮，治正虚无邪之滑脱不禁可用金樱子、覆盆子等，敛心安神的有酸枣仁等，敛肺止咳的有诃子、五味子。另外，酸味药乌梅、五味子具有生津作用。由于酸味能敛邪，固有实邪者勿用。

苦：能泄、能燥、能坚，有泄下、燥湿、坚阴的作用。

苦泄的含义有三，即通泄、降泄和清泄。善于治疗热结便秘之证，具有通泄功效，如番泻叶、芦荟、郁李仁、大黄等。能降泄肺气，止咳平喘，善治气逆喘咳之证为降泄，如杏仁、厚朴。具有清火除烦之功，善治热盛心烦之证为清泄，如栀子、金银花、石膏等。

苦燥，即燥除湿邪，治疗水湿之证。由于湿证有寒湿、湿热的不同，故苦味药亦相应地分为苦寒燥湿和苦温燥湿两类。前者如栀子、黄连用于湿热证，后者如苍术用于寒湿证。

"苦坚"之说，出自《素问·藏气法时论》："肾欲坚，急食苦以坚之。""苦坚"之药实际用于肾阴亏虚导致的相火亢盛之证，是通过苦味的清泻火热作用而达到保存阴液的目的。代表药有黄柏、知母、大黄、虎杖等。

需要注意的是，苦寒之药易伤及脾胃阳气，用量过大或服用过久，易致脾胃阳虚、食欲不振、大便稀溏，故脾虚者应慎用。

咸：能软、能下，有软坚散结和泻下作用。

咸下，即具有泻下作用，用于治疗大肠热结、大便秘结不通。代表药物有芒硝。

咸软，即具有软坚散结作用，用于治疗瘿瘤、瘰疬、痰核、疮痈、肿块等。代表药物有牡蛎、玄参、昆布、海藻等。

此外，咸味能够补肾、壮阳、益精，代表药物有蛤蚧、海马、海狗肾、蛤蟆油、肉苁蓉等。咸味还有清热凉血之功效，如水牛角、玄参等。

五味的现代研究

经过对辛味药的统计分析，得出其药理作用可分为以下几种：能够刺激汗腺分泌、扩张皮肤毛细血管、抗菌、抗病毒、抗炎症，代表药物有麻黄、桂枝、银花、连翘、柴胡等；调节胃肠平滑肌运动，缓解肠胃胀气（行气），代表药物有陈皮、木香、枳实、厚朴等。另外，辛味药中的生物碱具有较强的镇痛、镇静作用，扩张脑、冠状、股动脉或外周血管，抗硬化、抗血栓形成，代表药物有郁金、川芎、当归、牡丹皮、赤芍、红花等。

经过对苦味药进行统计分析得出，苦味药以挥发油为主要成分，其药理作用为广谱抗菌、抗病毒、抗炎症（清泄火热），代表药物有黄连、黄芩、黄柏、连翘、白芍、牡丹皮等。另外，苦味药能够抑制呼吸中枢，缓解咳嗽、哮喘（降泄肺气），代表药物有杏仁、桃仁、桔梗、柴胡、川贝母等。大黄、虎杖、芦荟、番泻叶、生首乌等苦味中药则具有通便作用。

甘味的化学成分含有较多的糖类（尤其是多糖）、蛋白质、氨基酸以及性激素等。经实验证明，甘味药能促进或调节人体免疫力，参与物质合成代谢（补气、补血、补阴），代表药物有熟地黄、阿胶、白术、黄芪、当归、党参、人参、灵芝等。甘味药还有促进性功能（补阳）作用，代表药物有鹿茸、肉苁蓉、杜仲等。另外，甘味药还能解毒（缓和药性）、解痉镇痛（缓急止痛）、增强胃肠功能（和中），代表药为甘草。

酸味药物中含有较多的鞣质和有机酸，故有收敛固涩的作用，如五倍子、五味子、乌梅等。诃子、五味子、乌梅、罂粟壳等具有镇咳（敛肺气止咳）作用。酸枣仁、五味子具有镇静安神（敛心安神）的作用。乌梅则有抑制蛔虫和肠壁局部麻醉作用（安蛔止痛）。

咸味药一部分为海产贝藻类，含有碘及无机盐类，能软化瘿瘤、瘰疬、痰核等，另一部分则含硫酸钠盐，具有治疗燥结便秘的作用，故谓之"润"。咸味药还能抗凝血、抗癌、抗结缔组织增生（软坚散结），代表药物有鳖甲、白花蛇、夏枯草、水蛭、蜣螂等。此外，不少咸味药能镇静、抗惊厥（熄风止痉），如水牛角、琥珀、僵蚕、牛黄、全蝎、地龙、蜈蚣等。

第三节 归经

何谓归经

"归"是指药物作用部位的归属，"经"是指人体的脏腑经络。所以归经就是指药物对于机体某部分的选择性作用，是把药物的作用与人体的脏腑经络联系起来。归经是药物作用部位的偏性，它表明任何药物的用途都是有限的，可能只对某一经或几经发生作用，而对其他经络作用较小，甚至没有作用。

在临床用药时，必须掌握药物的特定作用和适用范围，才能做到对症下药。如同属寒性药物，虽然都具有清热作用，但有的偏于清肺热，有的偏于清肝热，各有所专。又如同为补药，也有补肺、补脾、补肾等不同。正如清代名医徐大椿所说："不知经络而用药，其失也泛。"掌握了药物归经，有助于提高用药的准确性，从而提高疗效。

归经的方法

1. 按照药物特性归经

药物的特性分为形、色、气、味等，是药物归经的依据之一，其中尤以五味与归经关系密切，有"酸先入肝，苦先入心，甘先入脾，辛先入肺、咸先入肾"的说法。不过，这种五味各入一脏的说法比较片面，还有不少药物的归经难以用此理论解释。五味的各自功能也不仅限于一味一经，如入脾的甘味或入肺的辛味亦可入肝，当归味甘，既入脾经又入肝经。如《黄帝内经·素问·脏气法时论》记载："肝苦急，急食甘以缓之""肝欲散，急食辛以散之"。

2. 按照药物疗效归经

药物归经的根本依据即是药物的疗效，如苏子、芥子能治疗咳喘，而咳喘为肺脏功能失调所致，故归肺经；酸枣仁、柏子仁能治疗心悸失眠，而心悸、失眠为心脏功能失调所致，故归心经；全蝎、天麻能制止抽搐，归肝经；鸡内金、隔山消能够消食健脾，归脾经；巴戟天、肉苁蓉能补肾壮阳，归肾经；大黄，苦寒善泻热通肠，归大肠经；等等。

3. 按照药物病机归经

指以药物与所治病证之病因相关的脏腑经络为其归经的标记。如"诸痛痒疮，皆属于心"，故将能治疗痈肿疮疡的药物归入心经。又如，中医认为"虫因湿生"，而"脾虚能生湿"，故以驱虫为主要作用的药物大多归脾经。

归经的意义

药物归经的目的是协助机体正气祛除病邪，但由于脏腑经络的病变是相互兼见或复杂多变的，所以在治病用药时，往往不是单纯使用一经的药物。如用寒性药物清热，也要先区分热证部位，如治肺热咳喘，即选归肺经而善清肺热的黄芩、桑白皮等；治肝热或肝火证，即选归肝经而善清肝火的龙胆草、夏枯草等。同为补药，也要分补肺、补肾、补脾。因此，对于人体各个不同部位发生的病变或所出现的症状，应该选择不同的药物来治疗。

第四节 升降沉浮

药性升降浮沉理论形成于金元时期。升降浮沉反映药物作用的趋向性，是说明药物作用性质的概念之一，也是对药物作用的另一种归纳。升是上升，降是下降，浮表示发散，沉表示收敛固藏和泄利二便，因而沉实际上包含着向内和向下两种作用趋向。升降沉浮是针对各种疾病在病机和证候的趋势而言。如机体向上症状多表现如呕吐、喘咳等，向下表现如泻利、崩漏、脱肛等；向外表现如自汗、盗汗，向内表现如表邪不解等病势趋向。

升降浮沉的临床意义与应用

一般而言，药性是升浮的（都能上行向外），具有升阳发表、祛风散寒、涌吐、开窍等功效。药性是沉降的（都能下行向内），具有泻下、清热、利水渗湿、重镇安神、潜阳熄风、消导积滞、降逆止呕、收敛固涩、止咳平喘等功效。如机体外感风寒之表证，当用麻黄、紫苏等升浮药以散风寒，而不能用麻黄根、浮小麦等收敛止汗药。若病势上逆者，宜降不宜升，如肝阳上亢而致的头痛头胀、头晕目眩，当用石决明、牡蛎、龙胆草、蒲公英等沉降药，以清热降火、平肝潜阳。病邪在下的宜沉降不宜升浮，如肠燥便闭的里实证，当用大黄、火麻仁、枳实等沉降药，以攻里通便，而不宜用肉豆蔻、诃子之类涩肠止泻药。若病势下陷者，而致脱肛、子宫下垂及内脏下垂等，当用党参、黄芪、炙甘草、柴胡等升浮药以补中益气，升举阳气。如果倒行逆施，往往导致不良后果。如肝阳上亢致头痛，若用升浮药治疗使肝阳升而无制，易引起痉厥之症。在实际应用中，有的药物升降浮沉的特性不明显，有的药物则存在双向性。如麻黄既能发汗解表，又能利水消肿；川芎既能上行巅顶，又能下行血海。无论是临床还是家庭养生用药，都要依病选药，选择与疾病的上、下、内、外趋势相反的药；如果依据病位选药，应选择与疾病的高、低、深、浅位置相同的药。在使用时正确掌握升降浮沉的药性，针对病位与病势，使药物作用直达病所，扭转病势或因势利导，将会取得较好疗效。

升降浮沉的确定依据

确定中药升降浮沉之性的主要依据，是药物的临床疗效。针对不同病情，改善或消除向下、向上、向外、向内等病势趋向的药物，就分别确定为具有升降浮沉的作用。升降浮沉的作用通常与药物本身的天然因素有关，并可以通过人为的手段使其转化。

《升降沉浮歌》可以概括本节的升降沉浮的确定依据。

质地轻虚浮而升，沉而降者体必重，寒凉无浮热无沉，酸苦咸降辛甘升，升浮属阳发肌表，沉降为阴泻里功，此为升降浮沉义，更参炮制配伍中。

1. 药物的性味

李时珍《本草纲目·序例·升降浮沉》中说："酸咸无升，辛甘无降，寒无浮，热无沉。"因此，药物的性味及其阴阳属性决定了药物的作用趋向。凡药性温热、药味辛甘的药物，其属性为阳，其作用趋向多升浮；凡药性寒凉、药味酸苦咸的药物，其属性为阴，其作用趋向多沉降。在《黄帝内经·素问·至真要大论》中也记录有："辛甘发散为阳，酸苦涌泄为阴，咸味涌泄为阴，淡味渗泄为阳。"

2. 药物气味的厚薄

所谓气味的厚薄，是指药物气质的醇厚浓烈、轻清淡薄而言。凡气味薄者多主升浮，如薄荷、桑叶、苏叶、银花等；气味厚者多主沉降，如大黄、熟地等。

3. 药物质地的轻重

一般来说，花叶及质轻的药物大多能升浮，如菊花、辛夷、荷叶、升麻等；相反，种子、果实等质重的药品多主沉降，如苏子、枳实、牡蛎、磁石等。上述情况也不是绝对的，如旋覆花不升浮而降气、降逆，槐花也为治疗肠风下血之品，不具升散之性。

4. 药物的效用

药物的临床疗效是确定其升降浮沉的主要依据。病势趋向：向上、向下、向外、向内。病位表现：在上、在下、在外、在里。能够针对病情及病证选择也具有向上、向下、向里、向外的不同作用趋向的药物。如白前能祛痰降气，善治肺实咳喘、痰多气逆，故性属沉降；桔梗能开提肺气、宣肺利咽，善治咳嗽痰多、咽痛音哑，故性属升浮。

一药之中，有气有味，气味又有厚薄的不同，质地也有轻重的差异，极为错综复杂，因此药物的升降浮沉便不能只取一途而论了。故在实际应用中要进行全面分析，才能得出正确的结论。

升降浮沉的转化条件

每一味药物的升降浮沉既是绝对的，又是相对的，在一定条件下是可以转化的。比如生时为升，熟时为降。其转化的条件主要有两点，即炮制和配伍。

某些药物的升降浮沉之性可因炮制而改变，而在复方配伍中，少量性属升浮的药，在同较多的沉降药品配伍时，其升浮性可受到一定制约。

药性的升降浮沉，可以随炮制而改变。有的药物"生升熟降"，如生麻黄主发汗解表，而炙麻黄则主平喘。生首乌截疟解毒，润肠通便，制首乌补益精血、固肾乌须。也有些药物酒炒则升，如大黄、黄连生为降，但酒制后上行头面，清上部之热的力量增强则变为升。杜仲、巴戟天、补骨脂等经盐水制后则改变为下行肝肾，小茴香、橘核、荔枝核等经盐制后可增强疗疝止痛功效。药性的升降浮沉，还可以随配伍而转化。茯苓性味甘平，利水渗湿，本性沉降，如与黄芪、当归、远志同用则具有补益气血的作用。黄芪性味甘温，益气升阳，本性升浮，如与白术、防己配伍应用则具有沉降利水、渗湿的作用。在复方中，个别升浮药在大队沉降药中，其升浮之性受到制约；个别沉降药在大队升浮药中，其沉降之性也会受到制约。故单一中药会受配伍药物的影响而改变或降低原有药性。

第二章 中药配伍中的宜忌

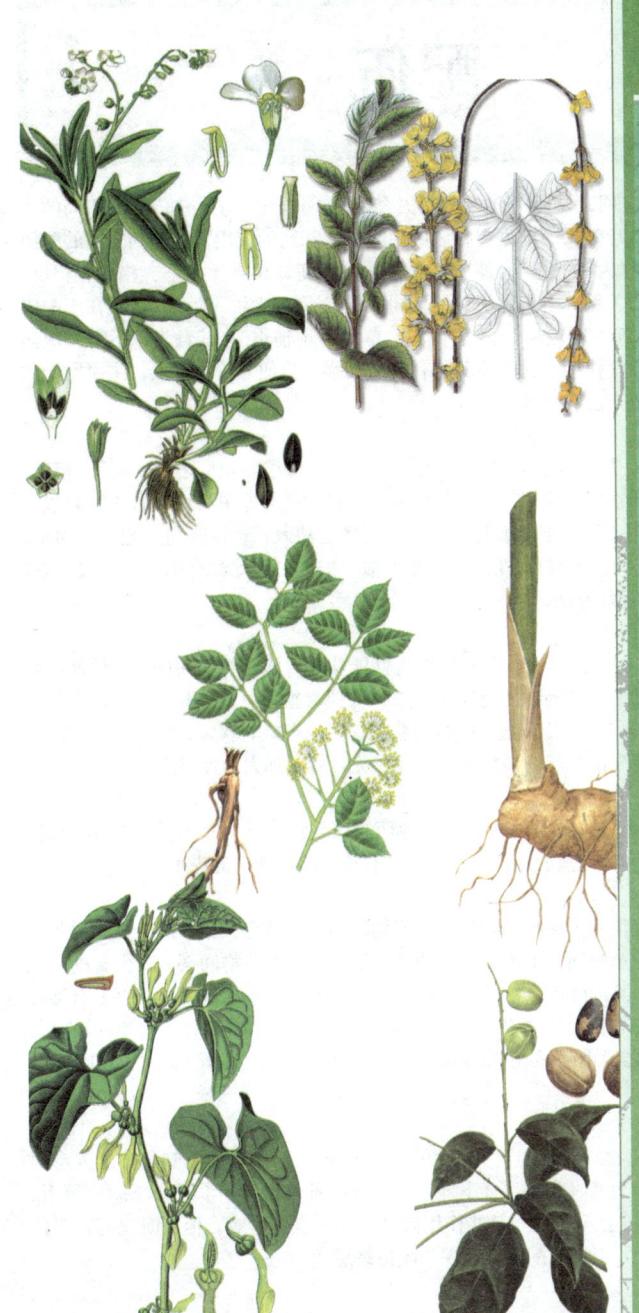

第一节 配伍

之所以中药要配伍应用，是因为药与药配伍合用后，能产生与原有药物不相同的功效，从而表现出不同的治疗效果。前人在临床应用时把单味药的应用及药与药之间的配伍关系总结为七种情况，称为"七情"，即单行、相须、相使、相畏、相杀、相恶、相反。七情虽然包括了全部配伍关系，但与配伍并不是同义词，不能混为一谈，其区别在于配伍不包括"单行"。单行，如李时珍所说："独行者，单方不用辅也。"其意为，不需其他药物辅助，单独即可发挥治疗作用，此种用药法有针对性强、简便易行的优点，主要用于病情单纯者。中药具体配伍方法和功效如下：

1. 相须

李时珍说："相须者，同类不可离也，如人参、甘草，黄柏、知母之类。"所谓相须，即将性能功效相类似的药物配合应用，配伍的目的是可以增强与原单味药共有或相类似的功效。如川芎与乌药同用，可增强活血化瘀、行气止痛之功效；金银花与连翘配伍同用，可增强清热解毒作用。因相须的药物性能功效相类似，配伍时彼此没有明显的主次关系，固能明显增强原相同或类似的疗效。

2. 相使

李时珍说："相使者，我之佐使也。"相使即将性能功效方面有某些共性，或性能功效虽不相同，但是治疗目的一致的药物配合应用，以一种药为主，另一种药为辅，从而提高主药疗效。如半夏配昆布，半夏具有化痰散结的功效，而昆布咸能软坚，两药配伍提高了半夏消痰散结之功。相使配伍既能增强疗效，又能扩充疗效，加大治疗范围。

3. 相畏

即一种药物的毒性反应或副作用能被另一种药物减轻或消除。李时珍说："相畏者，受彼之制也。"如生半夏和生南星的毒性能被生姜减轻或消除，即半夏畏生姜。

4. 相杀

即一种药物能减轻或消除另一种药物的毒性或副作用。单从定义上不能分辨相畏与相杀的区别，其实相畏、相杀是同一配伍关系的两种提法，是针对药物间某一方而言的。也就是说，相畏与相杀为消除或降低毒性的同一组配伍药物的两种不同说法，相畏是有毒药相对于解毒药而言的，相杀则是解毒药相对于有毒药而言的。《本草纲目》中李时珍对其解释为："相杀者，制彼之毒也。"如生姜能减轻或消除生半夏和生南星的毒性或副作用，即生姜杀半夏。

5. 相恶

即两药合用，一种药物的功效能被另一种药物减弱或消除。众所周知，食用人参时不能同时吃萝卜，就是因为两者相恶，萝卜能削弱人参的补气作用。李时珍说："相恶者，夺我之能也。"相恶的配伍会使药物的某些作用降低，甚至丧失疗效，但同时也有其可供利用的方面，因此，历代并不将该配伍全部视为配伍禁忌。

6. 相反

即两种药物合用，能增强和产生毒性或副作用。如"十八反""十九畏"中的甘遂、大戟、芫花反甘草。李时珍说："相反者，两不相合也。"相反是药物在配伍前，单用无毒副作用，或毒副作用不明显，但合用后却能产生或增强原来的毒副作用。故在家庭养生食用中药材的过程中，有必要熟知中草药的"十八反""十九畏"。

第二节　君臣佐使，搭配有道

中药配伍的主要任务就是在实际应用前，根据病情，利用其中有益的关系，避开其中有害的关系，有选择性地将两种以上的药物配合起来运用。在中药应用中，方剂是药物配伍的发展，也是药物配伍应用的高级形式。从广义上说，"君、臣、佐、使"属于中药配伍的内容，也是各单味药在方剂中的地位和作用。对其解释如下：

君药：是针对主病或主证起主要治疗作用的药物，在方剂中不可缺少。

臣药：有两种，一是辅佐君药加强治疗主病或主证的药物；二是针对兼病或兼证起治疗作用的药物。

佐药：分为三种，一是佐助药，佐助臣药加强治疗作用；二是佐制药，是减缓或消除君药、臣药的毒性或烈性的药物；三是反佐药，是与君药药性相反，起相反相成作用的药物。

使药：是起调和作用的药或者引经药。

下面举一个例子来描述君臣佐使在方剂中的构成。

四君子汤

功效

主要用以治疗脾胃气虚而引起的饮食减少、腹胀、面色苍白或萎黄、语言低弱细微、四肢软弱无力、肌肉松软、大便溏稀、小便清长、脉细或沉细等症。

方剂组成：人参、白术、茯苓、甘草。

君臣佐使分配：

人参在四君子汤中起君的作用，因其具有良好的补气、健脾、助阳作用，对于因脾胃气虚引起的食欲不佳、大便溏稀、面色苍白、四肢无力、脉细等诸多证候可起到重要作用。

白术在方剂中为臣药，是因为其具有良好的温脾补脾作用，但效果不如人参，且补气力弱。

茯苓在方剂中为佐药，因为其具有渗湿利尿的作用，同时能健脾安神。中医认为，脾喜燥怕湿，而茯苓能渗湿利尿。因此，此方以茯苓为佐，目的在于增强健脾的作用。

甘草是四君子汤中的使药，因其能调和君药人参、臣药白术、佐药茯苓的治疗作用，同时还可将诸药引导到所需治疗的脏腑和经络，使治疗更有针对性。

第三节 十八反

在复方配伍中，有些药物在一般情况下不宜相互配合使用。这些药物就是《神农本草经》所称的"相反""相恶"关系的药物。历代关于配伍禁忌药物的认识，反映在古代药书中，说法并不一致。至金元时期，把有关禁忌配伍的药物概括为"十八反"和"十九畏"（与《神农本草经》的"相畏"含义不同），并编成歌诀。

相反药不止十八味（或十九味），后世不断予以补充，如明朝《本草纲目·序例·相反诸药》列相反药已达36种，当代《草医药汇编》列76种。《中华人民共和国药典》已将十八反内容收入，1963年版有27种，1977年版有28种，1985年版有31种，具体药物一般认为应包括：

乌头（附子、草乌）反半夏、栝楼（全栝楼、栝楼皮、栝楼仁、天花粉）、贝母（川贝母、浙贝母）、白蔹、白及；甘草反海藻、京大戟、红大戟、甘遂、芫花；藜芦反人参、南沙参、丹参、玄参、苦参、细辛、芍药（赤芍、白芍）。

十八反歌："本草名言十八反，半蒌贝蔹及攻乌，藻戟遂芫俱战草，诸参辛芍叛藜芦。"

第四节 十九畏

十九畏是金元以后的医药家概括出的19种配伍禁忌药。十九畏中的药物并不是相畏的配伍关系，而主要是相恶和相反。相畏是毒性药的毒性被减弱，是应当利用的，十九畏则是要避免配伍的。

早期"相畏"的概念并不属配伍禁忌，而是阐述炮制法则的名词。《本草纲目·序例》注"相畏者，受彼之制也；相杀者，制彼之毒也"。最早记载"十九畏"歌诀的书籍是明代刘纯所撰的《医经小学》。其内容是："硫黄原是火中精，朴硝一见便相争；水银莫与砒霜见，狼毒最怕密陀僧；巴豆性烈最为上，偏与牵牛不顺情；丁香莫与郁金见，牙硝难合京三棱；川乌草乌不顺犀，人参最怕五灵脂；官桂善能调冷气，若逢石脂便相欺；大凡修合看顺逆，炮爁炙煿莫相依。"

具体是：硫黄畏朴硝，砒霜畏水银，狼毒畏密陀僧，巴豆畏牵牛，丁香畏郁金，牙硝畏三棱，川乌、草乌畏犀角，人参畏五灵脂，官桂畏石脂。

值得注意的是：十八反和十九畏各组药对几乎全在传统方剂或者现代中成药处方中出现，并且都是用来治疗沉疴痼疾。历史的经验和现代研究提示，十八反、十九畏药的运用也许能给疑难重症的中药治疗带来突破和希望,但对于临床应用的各项实验研究尚处于初期阶段,至今还不能定论,有待进一步深入研究。在没有取得充分的根据和应用经验以前,不应盲目使用。

第五节 药方的组成变化

中成药处方,多数是历代医家通过长时期的临床实践总结出来的有效方剂,或者是这些方剂经过药物加减或剂型改变而成的。每一种成药的处方,都不是数味药物的偶然并列,也不是同类药效的药物笼统相加,而是有一定组成原则的。

方剂组合法

方剂组合,应用分明。	选择用药,要有系统。
剂量轻重,分工要明。	君为主药,主病主证。
针对病源,治疗有功。	臣药辅药,助君协同。
加强治疗,兼病兼证。	发挥主药,缓解毒性。
君臣佐使,应用于终。	剂量多少,需要酌情。
体质强弱,气候不同。	年龄大小,灵活应用。
地土各异,变化无穷。	诸药配合,切合病情。

方剂按照一定结构组成后,在临床运用过程中还必须根据病证的不同阶段,病情的轻重缓急,患者的不同年龄、性别、职业,以及气候和地理环境作相应的加减化裁,方能达到切合病情、提高疗效的目的。方剂的加减变化包括药味加减、药量加减和剂型更换。药味加减变化是指方剂在君药、主证不变的情况下,随着兼证或次要症状的增减变化而相应地加减臣药和佐药,若因药味加减而引起君药和主证改变时,则属另行组方。药量加减变化是指由相同药物组成的方剂,加减其中某些药物的剂量而使方剂的功效和治疗范围有所扩大或缩小,若因药量的增减而使方剂的君药和主证完全改变时,也属重新组方。

例如:补益气血的"八珍丸",是由党参、白术、茯苓、炙甘草(四君子)、当归、白芍、熟地黄、川芎(四物)所组成,主要治疗气血两虚的病证。方中以四君子治气虚,以四物治血虚,故本方为气血双补的成药。若本方加入黄芪、肉桂,名"十全大补丸",用以治疗气血两虚,偏于阳虚有寒者。若在十全大补丸的原方基础上去川芎,加入陈皮、远志、五味子,名"人参养荣丸",用以治疗气血两虚,兼有心悸不宁者。这说明,通过药物的加减,不仅处方原有作用有所改变,而且还可促进其疗效。

药方剂量的组成变化

剂量是指药物的用量。由于中药大都是配伍使用,或制成一定剂型来应用,因此,药物剂量的概念应包括三种含义:一是指汤剂处方中每一个单味药饮片(干品)成人内服一日用量；二是指方剂中各种药物相对剂量比例；三是指制剂的实际服用量。

为了使临床用药取得预期的治疗效果，并避免发生意外，必须给予适当的剂量。适当剂量的确定主要依据患者的年龄、体质、病情、药物的性质、功效应用以及环境条件等因素。具体依据如下：

年龄： 老年人精血亏虚、脾胃虚弱，对药物的耐受力较差，药量应适当低于青壮年。对于儿童，药量宜轻。通常6岁以上的儿童，可按成人用量减半，5岁以下的儿童可用成人量的四分之一，乳幼儿则应更少，新生儿可用成人药量的六分之一。

性别： 女性用量宜略低于男性，尤其在特定的生理时期，某些药应慎用。如妇女在月经期、妊娠期时，使用活血化瘀药宜轻；在妊娠期、哺乳期必须使用有毒药时尤当少量。

体质： 药物的用量与体质有关。不同体质的患者，对药物的耐受力不同，体强者用量宜重，体虚弱者用量宜轻。还应注意患者的个体差异，有的患者属过敏体质，对某种或某类药物特别敏感，可引起非治疗性反应，一般应予避免，若不得不用时宜从小剂量开始，以免导致严重的不良反应。此外也要考虑患者的生活习惯及职业等，如患者平素喜食辛辣热物，在应用辛热药疗其疾时，用量宜大，反之则宜小。

病程与病势： 药物的剂量又取决于病程的久暂与病情的缓急。一般来说，新病正气不虚者，用量宜大；久病正气已虚者，用量宜小。病急、病重者，用量宜重；病缓、病轻者，用量宜轻；病势大实大虚之证，当药专量大，以免药力不及而贻误病机；久病虚甚不耐大补，初进补剂，用量宜轻。对于病程绵延需守方治疗的患者，药物的剂量应随病证发展的趋势、邪正的盛衰相应地增加或减少。

第三章 中药的煎煮

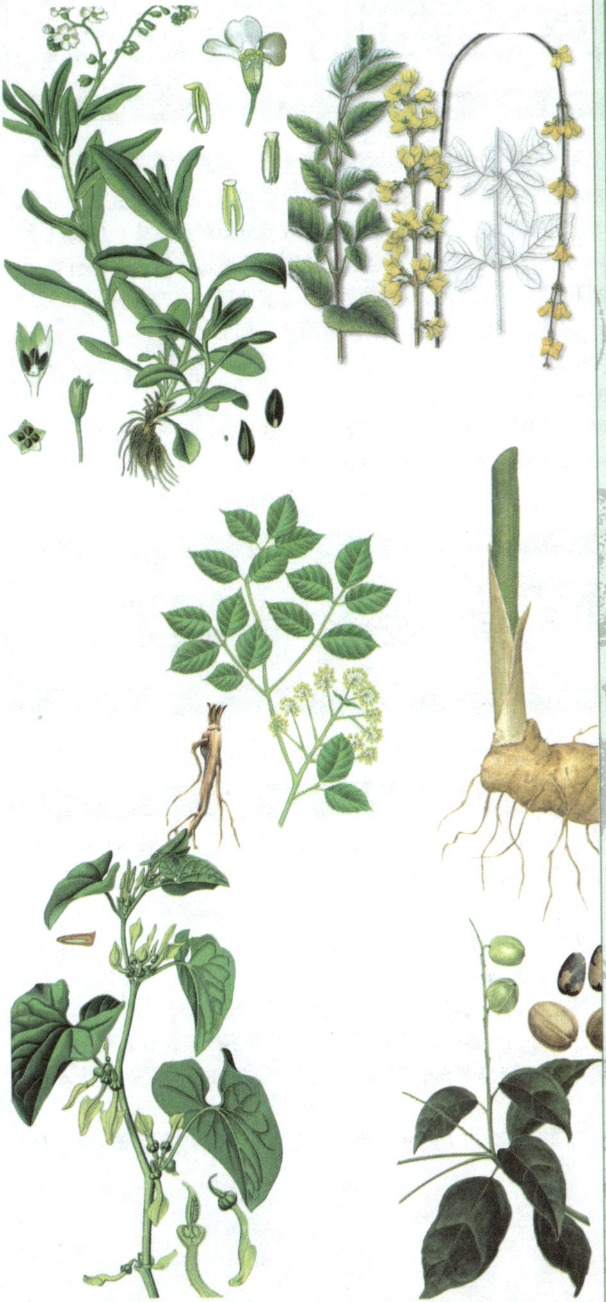

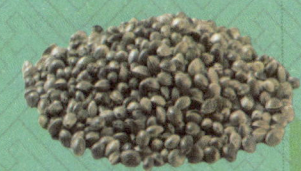

第一节 煎熬前要进行浸泡

因平时我们购买的药品多为干品，有一定的体积和厚度，若煎煮前不浸泡，或先用武火煎煮，会使药物表面蛋白凝固，淀粉糊化，妨碍有效成分的渗出。现代研究表明，煎药前浸泡，可使药物湿润变软，细胞膨胀或胀破，有利于有效成分溶解到水中。值得注意的是，夏天气温高，浸泡时间可适当缩短；冬天气温低，浸泡时间宜适当延长。一些需要特殊处理的药物，如麝香、阿胶等，不必浸泡，应按特定的要求处理。浸泡药材的用水，以常温或温水（25℃～50℃）为宜，切忌用沸水。具体泡药方法如下：

在煎煮之前，根据药物的性质及体积大小，应先用冷水把药材泡透，浸泡30分钟左右再煎煮，以利有效成分的析出。

一般情况下，以花、叶、草类为主的药材需浸泡20～30分钟；以茎、种子、果实类为主的药材需浸泡60分钟。复方汤剂宜浸泡30～60分钟。

第二节 煎煮容器要精挑细选

正确选用煎药用具，可保证中药药性，有利于药物有效成分的煎出。

适合煎煮的容器

砂锅： 煎药的器具很多，但历来以砂锅为首选。在煎煮过程中，砂锅不与中药发生化学反应，传热性能缓和、受热均匀、保温性能好，煎煮出的药液能充分保证药物的性能。

陶瓷： 具有导热均匀、化学性质稳定、不易与药物成分发生化学反应的优点，并有保暖的特点，为煎煮中药汤液的良好器具。

搪瓷器皿： 若无陶器，可选用白色的搪瓷器皿。该类器皿性质稳定，不会同药物发生化学反应。但是由于传热快，水分易于蒸发，不利于药物成分的溶出和保证药物的浓度与用量。同时因搪瓷器皿怕碰击，搪瓷易脱落，若铁皮暴露，煎药时可与中药发生不良反应，影响药效。

玻璃器皿： 优点是性质稳定，不会与中药发生化学反应，并易观察煎药情况。不足是传热快、散热快、怕碰击。

不宜使用的煎煮容器

切忌使用铜、铁、锡、铅等器具,因为铜、铁、锡、铅本身也是中药类,用之恐与病情不合;再者,这些金属元素与药液中的药物成分发生化学反应,轻则降低疗效,重则产生毒副作用。

药材中所含多数生物碱必须和鞣质或其他有机酸结合生成盐,才能溶于水,如果使用铁器煎煮,铁和鞣质等发生化学反应,造成鞣质损失,就会影响生物碱的利用,降低药物有效成分的浸出和治疗效果,甚至改变药物性能,危害人体。另一方面,使用铁器煎煮出来的汤药颜色也会改变。如诃子、地榆等含酚羟基化合物,与铁结合会生成一种不溶于水的鞣酸铁及其他成分,使药液变成深紫色、黑绿色或紫黑色等。而且,汤药中还会有铁锈味,易使患者产生恶心、呕吐等不良反应。

此外,煎煮用具容积的大小应以既利于药物翻动,又能避免药液外溢为宜。煎煮时宜加盖,以防药物气味走散和水分蒸发过快。

第三节 煎药用水很关键

煎药用水,古代医家十分重视,历代方药书中记载了许多种煎药用水,如泉水、井水、河水、露水、雨水、雪水等。如今多用自来水或矿泉水、纯净水煎煮,应尽量避免使用含农药或重金属过高的水煎煮。经过反复煮沸或放置热水瓶中较久的水,也不能作为煎药用水。

水质

煎煮中药一般用生活饮用冷水即可,以洁净清澈、含矿物及杂质少的水为佳。如水质不好,可先煮沸放冷,使部分矿物质沉淀、气体排出后,再用来煎药。一般药材不用水洗,煎药忌用沸水。

水量

煎煮中药应加多少水,目前尚无统一规定。由于药材的组织各异,吸水性能不同,加之水分的不断蒸发失散,若加水量不当,会直接影响煎药的质量。因此,用水量应视药量、药物质地的吸水性及煎煮时间而定。为了方便家庭煎煮,确定合适加水量的方法有两种:第一煎加水至高过药物的3~5厘米处,第二煎加水至高过药物的2~3厘米处。按药物重量计算加水量,平均每克药加水约10毫升。一般将全部用水的70%加到第一煎中,余下30%留待第二煎用。

吸水性强、宜久煎的药物,加水应多些。如果药物剂量大,而水不随之增加,会影响药物成分的继续渗出,从而影响疗效。芳香易挥发、不宜久煎的药物,用于水肿、昏迷病人和小儿的药物,宜少放水,使药液浓缩。每剂药常规煎2次,个别可煎3次。每次煎出的汤液量计150~200毫升(小儿减半)。因此,两煎后的总药量以成人300~400毫升,小儿100～200毫升为宜。煎药加水应以一次加足为宜，不可在煎药过程中反复加水，更不能把药煎干再添水重煎。药物煎干、煎煳绝不能服用，以防止药物变性而发生不良反应。

第四节 煎煮的火候及时间

明代著名医药学家李时珍曾对中药的煎制方法有这样的论述："凡服汤药，虽品物专精，修治如法，而煎药者鲁莽造次，水火不良，火候不良，则药亦无功。"清代名医徐大椿说："煎药之法，最宜深讲，药之效与不效全在乎此。夫烹饪失调度，尚能损人，说药之治病，可不讲乎。"由此可见，煎药方法至关重要，稍有不慎便会影响药效。

煎煮的火候选择

火候，即指火力的大小与火势的急慢。火候的控制，主要取决于不同药物的性质和质地。煎一般药宜先武火后文火，即未沸前用大火，沸后用小火慢煮，这样既能防止药液溢出，又可减少水分蒸发，避免挥发成分的过多损耗和高温导致的有效成分的破坏。现代研究发现，药物表面有一层气膜包围着，浸出溶媒表面的张力愈大，愈不易破坏气膜，溶媒不易附着于药粒渗入内部，也就影响药物有效成分的渗出。对于发散药及其他芳香性药物，应避免久煎，应当用武火迅速煮沸数分钟后改用文火略煮即可，以避免久煎而致香气挥散，药性损失。补益滋腻药物则大多可以较久煎煮，使有效成分充分溶出，药力发挥完全。其他如贝壳、甲壳、化石及多数矿物药入汤更宜久煎。

煎煮的时间控制

根据药材性能及煎药要求酌定，要保证煎出的汤药质量好，药渣煎透。一般药物第一煎20～30分钟，第二煎10～15分钟。对特殊药物的煎煮有以下要求：

解表药及其他芳香类药物，一般先用武火迅速煮沸，后改用文火维持，一般第一煎10～15分钟，第二煎10分钟左右即可。因为此类药物有效成分容易煎出，避免久煎而导致有效成分挥发，从而使药效降低。

有效成分不易煎出的矿物类、骨角类、贝壳类、甲壳类及某些补益药，一般宜文火久煎，第一煎40～60分钟，第二煎30分钟，使有效成分充分溶出。

有毒性的药物，应久煎60～90分钟，如此可减低毒性。

一般复方制剂，第一煎20～30分钟，第二煎10～15分钟，以利于有效成分的溶出。

此外，家庭煎药还要注意，在煎药过程中应每隔7～8分钟搅拌1次，使煎出的药汁均匀一致，但不宜频频搅拌，以防挥发油耗损过多。若煎煮解表药时，宜在锅上冷敷多层湿布，使随蒸气挥发的有效成分冷凝在上，再随水珠滴落，重新回收到药液中，这样可以提高煎药质量与效果。

第五节 煎煮次数有窍门

由于中药含可溶性和难溶性成分，易煎出的成分有苷类、多糖类、挥发油等，这些成分在第一煎中浸出量较多，而难煎的苷元、树脂、树胶、脂肪油等，在第二煎中浸出较多。大量的实验也证实：一般药物经一、二煎后，三煎、四煎仅能煎出余下有效成分的20%~30%。故除特殊情况一剂药煎一次外，多采用一剂药两煎为宜。个别情况，如补益药，或不易煎出的药剂可行三煎，使药力尽出，充分发挥药效。

现代研究表明，煎药时，药物有效成分先溶解于进入药物组织内的水液中，再通过分子运动扩散到药物外部的水中。当药物内部和外部溶液的浓度达到平衡时（渗透压平衡），有效成分就不再溶解了。这时只有将药液滤出，重新煎煮，有效成分才能继续溶解，达到尽可能充分地将有效成分煎煮出来的目的。此外，药煎好后应立即去渣滤汁，不宜久置，一则防止时间过久水分丢失，二则防止药汁酸败。过滤药液时，最好加压过滤，防止药渣中残留药液，可以提高煎出率。

第六节 常用的入药方法

一般情况下，药物都是同时入煎，但很多时候药物因其性质、性能、临床用途及煎煮时间不同，入药方法有先煎、后下、包煎、另煎（另炖）、烊化（溶化）、冲服、泡服等煎煮要求。

先煎

是指为了增加药物的溶解度，降低药物毒性，充分发挥药物疗效，故将药物先煎的方法。如矿物、介类等，因其质地坚硬，有效成分不易煎出，在煎药前宜先打碎，煎20~30分钟后再下其他药。此类药有龙骨、牡蛎、石膏、磁石、寒水石、代赭石、赤石脂、海浮石、石决明、山羊角等。某些质地较轻、用量多的药物，还有泥沙多的药物，可先煎取汁澄清，然后以其药汁代水煎药，如竹茹、芦根、糯稻根等。有些药物应先煎30~40分钟，缓其毒性后再加其他药同煎，如商陆、天南星、乌头、附子等。某些植物类药物难溶于水，若不先煎则影响药物的疗效，如藏青果、火麻仁、天竺黄等。还有一些药物含有内脂类生物碱，只有久煎才会使水解产物发挥作用，如石斛。

后下

后下的目的是减少挥发油的消耗和有效成分的分解、破坏。如气味芳香的药物因其含有挥发油较多或因其气味轻清，有效成分煎煮时容易挥发，影响药效，需在其他药物煎 5 ~ 10 分钟后再下。如薄荷、藿香、香薷、木香、丁香、青蒿、砂仁、钩藤、白豆蔻、大黄、佩兰、荆芥、茵陈等。

包煎

适用于颗粒较小的药物或某些粉末状、有黏性或绒毛类药物，或因其在煎煮时易浮于水面，药物的有效成分较难煎出；或因药渣难以剔除，混入药汁后混浊难咽，或易对喉咙产生刺激；或煎煮时易于粘锅，或易变成糊状，故在入药时宜用纱布包裹入煎。如枇杷叶、浮小麦、车前子、葶苈子、蒲黄、海金沙、旋覆花、辛夷、赤石脂、北秫米、滑石等。

另煎（另炖）

适用于某些名贵药材，为避免有效成分被药渣吸附，造成浪费，可单味煎煮，服时再兑入汤内。如人参、西洋参、三七、鹿茸、麝香、羚羊角等。

烊化（溶化）

适用于一些胶质、黏性较大而且容易溶解的药物。煎煮容易黏附于药渣及锅底，既浪费药材，又容易熬焦，入药宜单独加温溶化后，置于去渣药液中趁热搅拌或微煮，溶化后趁热服下。如阿胶、鸡血藤、龟板胶、鹿角胶等。饴糖、蜂蜜类，可先单独加热溶化，然后冲入药液中服用。

冲服

适用于一些难溶于水的贵重药物。为节省材料，应研末冲服。如羚羊角粉、犀角粉等。某些芳香类药物适用此种入药方法，因为煎煮时有效成分会全部挥发散失，如肉桂、沉香。

泡服

适用于含有较多挥发油、用量又少的药物，可用刚煮沸的开水浸泡 30 分钟，或用煮好的一部分药液趁热浸泡，取汁服用。如藏红花、番泻叶、胖大海等。

第四章 补虚

健体药

凡能补益正气，增强体质，以提高抗病能力，消除虚证为主的药物，称为"补虚药"，亦称"补益药"。

分类

补气药：具有补气功效，以治疗气虚证为主的药物。
补血药：能滋生血液，补肝、养心或益脾，以治疗血虚证为主的药物。
补阳药：能温补人体阳气，以治疗阳虚证，尤其是肾阳虚衰为主的药物。
补阴药：能滋养阴液、生津润燥，以治疗阴虚证为主的药物。

功效

中医论点：补虚药既适用于人体气、血、阴、阳诸不足的虚弱证候，也可用于病邪未尽而正气已衰的病证。对于单纯虚证的治疗，通常称为"补可扶弱"；而对于邪实正虚者，称为"扶正祛邪"。

现代药理：补虚药扶正固本的药理作用，主要通过提高机体免疫能力，以增强机体的抵抗力和祛除病邪的能力，并能调节与促进核酸、糖、蛋白质、脂质代谢和能量代谢，纠正内分泌系统紊乱及改善机体对内外环境的适应能力，增强机体解毒功能和改善造血系统功能。

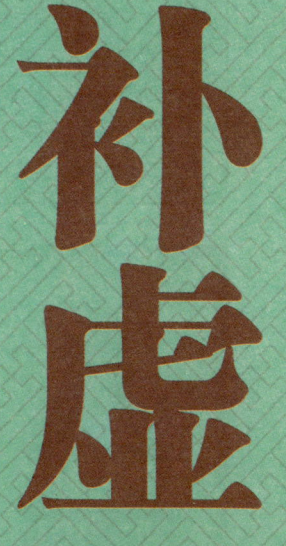

应用

1.虚弱证一般病程较长，补虚药宜作蜜丸、煎膏、片剂、口服液、颗粒剂或酒剂等，以便保存和服用；如用汤剂，应适当久煎，使药味尽出；个别挽救虚脱的补虚药，则宜制成注射剂，以备急用。

2.人体气血阴阳之间有着相互依存的关系，如气虚者常易导致阳虚，阳虚者每多兼有气虚；血虚者可导致阴虚，阴虚者每兼血虚。因此，补气药和补阳药，补血药和补阴药，往往相须为用。

3.由于阳虚易生内寒，寒盛亦易伤阳，因此，补阳药尤常与温里药同用；阴虚易生内热，热盛亦易伤阴，故补阴药尤常与清热药同用。

禁忌

补虚药原为"虚证"而设，无虚弱表现者，不宜滥用。

补气药

补气药，性味多甘温或甘平，偏于补益脏腑之气。脾气虚证，症见食欲不振，大便溏泄，脘腹虚胀，神疲乏力，甚或浮肿，身体羸瘦，脱肛，子宫脱垂等，或血失所生而见血虚证，或血失统摄而见出血证。肺气虚证，症见少气懒言，动则气喘，语声低微，易出虚汗。凡此类证候，均为补气药的适用范围。

部分补气药味甘壅中，为碍气助湿之品，湿盛中满者应慎用，必要时应辅以理气除湿之药。

人参

人参为五加科多年生宿根草本植物人参的干燥根。俗称棒槌，又名野山参、土精、神草、黄参、血参、地精、金井玉阑等。野生的称野山参，人工栽培的称园参。园参一般于栽培6~7年后，以秋季茎叶将枯时采挖的根入药，切片或粉碎用。

【产地溯源】
野山参主产于吉林省长白山等地，园参主产于吉林、辽宁、黑龙江三省。

【性味归经】
味甘、微苦，性微温。归脾、肺经。

【本草语录】
"治男妇一切虚汗，发热自汗，眩晕头痛，反胃吐食，滑泻久痢，小便频数，淋沥，劳倦内伤，中风，中暑，痿痹，吐血，嗽血，下血，血淋，血崩，胎前产后诸病。"——《本草纲目》

"主补五脏，安精神，止惊悸，除邪气，明目，开心益智。"——《神农本草经》

"治脾胃阳气不足及肺气促，短气，少气，补中缓中，泻肺脾胃中火邪。"——《医学启源》

"定喘嗽，通畅血脉，泻阴火，滋补元阳。"——《本草蒙筌》

功效主治

本品大补元气，补脾益肺，宁神益智，生津止渴。主要适用于如下病证：

气虚欲脱
症见因大失血、大吐泻或久病、大病引起脉微、气喘等，单用山参或红参，大量浓煎频服，即能补气固脱；若为汗出亡阳，四肢厥冷，脉微欲绝，配附子同煎；或用参附注射液静滴，以回阳固脱。

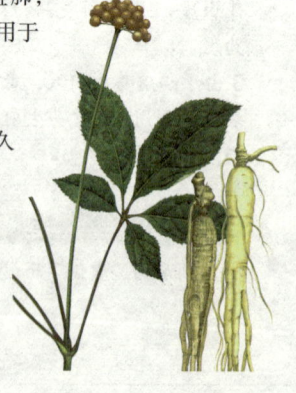

脾气虚、脾胃两虚
症见倦怠乏力、或食少、吐泻、脘痞，配白术、茯苓、炙甘草等，以健脾益气；若脾胃气虚、中气下陷，出现脱肛或脏腑下垂，可配黄芪、柴胡、升麻等，以益气升阳。

肺气虚、肺肾两虚
症见咳喘气促、面白乏力，脉虚自汗等，配胡桃仁或黄芪，以共补肺气；若治肺肾气虚、腰痛、喘促日久，则可配胡桃仁、蛤蚧等。

热病伤津耗气
症见身热汗多，口渴，脉虚等，配石膏、知母；若治气阴两虚，汗多口渴，脉微，配麦冬、五味子，以益气敛阴；治疗内热消渴，配生地、玄参、天花粉等，益气以生津。

气血亏虚
症见失眠多梦，惊悸健忘等，可单用或配当归、龙眼肉、酸枣仁等，以养血安神。

现代研究

人参的主要有效成分为人参皂甙、挥发油、多糖等。具有以下方面的生理作用：

❶ 强心，抗心肌缺血，对缺氧、缺糖心肌有良好的供能、保护作用，常用于心脏病引起的休克和垂危病人的抢救以及高血压、心肌营养不良、心绞痛等症。

❷ 促进造血系统功能，对红细胞、血红蛋白有升高作用，减轻辐射对造血系统的损害。

❸ 兴奋中枢神经系统，增强条件反射，提高分析能力，防治神经衰弱。

❹ 抗休克、抗疲劳，增加机体免疫功能。

❺ 降血糖、尿糖，调节胆固醇代谢，降血脂，防治高血压、血脂异常、糖尿病等。

❻ 促进男女性腺功能，治疗阳痿早泄等。

选购要点

以野生的"野山参"质量最好，价格也最贵。以枝大、条粗、质硬、完整无损、纹细、芦长、碗（芦上的碗状茎痕）密、须根上珍珠点较多者为佳。选购时应注意与商陆根、野豇豆根、华山参等相区分，这些虽外形近似人参，但一般无人参特有的盘节状芦头，也无人参特有的香气。

贮藏方法

置通风阴凉干燥处，防潮，防霉，防虫蛀，防返糖。不宜与冰片、樟脑、阿魏等带有挥发性及臭味的药物混放。

用法用量

入汤剂，5～10克，宜文火另煎，将参汁兑入其他药汤内饮服。用于急重证时，剂量可酌增为15～30克，煎汁分数次灌服。若研末吞服，每次1.5～2克。

注意事项
1. 加工切片时不宜水浸。
2. 反黎芦，畏五灵脂，恶皂荚。
3. 阴虚阳亢及实邪热盛者忌用。
4. 服用人参时，不可同时服食萝卜、茶叶，以免降低药效。
5. 在炎热的夏季应避免服用。

疗疾验方

治疗脾胃气虚，不思饮食
四君子汤：人参5克、白术10克、茯苓5克、炙甘草2.5克、姜3片、枣1枚。上药加水2杯，煎取1杯，饭前温服。（《本草纲目》）

治疗心力衰竭、心源性休克
参附汤：人参15克，制附子12克。上药用水煎服。(《妇人大全良方》)

治疗心腹病（胸中痞坚，肋下逆气抢心）
治中汤：人参、白术、干姜、甘草各15克。上药加水800毫升，煎取300毫升。每次服100毫升，日服3次。(《本草纲目》)

治疗终日昏闷，不省人事
独参汤：人参30克。加水1000毫升，煎至700毫升，去除参滓，待温冷后分多次服用。参滓可再次煎服。(《千金翼方》)

治疗神经衰弱
白人参50克（切碎），60度白酒500毫升。白人参入白酒中密封浸15日以上，每日振摇1次。随饮随添加白酒适量，每日晚餐饮用10~30毫升。(中医验方)

治疗便秘
黑芝麻25克，人参5~10克，白糖适量。黑芝麻捣烂备用。水煎人参，去渣留汁。加入黑芝麻及白糖，煮沸后食用。(《中国食疗学》)

保健药膳

人参枸杞粥
配方：人参15克，枸杞子20克，大米150克。

制作：❶ 将人参润透，切片；枸杞子去果柄、杂质；大米淘洗干净，去泥沙。
❷ 将大米、枸杞子、人参同放锅内，加入清水800毫升，置武火烧沸，再用文火煮35分钟即成。

功效：补肝肾，明眼目。适用于肝肾虚损，真阳衰弱，中气不足，四肢欠温，自汗暴脱，阳痿遗精，血脂异常等症。

人参蒸甲鱼
配方：人参10克，红枣10枚，麦冬9克，丹参10克，甲鱼1只（500克），葱10克，料酒、酱油各10克，盐3克，姜5克，鸡汤300毫升。

制作：❶ 把人参润透切片，红枣去核，麦冬去心，丹参润透切片，姜切片，葱切段。
❷ 甲鱼洗净，斩去头、爪，除去内脏，把人参、麦冬、红枣、丹参、姜、葱放在甲鱼身上，抹上料酒、酱油、盐，盖上甲鱼甲，加入鸡汤。
❸ 把甲鱼放入蒸笼内，用武火蒸35分钟即成。

功效：滋阴补肾，补气补血。适用于心律失常属肾阴虚的患者食用。

人参炒猪腰
配方：人参10克，猪腰1对，料酒10克，盐3克，味精2克，胡椒粉2克，姜4克，葱8克，淀粉20克，植物油35克。

制作：❶ 将人参润透，去芦头，切片；猪腰洗净，一切两半，去白色臊腺，切成腰花；姜切片，葱切段；腰花用淀粉、料酒抓匀。
❷ 将炒锅置武火上烧热，加入植物油，烧至六成热时，下入姜、葱爆香，随即下入腰花、人参，加入盐、味精、胡椒粉，炒熟即成。

功效：补肾阴，益气血。

清蒸人参鸡
配方：人参15克，母鸡1只，火腿10克，水发玉兰片10克，水发香菇15克，精盐、料酒、味精、葱、生姜、鸡汤各适量。

制作：❶ 母鸡宰杀后除去毛和内脏，放入开水锅里烫一下，用凉水洗净；将火腿、玉兰片、香菇、葱、生姜均切成片。

❷ 人参用开水润透，上笼蒸30分钟，取出。

❸ 母鸡放在盆内，加人参、火腿、玉兰片、香菇及调味料，添入鸡汤（淹没过鸡），上笼在武火上蒸至烂熟。

❹ 将蒸好的鸡放在大碗内，将人参（切碎）、火腿、玉兰片、香菇摆在鸡肉上（除去葱、生姜不用），将蒸鸡的汤倒在勺里，置武火烧开，撇去浮沫，调好口味，浇在鸡肉上即成。

功效： 大补元气，固脱生津，安神。

人参菠菜饺

配方： 人参5克，猪肉500克，菠菜750克，面粉3000克，生姜末、葱、胡椒粉、酱油、香油、食盐各适量。

制作：❶ 菠菜清洗干净后去茎留叶，在木瓢内搓成菜泥，加入适量清水搅匀，用纱布包好挤出绿色菜汁；人参研成细末，过100目筛。

❷ 将猪肉用清水洗净剁蓉，加食盐、酱油、胡椒粉、生姜末拌匀，加适量的水搅拌成糊状，再放入葱花、人参粉、香油，拌匀成馅。

❸ 面粉用菠菜汁和揉均匀，如菠菜汁不够用，可加点清水揉匀，使表面光滑为止，然后按常法做成饺子。

❹ 待锅内水烧开后，将饺子下锅煮熟即成。

功效： 补气养神。适用于气虚神衰，四肢无力，心悸，怔忡等症。

附 红参、人参叶

红参

为人参的栽培品种经蒸制后得到的干燥根。味甘、微苦，性温。归脾、肺、心经。功效为大补元气，复脉固脱，益气摄血。适用于体虚欲脱，肢冷脉微；气脱亡阳，汗出肢冷，气促脉微；脾虚食少，倦怠乏力；气虚不摄所致崩漏下血；肺气虚咳喘、气促、汗出以及心力衰竭、心源性休克等。用法用量及使用注意同人参。

人参叶

为人参干燥带茎的叶。味苦、甘，性寒。归肺、胃经。功效为祛暑，生津。适用于暑热烦躁，四肢倦怠，伤津口渴；胃阴不足，热盛消渴，或气阴两伤，口渴多饮；肺燥干咳，痰黏不易咯出，咽干；胃阴不足，虚火牙痛；肺气虚咳嗽等。用量3～9克，鲜品加倍。使用注意与人参同。

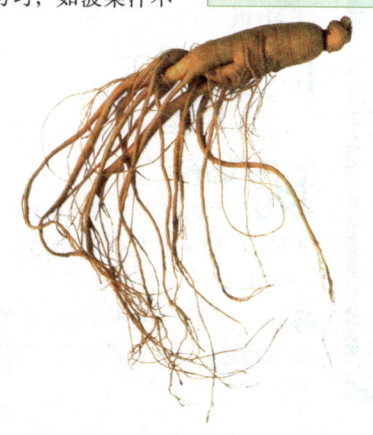

黄芪

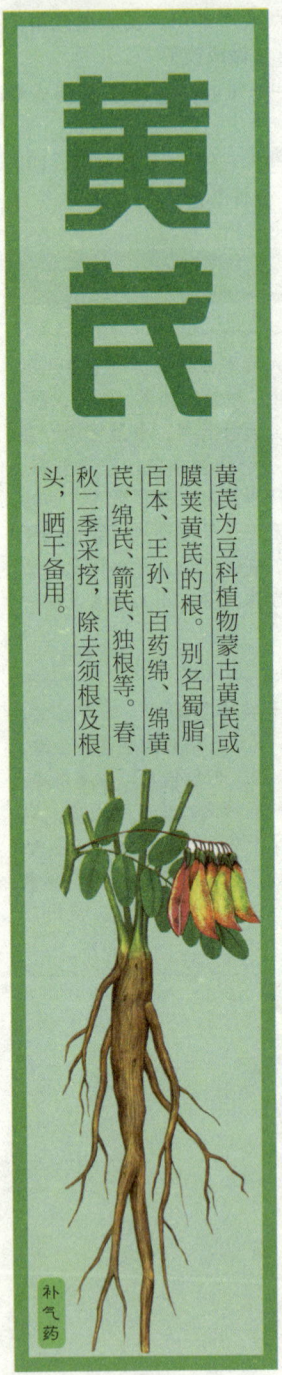

黄芪为豆科植物蒙古黄芪或膜荚黄芪的根。别名蜀脂、百本、王孙、百药绵、绵黄芪、绵芪、箭芪、独根等。春、秋二季采挖，除去须根及根头，晒干备用。

补气药

【产地溯源】

主产于山西、黑龙江和内蒙古，吉林、甘肃、河北、陕西、辽宁等地亦有分布。

【性味归经】

味甘，性微温。归脾、肺经。

【本草语录】

"黄芪，入肺补气，入表实卫，为补气诸药之最，是以有芪之称。"——《本草求真》

"（黄芪）主治痈疽，久败疮，排脓止痛。"——《神农本草经》

"黄芪，补益中土，温养脾胃，凡中气不足，脾土虚弱，清气下陷者最宜。"——《本草正义》

"补肺健脾，实卫敛汗，驱风运毒之药也。"——《本草汇言》

功效主治

本品补气升阳，益卫固表，托毒生肌，利水消肿。主要适用于如下病证：

脾肺气虚，中气下陷

症见体倦乏力，食少便溏，气短多汗等，可与人参、白术等配伍；用于久泻脱肛，内脏下垂，可与升麻、柴胡等配伍。

虚汗证

表虚自汗，可与牡蛎、麻黄根等合用；阴虚盗汗，可与当归、黄柏等配伍；体虚外感，汗出恶风，可与防风、白术等合用。

气血不足，疮疡不溃；疮疡久溃不敛

治前者，可与白芷、穿山甲等合用；治后者，可与当归、人参等合用。

水肿证

用于脾虚不运，水湿停聚的浮肿，小便不利，可与防己、白术等合用。

现代研究

黄芪内含糖类、多种氨基酸、蛋白质、胆碱、甜菜碱、叶酸、维生素P、淀粉酶等。具有以下方面的生理作用：

❶ 调节血糖，对胃溃疡有一定的防治作用。

❷ 降血压，减少血栓形成，降低血小板黏附率，抗心律失常。

❸ 增强细胞生理代谢，抗衰老，增强记忆力。
❹ 减少尿蛋白，利尿保肾。
❺ 提高人体应激能力，具有抗疲劳、抗缺氧、抗辐射作用。
❻ 抗炎抑菌，抗病毒，增强人体免疫力。

选购要点

以条粗长、皱纹少、断面色黄白、粉性足、味甜者为佳。选购时应注意与白香草木樨、紫花苜蓿、刺果甘草等相区分。这些虽形似黄芪，但白香草木樨折断面呈刺状，紫花苜蓿和刺果甘草味微苦，均与黄芪有异。

贮藏方法

生品贮于干燥通风处，炮制品贮于有盖干燥的密闭容器内，均需防潮、防霉、防蛀。

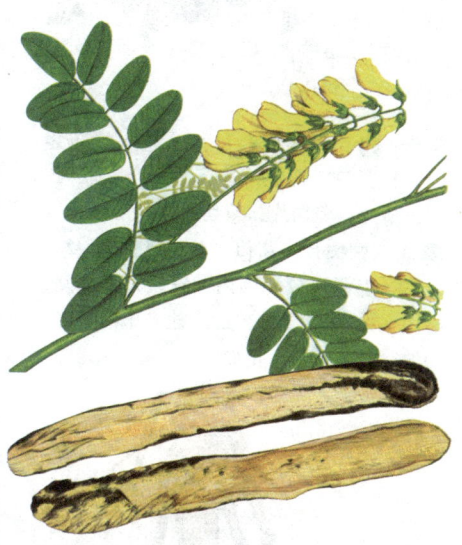

用法用量

益气补中宜炙用，其他方面多生用。内服：煎汤，10～30克（大剂量120克）；也可入丸、散、膏。另外，蜜炙可增强其补益作用。

注意事项

本品补气升阳，易于助火，又能止汗，故凡表实邪盛、气滞湿阻、食积内停、阴虚阳亢、痈疽初起或溃后热毒尚盛等证，均不宜用。

疗疾验方

治疗斑秃
黄芪、党参各30克，茯苓、白术各15克，甘草6克，陈皮9克。偏阴虚，加墨旱莲30克；偏血虚，加鸡血藤15克；夹痰湿，加藿香9克。水煎服，每次20毫升，每日2次，连服15～60日。（中医验方）

治疗老人便秘
绵黄芪（产于山西介休绵山的优质黄芪）、陈皮各15克，研细。另用麻仁100克，捣烂，加水揉出浆汁，煎至略稠，调入白蜜一匙，再煎沸，把黄芪、陈皮末加入调匀，空腹服下。两服可通便。（《本草纲目》）

治疗肺痈
黄芪60克研细，每取6克煎汤服。一天可服3～4次。（《本草纲目》）

治疗疝气
黄芪、小红枣各100克。黄芪捶烂，拆成一丝丝，再加入小红枣，置于瓷罐中，放上一锅水，用文火煨2～3小时，不可间断，待枣子裂开时，熄火，吃枣，黄芪弃之。（《本草纲目》）

治疗胎动不安（腹痛，小便如米汁）
黄芪、川芎各30克，糯米100克，用水1升，煎至半升。分次服下。（《本草纲目》）

中药材百科

保健药膳

黄芪蒸肥肠

配方：黄芪20克，猪肥肠300克，料酒10克，盐5克，味精3克，白糖10克，酱油10克，姜5克，葱10克，胡椒粉3克。

制作：❶ 将黄芪洗净，润透，斜切成薄片；猪肥肠用水反复冲洗干净，切成2厘米长的段；姜切片，葱切段。
❷ 将猪肥肠放入碗内，加入料酒、盐、味精、酱油、姜、葱、白糖、胡椒粉，抓匀，腌渍1小时。
❸ 将猪肥肠放入碗内，加入黄芪，入蒸笼内，武火蒸50分钟即成。

功效：益卫固表，利水消肿。适用于自汗、盗汗、浮肿、脱肛、更年期综合征等。

黄芪粥

配方：生黄芪30克，红枣6枚，大米100克。

制作：❶ 将生黄芪切薄片；红枣洗净去核；大米淘洗干净。
❷ 将大米、黄芪、红枣同放入铝锅内，加水适量，置武火上烧沸，再用文火煮40分钟即成。

功效：补气升阳，益气护胃，对胃下垂患者尤佳。

黄芪蒸乌鸡

配方：黄芪10克，乌鸡1只，大枣7枚，莲子10克，料酒10克，葱10克，姜5克，盐5克，上汤500毫升。

制作：❶ 黄芪润透切片，乌鸡宰杀后去毛、内脏和爪，姜拍松，葱切段，大枣去核，莲子去心。
❷ 把乌鸡放在蒸盆内，身上抹上盐，把莲子、黄芪、大枣、姜、葱放入鸡腹内，在鸡身外面抹上料酒，加入上汤500毫升。

❸ 把乌鸡上蒸笼武火蒸1小时即成。

功效：升提中气，生津止渴。适用于上消型与下消型糖尿病患者。

黄芪炖猪肚

配方：生黄芪20克，猪肚500克，料酒15克，姜10克，葱10克，盐3克。

制作：❶ 将猪肚洗净，切成4厘米见方的块；生黄芪切成薄片，姜切片，葱切花。
❷ 将猪肚、黄芪、料酒、姜、葱放入炖锅内，加水适量，置武火上烧沸，再用文火炖煮50分钟，加盐拌匀即成。

功效：补气升阳，益气护胃。

黄芪桂心炖田螺

配方：黄芪30克，桂心9克，田螺300克，料酒10克，盐4克，味精3克，胡椒粉3克，姜4克，葱8克，上汤800毫升。

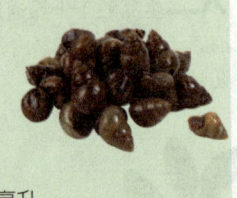

制作：❶ 黄芪、桂心洗净，放入纱布袋内，扎紧口；田螺洗净，去肠杂，取肉，切成薄片；姜切片，葱切段。
❷ 将田螺肉片、药包、姜、葱、胡椒粉、料酒、上汤同放炖锅内，置武火上烧沸，再用文火煮25分钟，加入盐、味精即成。

功效：补中益气，止血。

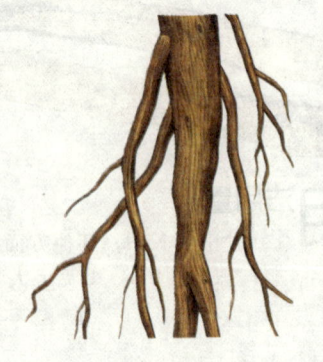

党参

党参为桔梗科多年生草本植物党参、素花党参、川党参及其同属多种植物的干燥根。又名黄参、潞党、西党、东党、条党、白党、中灵草、紫园参、狮头参、狮子头、上党人参。秋季采挖3年生以上者，洗净，晒干。切厚片，生用。

党参、人参古时不分。凡古今成方之用人参者，每以党参代之。但党参不如人参之能大补元气，且药力亦较人参为弱，所以轻证和慢性疾病，可以党参代人参用。若为急重证，则仍用人参为宜。

补气药

【产地溯源】

主产于山西、陕西、甘肃、四川等地。以山西上党产者品质最优，故名"党参"。另外，野生于山西五台山之党参称"台党"；主产于山西的栽培品称"潞党"；主产于陕西、甘肃者为"西党"，其"狮子盘头"多者为"狮头参"。

【性味归经】

味甘，性平。归脾、肺经。

【本草语录】

"补中益气，和脾胃，除烦渴。中气微虚，用以调补，甚为平安。"——《本草从新》

"治肺虚能益肺气。"——《本草纲目拾遗》

"党参力能补脾养胃，润肺生津，健运中气，本与人参不甚相远。"——《本草正义》

功效主治

本品补中益气，健脾益肺。主要适用于如下病证：

中气不足

症见体倦乏力，不欲饮食，大便溏泻等。可与白术、茯苓等合用。

肺气虚弱

症见咳喘气短，声低息微等。可与黄芪、五味子等合用。

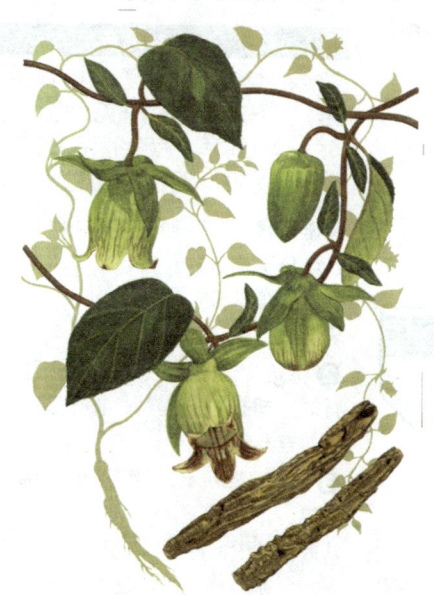

气阴两伤
症见口渴气短、四肢无力等。可与麦冬、五味子等合用。

气血两虚
症见心悸眩晕、面色萎黄、倦怠无力等。可与熟地黄、茯苓等合用。

现代研究

党参含多种糖类、苷类成分，以及胆碱、烟酸、赖氨酸、多种维生素等。具有以下方面的生理作用：

① 对神经系统有兴奋作用，能增进和改善记忆力。
② 抑菌、抗炎，增强抵抗力。
③ 扩血管，降压，抗心肌缺血，改善微循环，增强造血功能。
④ 调节胃肠运动，抗溃疡。
⑤ 抗癌，对化疗、放疗引起的白细胞下降有提升作用。
⑥ 提高机体适应性，耐高温、耐缺氧。

选购要点

以条粗壮、质柔润、外皮细、断面黄白色、味甜、嚼之无渣者为佳。习惯认为山西上党产者品质最优。

贮藏方法

贮于有盖容器中，置于通风干燥处。

用法用量

煎服，9～30克；熬膏；或入丸、散。补脾益肺宜蜜炙用。

注意事项
1. 气滞、肝火盛者禁用。
2. 邪盛而正不虚者不宜用。

疗疾验方

治疗脾肺气虚，周身倦怠
党参膏：党参500克（切片），沙参250克（切片），桂圆肉120克，水煎浓汁收膏，每用1小酒杯，以沸水冲服，也可冲入煎剂里。（《得配本草》）

治疗贫血性、感染性等各型低血压病
党参、黄精各30克，炙甘草10克。每日1剂，水煎服，每日2次。（中医验方）

治疗功能性子宫出血
单味党参30克，水煎服，每日1剂，分早、晚各1次服，月经期连服5日。（中医验方）

治疗肾炎
猪肾1个，党参、黄芪、芡实各20克。将猪肾剖开去其筋膜，洗净，与其余药共煮，至猪肾熟。酌情加少许酱油，吃肉饮汤。（中医验方）

治疗月经不调
锦鸡儿根15克，党参15克。水煎服。（中医验方）

保健药膳

党参石斑鱼煲

配方：党参30克，石斑鱼1尾（500克），料酒10克，姜5克，葱10克，盐5克，味精3克，胡椒粉3克，鸡精3克，棒子骨汤3000毫升。

制作：
① 党参洗净，切成4厘米长的段；石斑鱼宰杀后，去鳞、鳃及肠杂，洗净，剁成6厘米长、3厘米宽的块；姜拍松，葱切段。
② 将党参、石斑鱼、姜、葱、盐、味精、料酒、胡椒粉、鸡精、棒子骨汤同放煲内，盖上盖。
③ 将煲置炉上，用武火烧沸，煮熟即成。

功效：补中，益气，生津。适用于脾胃虚弱，气血亏损，体倦乏力，食少，口渴，

更年期综合征等。

党参黑米粥

配方：党参30克，黑米150克，白糖20克。

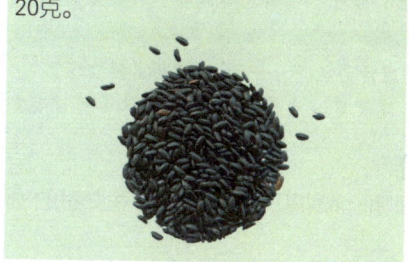

制作：❶将党参洗净，切成3厘米长的段；黑米淘洗干净。
❷将黑米、党参放入锅内，加水适量，用武火烧沸，再用文火煮40分钟，加入白糖搅匀即成。
功效：补脾胃，益气血。对脾胃虚寒患者尤佳。

党参西芹炒鲜贝

配方：党参20克，鲜贝100克，西芹100克，料酒15克，姜5克，葱10克，盐5克，味精3克，植物油50克。

制作：❶把党参洗净，切2厘米长的段；西芹去叶，切1厘米长的段；姜切片，葱切花。
❷把炒锅置武火上烧热，加入植物油烧至六成热时，下入姜、葱爆香，随即加入鲜贝、西芹、料酒、党参、盐、味精，炒熟即成。
功效：补气血，降血压。适用于高血压、气虚、贫血等。

党参蒸猪肚

配方：党参20克，猪肚300克，料酒10克，酱油10克，姜5克，葱10克，盐4克，味精3克，白糖10克。

制作：❶将党参洗净，润透，切3厘米长的段；猪肚洗净，切4厘米长的条；姜切片，葱切段。
❷将猪肚放入碗内，加入盐、味精、酱油、料酒、白糖、姜、葱，抓匀，腌渍1小时。
❸将猪肚捞起，放入蒸碗内，加入党参，抓匀，上武火大气蒸笼内，蒸50分钟即成。
功效：补中益气，生津补胃。

党参苡仁鸭

配方：党参30克，薏苡仁30克，鸭1只，料酒15克，盐6克，生姜6克。

制作：❶将鸭宰杀后，去毛、内脏及爪；党参洗净，切3厘米的段；薏苡仁洗净去杂质；姜拍破。
❷将党参、薏苡仁放入鸭腹内，将鸭放入炖锅中，加水适量，放入料酒、生姜。
❸将炖锅置武火上烧沸，再用文火炖煮50分钟，加入盐即成。
功效：清热、祛湿、补虚。肠伤寒患者康复期食用尤佳。

附 明党参

明党参

系伞形科多年生草本植物明党参的干燥根。味甘、微苦，性微寒。归肺、脾经。能润肺化痰，养阴和胃。以治疗肺热咳嗽、食少口干为主。明党参与党参并非一物，效用亦有差别。

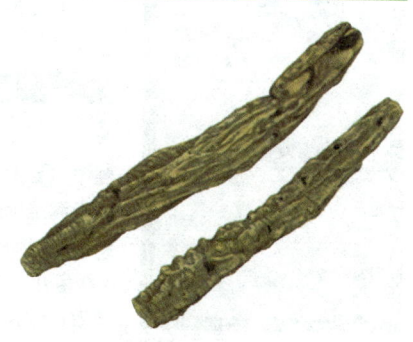

太子参

太子参为石竹科植物孩儿参的干燥块根。又名孩儿参、童参。现多为人工栽培。夏季茎叶大部分枯萎时采挖，洗净，除去须根，置沸水中略烫后晒干或直接晒干。生用。

补气药

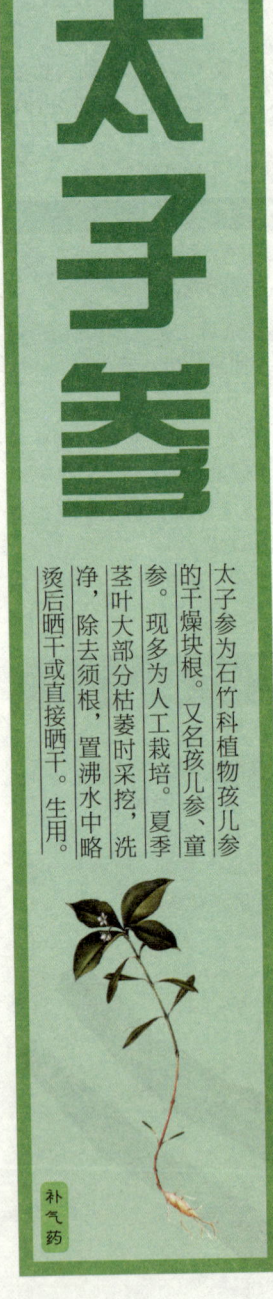

【产地溯源】
主产于安徽、江苏、山东等地。

【性味归经】
味甘、微苦，性平。归脾、肺经。

【本草语录】
"治小儿出虚汗为佳。"——《中国药用植物志》
"补肺阴、健脾胃、治肺虚。"——《江苏药材志》

功效主治

本品补气健脾，养胃阴，益气生津止渴。主要适用于如下病证：

脾气虚弱，胃阴不足
症见食少倦怠。多与山药、石斛等同用。

肺气阴两虚
症见燥咳。多与北沙参、麦冬等同用。

心气阴两虚
症见心悸不眠，多汗。多与酸枣仁、五味子等同用。

保健药膳

太子参海蜇汤

配方：太子参15克，海蜇50克，菜胆100克，蒜10克，姜5克，葱10克，盐5克，鸡汤800毫升，植物油30克。

制作：❶ 把太子参洗净，去杂质；海蜇洗净，切成细丝；菜胆洗净，切5厘米长的段；姜切丝，葱切段，蒜切末。

❷ 把锅置武火上烧热，加入植物油，六成热时，加入姜、葱、蒜爆香，下入太子参、盐、鸡汤，煮25分钟后，下入海蜇和菜胆，煮熟即成。

功效：补气血，降血压。适用于高血压属气虚湿阻者。

太子参山楂粥

配方：太子参10克，山楂10克，大米100克。

制作：❶ 太子参洗净，去杂质；山楂洗净，去核，切片；大米淘洗干净。

❷ 把大米放在电饭煲内，加入山楂片、太子参，加水800毫升，按常规煲粥，粥熟即成。

功效：健脾化湿，降压。适用于高血压属气虚湿阻者。

灵芝

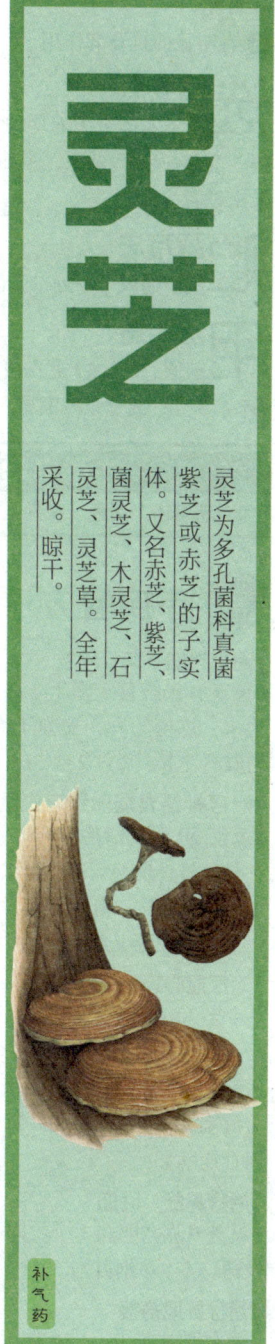

灵芝为多孔菌科真菌紫芝或赤芝的子实体。又名赤芝、紫芝、菌灵芝、木灵芝、石灵芝、灵芝草。全年采收。晾干。

补气药

【产地溯源】
分布于浙江、江西、湖南、广西、福建、广东等地。

【性味归经】
味甘，性平。归心、肝、肺、肾经。

【本草语录】
"赤芝主胸中结，益心气，补中，增智慧不忘。久食轻身不老延年……紫芝主耳聋，利关节，保神，益精气，坚筋骨，好颜色。久服轻身不老延年。"——《神农本草经》

"恶恒山。畏扁青、茵陈蒿。"——《本草经集注》

功效主治

本品滋补强壮，扶正固本，减肥安神。主要适用于如下病证：

气血虚弱
治疗形体虚弱，气血不足，单味煎服，或配人参、黄芪、当归、熟地黄等同用。

脾虚
症见食欲不振、体倦等，配白术、茯苓同用。

肺虚
症见久咳虚喘、倦怠乏力、短气等，配人参、五味子等同用。

血不养心
症见心悸、眩晕、不眠。灵芝健脾胃，使气血充则心神安，常配酸枣仁、柏子仁等同用。

现代研究

灵芝的化学成分包括麦角甾醇、真菌溶菌酶、酸性蛋白酶及灵芝多糖等，还含有多种无机元素及维生素。具有以下方面的生理作用：

❶ 增强人体的免疫功能，其含有的灵芝多糖可加速核酸和蛋白质的代谢，促进造血，增强体质。

❷ 可增加冠状动脉流量，加强心肌收缩力，降低血清胆固醇，能防止动脉粥样硬化的形成，并对血压有双向调节作用。可治疗冠心病、心悸、头晕、失眠、血脂异常等。

❸ 降低转氨酶，对肝脏具有保护作用，治疗慢性肝炎等。

❹ 能止咳、祛痰、平喘，治疗慢性支气管炎、支气管

哮喘等。

❺ 有明显的抗衰老作用。

选购要点
以子实体个大而均匀，体重，色棕褐、完整，油润光亮，表面有漆样光泽，无虫蛀者为佳。

贮藏方法
置于通风干燥处，防潮，防蛀。

用法用量
煎服，5~15克；研末冲服，每次1.5~3克；或适量浸酒服。

注意事项
灵芝恶常山、茵陈、扁青等，忌同用。

疗疾验方

治疗气血不荣、乌发
灵芝、黑桑葚（曝干）各500克，研细为末，炼蜜为丸，如弹子大，每次1丸，用温酒吞下，每日2次。（中医验方）

治疗神经衰弱所致之失眠、健忘
灵芝30克，白酒500毫升，浸泡密封半月，每日搅动数次。每次服用10毫升，每日1~2次。肝功能差者每次服5毫升以下，急性肝炎禁用。（中医验方）

治疗冠心病
灵芝30克，丹参5克，田七5克，白酒500毫升。灵芝、丹参、田七洗净，同入坛加白酒，盖上盖。每天搅拌1次，再盖好盖。泡15天即成。每服适量。（《中国食疗学》）

治疗鼻衄、吐血
灵芝9克，鸭蛋1个。同煮，喝汤吃蛋及药。（《本草纲目》）

治疗肠风痔瘘
每次取灵芝18~30克，瘦猪肉90克，加盐少许，隔水蒸熟。上午蒸1次，喝汤；下午蒸1次，全吃尽。（《本草纲目》）

治疗肠炎、痢疾
灵芝焙燥研末，每服1.5克，米粥汤调服。（《本草纲目》）

治疗荨麻疹、斑毒、蜂虫咬伤
灵芝18克，糯米90克，冰糖适量。将灵芝洗净切碎，与糯米共煮，将熟时加入冰糖溶开，喝粥。（《本草纲目》）

治疗泻血脱肛
灵芝150克（炒）、白枯矾30克、密陀僧15克。共研为末，加蒸饼做成丸，如梧桐子大。每次服20丸，米汤送下。（《本草纲目》）

保健药膳

灵芝丁香鸭

配方：灵芝10克，丁香5克，鸭1只（1000克），草豆蔻5克，肉桂5克，姜10克，葱20克，盐6克，卤汁3800毫升，鸡精3克，香油35克。

制作：❶ 将灵芝、丁香、草豆蔻、肉桂洗净，姜拍松，葱切段，鸭宰杀后，去毛、内脏及爪，洗净。

❷ 将卤汁、灵芝、丁香、草豆蔻、肉桂、姜、葱、盐同入卤锅内，烧沸，加入鸭，用文火卤45分钟即成。

❸ 鸭捞出，沥干卤汁，用香油涂抹在鸭身上，然后剁成3厘米宽、4厘米长的块，上桌供食。

功效：温中和胃，暖肾助阳，调节血糖。适用于糖尿病属肾阳虚者。

灵芝粥

配方：灵芝20克，大米150克。

制作：❶ 将灵芝碾成细粉；大米淘洗干净。

❷ 将大米、灵芝粉同放锅内，加清水

800毫升，置武火上烧沸，再用文火煮35分钟即成。

功效：补虚安神。适用于心神不安、血脂异常。

灵芝蒸乌鸡

配方：灵芝20克，乌鸡1只，料酒10克，姜5克，葱10克，盐3克，鸡精3克，鸡油30克。

制作：❶ 将灵芝打成细粉；鸡宰杀后去毛、内脏及爪；姜切片，葱切段。

❷ 将鸡放在蒸盘内，加入盐、鸡精、姜、葱、料酒、灵芝，武火蒸45分钟即成。

功效：安神补虚强心。适用于心神不安、血脂异常等症。

灵芝里脊

配方：灵芝20克，猪里脊肉200克，冬笋15克，水烫油菜15克，熟胡萝卜15克，猪油70克，精盐2.5克，味精1.5克，料酒10克，葱2.5克，姜2.5克，蒜2.5克，鸡汤100毫升。

制作：❶ 将猪里脊肉切成薄片；灵芝切薄片；冬笋、油菜、胡萝卜切成小薄片。

❷ 锅内放开水，将里脊片下锅汆八成熟，用漏勺捞出，控净水。

❸ 锅内放油烧热，把葱、姜、蒜、灵芝片和冬笋、油菜、胡萝卜放入锅内煸炒后，加里脊片、味精、精盐、料酒，翻炒几下，淋明油出锅，装盘即成。

功效：补肺益肾，健脾安神。适用于神经衰弱、失眠、食欲不振、更年期综合征等。

山楂灵芝鹿肉汤

配方：山楂20克，灵芝20克，鹿肉250克，料酒10克，姜5克，葱10克，盐2克，味精2克，胡椒粉2克。

制作：❶ 将灵芝、山楂洗净，润透，切薄片；鹿肉洗净，切2厘米宽、4厘米长的块；姜切片，葱切段。

❷ 将灵芝、山楂、鹿肉、料酒、姜、葱同放炖锅内，加水1000毫升，置武火上烧沸，再用文火炖煮35分钟，加入盐、味精、胡椒粉，搅匀即成。

功效：补五脏，润肌肤，安心神，降血压。适用于高血压等症。

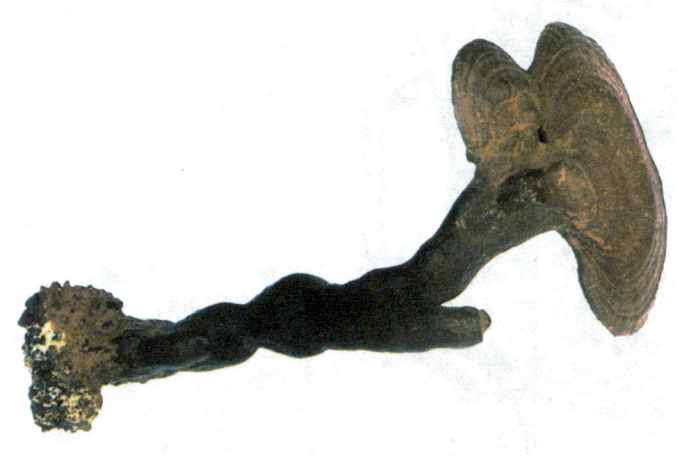

甘草

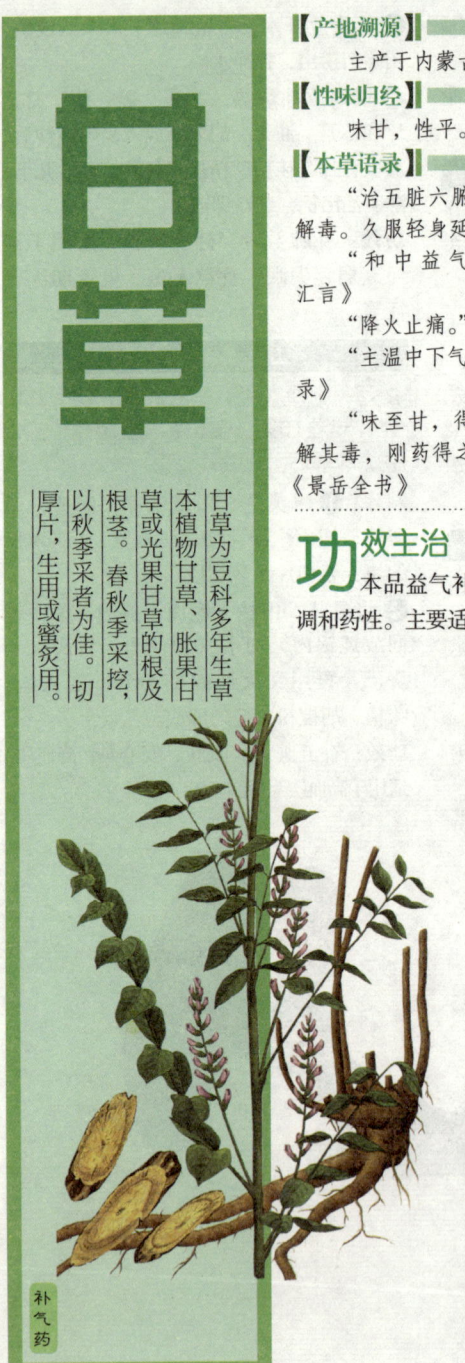

甘草为豆科多年生草本植物甘草、胀果甘草或光果甘草的根及根茎。春秋季采挖，以秋季采者为佳。切厚片，生用或蜜炙用。

补气药

【产地溯源】
主产于内蒙古、新疆、甘肃等地。

【性味归经】
味甘，性平。归心、肺、脾、胃经。

【本草语录】
"治五脏六腑寒热邪气，坚筋骨，长肌肉，倍气力，解毒。久服轻身延年。"——《神农本草经》

"和中益气，补虚解毒之药也。"——《本草汇言》

"降火止痛。"——《本草纲目》

"主温中下气，烦满短气，伤脏咳嗽。"——《名医别录》

"味至甘，得中和之性，有调补之功，故毒药得之解其毒，刚药得之和其性……助参芪成气虚之功。"——《景岳全书》

功效主治

本品益气补中，清热解毒，祛痰止咳，缓急止痛，调和药性。主要适用于如下病证：

气虚证
心气虚，可与人参、桂枝等合用；脾气虚，可与人参、茯苓等合用。

咳嗽气喘
风寒咳嗽，可与麻黄、杏仁相配伍；风热咳嗽，可与桔梗、牛蒡子等配伍；寒痰咳嗽，可与干姜、细辛等配伍；热痰咳嗽，可与麻黄、石膏等配伍。

疮疡肿毒，食物中毒
治前者，可加金银花、蒲公英等；治后者，可单用或与绿豆等合用。

脘腹、四肢挛急作痛
可与芍药同用。

缓和药性
对过热、过寒、峻下的药物，能起到避免过于刺激的作用。

现代研究

甘草含甘草甜素，系甘草酸的钾、钙盐；另含甘草苷和天门冬酰胺、甘露醇等。具有以下方面的生理作用：

❶ 有解毒作用，对细菌毒素（白喉毒素、破伤风毒素）、药物（硝酸马钱子碱、水合氯醛）、蛇毒、河豚毒以及食物、体内代谢产物的中毒等均有一定效果。

❷ 能抑制组织胺所引起的胃酸分泌，有保护胃黏膜的作用。

❸ 有抗炎、抗变态反应作用，可用于各种皮肤炎症、皮肤过敏性疾患等。甘草的提取物可以使用于膏、霜、奶、蜜等类型的化妆品中。

❹ 有解痉、镇咳祛痰作用。

选购要点

以外皮细紧、有皱沟、红棕色、质坚实、粉性足、断面黄白色者为佳。习惯上以内蒙古产者品质最优。

贮藏方法

置于通风干燥处，防潮，防蛀。

用法用量

煎服 1.5～9 克，做主药时可适当加大用量。用于解毒，可用至 30～60 克。清热解毒宜生用，补中缓急宜炙用。

注意事项

1. 反海藻、大戟、芫花、甘遂。
2. 本品有助湿壅气之弊，湿盛胀满、水肿者不宜用。
3. 大剂量久服有致高血压、水肿等副作用。

疗疾验方

治疗肺痈
甘草、桔梗各 9 克，水煎服，每日 2 次。（中医验方）

治疗皮疹
生甘草、白蒺藜各 100 克，浸泡于 300 毫升 75% 乙醇内 7 日，过滤，搽洗患处，每日 2～3 次。（中医验方）

治疗口臭
甘草、细辛各 60 克，研细，每次 3 克，每晚睡前用料酒送服。（中医验方）

治疗急、慢性胃肠炎及消化不良
炙甘草 9 克，干姜 6 克，附子 4 克。水煎，每日 1 剂，分 2 次温服。（中医验方）

治疗喉痛
甘草 10 克，用蜂蜜水炙，水煎服，每日 2 次。（中医验方）

保健药膳

甘草藕汁饮

配方：甘草 6 克，藕 500 克。

制作：❶ 把藕洗净，切成细丝，用纱布绞取汁液；甘草洗净。
❷ 把甘草放入锅内，加水 200 毫升，煎煮 25 分钟，滤去甘草，留药液。
❸ 把藕汁与甘草液混合均匀即成。

功效：清肺润燥，生津凉血。适用于上消型与中消型糖尿病患者。

附子甘草饮

配方：炙附子 10 克，干姜 5 克，炙甘草 5 克，白糖 20 克。

制作：❶ 将以上药物放入炖杯内，加水适量，煎煮 25 分钟，去渣，留汁液。
❷ 在汁液内加入白糖搅匀即成。

功效：强心温阳，消炎祛寒。适用于急性吐泻、体内水分大量损失、手脚冰冷的患者。

胖大海甘草茶

配方：胖大海 3 枚，甘草 3 克。

制作：❶ 把胖大海、甘草放入锅内，加水 100 毫升。
❷ 把锅置中火上煮 10 分钟即成。

功效：清热，润肺，解毒。适用于上消型与下消型糖尿病患者。

白术

白术为菊科多年生草本植物白术的根茎。又名天蓟、山蓟、山精、山姜、山芥、山连、冬术、烘术、冬白术、乞力伽等。冬季下部叶枯黄，上部叶变脆时采收，除去茎叶和泥沙，烘干或晒干，再除去须根（烘干者为「烘术」；晒干者为「生晒术」亦称「冬术」）。切厚片，生用或土炒、麸炒用；炒至黑褐色，称「焦白术」。

补气药

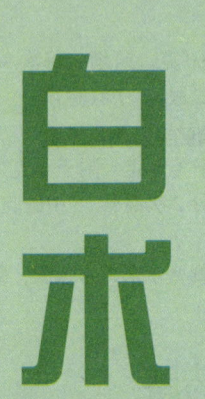

【产地溯源】

主产于浙江、安徽、江西、湖北、湖南等地。产于浙江於潜地区者称为"於术"，燥性较弱而补益脾气作用较强，品质较好。

【性味归经】

味苦、甘，性温。归脾、胃经。

【本草语录】

"止汗。"——《神农本草经》

"和中益气……去脾胃中湿……安胎。"——《医学启源》

"作煎饵，久服轻身延年不饥。"——《新修本草》

"补脾胃之药，更无出其右者。土旺则能健运，故不能食者，食停滞者，有痞积者，皆用之也。土旺则能胜湿，故患痰饮者，肿满者，湿痹者，皆赖之也。土旺则清气善升，而精微上奉，浊气善降，而糟粕下输，故吐泻者，不可阙也。"——《本草通玄》

功效主治

本品补气健脾，燥湿利水，止汗，安胎。主要适用于如下病证：

脾胃虚弱

症见倦怠少气、食少腹胀、大便溏泄等，常与党参、茯苓、木香等同用。

脾虚湿盛

症见痰饮、水肿等，常与桂枝、茯苓等同用。

表虚自汗

治疗表虚自汗，常与防风、黄芪等同用。

现代研究

白术含挥发油，主要为苍术醇和苍术酮，另含维生素A类物质。具有以下方面的生理作用：

1. 有明显而持久的利尿作用。
2. 保肝，可防止肝糖减少；扩张血管，对高血压有抑制作用。
3. 对消化系统应激性溃疡有抑制作用。
4. 增强免疫力和耐力，强壮身体；对子宫平滑肌兴奋性收缩有明显抑

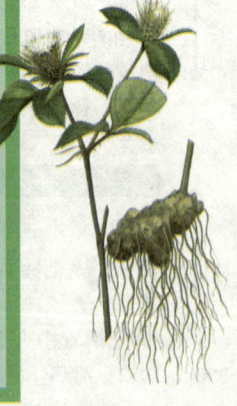

制作用。

❺ 降血糖，并且有轻度的降压作用。

选购要点

以个大、质坚实、断面色黄白、香气浓者为佳。

贮藏方法

置于通风干燥处，防潮，防蛀。

用法用量

生用则燥湿和中作用较强；炒用则性较缓，补益脾胃的作用较强；用土炒则以补益脾胃为主；焦白术止泻作用较好。入煎剂用 6 ~ 12 克，大剂量可用至 60 ~ 90 克。

注意事项

阴虚烦渴、气滞胀闷者不宜用。

疗疾验方

治疗自汗不止
用白术末，每次服1茶匙，酒送下。（《本草纲目》）

治疗脾虚泄泻
白术丸：白术 30 克，芍药 30 克（冬月不用芍药，用肉豆蔻，如有便泄者，炒用），共研为末，以粥为丸。（《丹溪心法》）

治疗便秘
生白术 60 克，生地黄 30 克，升麻 3 克。水浸 1 小时后煎 2 次，每日 1 剂，早、晚各服 1 次。（中医验方）

治疗气虚体弱，不思饮食
术附汤：白术 60 克，附子一枚半（炮，去皮），炙甘草 30 克，共研细，每用 9 克，加姜 5 片、枣 1 枚，水煎服。（《近效方》）

治疗妇女带下病
束带汤：白术 30 克，鸡冠花 30 克（鲜者 90 克）。水煎服。（《辨证录》）

保健药膳

白术饼

配方：白术6克, 干姜6克, 鸡内金15克, 植物油50克, 盐6克, 面粉250克, 葱10克。

制作：❶ 将白术、干姜、鸡内金分别打成细粉，葱切花。
❷ 将白术、鸡内金、盐、葱花、干姜、面粉放入盆内，用清水和面，搓成条，分成剂子，用擀面杖擀成薄饼。
❸ 将植物油放入炒锅内烧至六成热，放入薄饼烙黄，再翻面也烙黄，熟透即成。

功效：暖胃止痛，消食化滞。对食欲不振、食后胃痛者尤佳。

白术鲫鱼粥

配方：白术10克，鲫鱼60克，粳米30克，盐或糖适量。

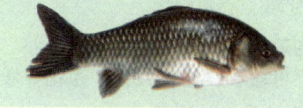

制作：❶ 白术洗净，先煎取汁100毫升。
❷ 将鱼与粳米煮粥，粥煮好后放入药汁和匀，再根据个人口味加盐或糖调味食用。每日1剂，连服 3 ~ 5 日为 1 疗程。

功效：本方具有补养肝肾、安胎保胎的作用。

防风白术酒

配方：防风、肉桂、麻黄各12克，白术、山萸肉、制附子、细辛（炒）、独活、秦艽、茵芋、山药、杏仁（炒）各9克，磁石50克，紫巴戟（去心）12克，炮姜30克，薏苡仁18克，生地黄15克，白酒1000毫升。

制作：❶ 将前17味药材捣为粗末，入布袋，置容器中，加入白酒，密封。
❷ 浸泡7天后，过滤去渣即成。

功效：调和气血，温经通络。适用于关节疼痛、肌肉麻木等症。

中药材百科

【产地溯源】

主产于河北、山东、河南、陕西等地。

【性味归经】

味甘,性温。归脾、胃经。

【本草语录】

"安中养脾。"——《神农本草经》

"补中益气,强力,除烦闷。"——《名医别录》

功效主治

本品补气健脾,养血安神,缓和药性。主要适用于如下病证:

脾气虚

症见食少便溏,倦怠无力等。多与党参、白术等同用。

血虚萎黄

多与熟地黄、阿胶等同用。

妇女血虚脏躁

症见神志不安,心悸失眠,形瘦舌淡,食欲不振等。多与甘草、小麦同用。

峻烈药伤及脾胃

大枣可缓解甘遂、大戟、芫花等峻烈药物之毒性,保护脾胃。

现代研究

本品含有机酸、三萜苷类、生物碱类、黄酮类、糖类、维生素类、氨基酸、挥发油、微量元素等成分。具有以下方面的生理作用:

1. 保护肝脏,增强肌力,增加体重。
2. 提高吞噬细胞的吞噬功能。
3. 镇静催眠,降血压。
4. 抗过敏、抗癌、抗突变。
5. 现代临床用于治疗过敏性紫癜,急、慢性肝炎,慢性萎缩性胃炎,溃疡病,小儿哮喘等。

选购要点

以肉厚皮薄、味甜者为佳。

贮藏方法

贮于有盖容器内,置于通风干燥处,防蛀。

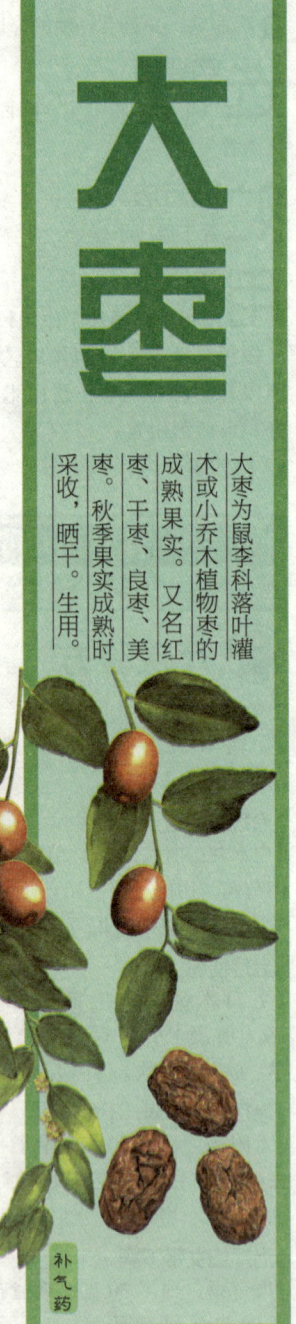

大枣

大枣为鼠李科落叶灌木或小乔木植物枣的成熟果实。又名红枣、干枣、良枣、美枣。秋季果实成熟时采收,晒干。生用。

补气药

用法用量

掰破煎服，10～30克；亦可去皮核捣烂为丸服。

注意事项

湿盛脘腹胀满、食积、虫积、龋齿作痛以及痰热咳嗽均忌服。

疗疾验方

治疗慢性腹泻

红枣、红糖各50克，水煎服，喝汤食枣，每日1剂。适用于脾胃虚寒之腹泻。（中医验方）

治疗血虚，面色萎黄

归脾汤：大枣20克、茯神、黄芪、酸枣仁、龙眼肉各12克，白术、人参、当归各9克，木香、炙甘草各6克，远志3克，生姜3片。水煎服，每次20毫升，每日2次。（《济生方》）

治疗肺痈吐血、咳血

二灰散：红枣（连核烧存性）、百药煎（煅）各等分，研细末，每服6克，米汤调下。（《三因极一病证方论》）

治疗过敏性紫癜

大枣60克，入水中浸泡后文火炖，制成大枣汤，一次性服用，每日3次。（中医验方）

治疗感冒、消化道疾病

大枣10枚，生姜5片。水煎服。适用于恶寒、恶心、食欲不振等症。（中医验方）

治疗各种虚证

枣参丸：大枣10枚（蒸软去核），人参3克。放饭锅内蒸烂，捣匀为丸，如弹子大。（《醒园录》）

治疗烦闷不眠

大枣14枚，葱白7根，加水600毫升，煮取200毫升，一次服下。（《本草纲目》）

伤寒病后调养（口干咽痛、喜唾）

大枣20枚、乌梅10枚，捣烂，炼蜜为丸，口含咽汁，甚效。（《本草纲目》）

治疗反胃吐食

大枣1枚去核，加斑蝥1个（去头翅），一起煨熟，去斑蝥，空腹以开水送下。（《本草纲目》）

治疗妇女脏躁

大枣汤：取大枣10枚、小麦200克、甘草60克，合并后每次取30克，水煎服。（《本草纲目》）

保健药膳

大枣山药粥

配方：大枣10枚，山药10克，粳米100克，冰糖少许。

制作：❶将粳米、山药、大枣洗净，山药切片。

❷粳米、山药、大枣放入锅内，用武火烧沸后，转用文火炖至米烂成粥。

❸将适量冰糖放入锅内，然后加入少许水，熬成冰糖汁，再倒入粥锅内，搅拌均匀即成。

功效：补气血，健脾胃。适用于老年人脾胃虚弱，血小板减少，贫血，营养不良，骨质疏松等症。

大枣桂芪粥

配方：大枣10枚，桂枝10克，桂圆肉10克，黄芪10克，粳米100克。

制作：❶把大枣去核、洗净，桂圆肉、桂枝洗净，黄芪洗净、切片，粳米淘洗干净。

❷把大枣、桂枝、黄芪放入炖锅内，加清水100毫升，用中火烧沸，文火煮25分钟，冷却，滤去药渣，留汁待用。

❸把药汁、桂圆肉同粳米一起放入电饭

煲内，然后加入适量清水，如常规煲粥一样即可。

功效：滋补心气，宁心安神。

大枣川明参鱿鱼煲

配方：大枣8枚，川明参30克，水发鱿鱼500克，料酒10克，盐5克，味精3克，鸡精3克，姜5克，葱10克，胡椒粉3克，棒子骨汤3000毫升。

制作：❶ 将大枣洗净，去核；川明参浸泡24小时，去粗皮，切成5厘米长的节；鱿鱼洗净，切成5厘米长、3厘米宽的块；姜拍松，葱切段。
❷ 将大枣、川明参、鱿鱼、料酒、盐、味精、鸡精、姜、葱、胡椒粉同放煲内，加入棒子骨汤，盖上盖。
❸ 将煲置炉上，武火煮熟即成。

功效：养五脏，补元气。

桑葚大枣饮

配方：桑葚15克，大枣4枚。

制作：❶ 把桑葚洗净去杂质，大枣去核洗净。
❷ 把桑葚、大枣放入炖杯内，加入清水200毫升，用武火烧沸，文火煮25分钟即成。

功效：补肝肾，降血压。适用于高血压属肝肾阴虚者。

扁豆大枣包

配方：白扁豆150克，大枣20枚，面粉500克，白糖30克。

制作：❶ 把白扁豆淘洗干净；大枣洗净去皮、核；把白扁豆和大枣放入锅内，加水200毫升，煮烂，沥干水分，搅成泥，加入白糖，制成馅。
❷ 面粉用水揉成面团，加入发酵粉发酵。发好后，制成面皮，将白扁豆、枣泥一个一个地包成包子。
❸ 把包子放入笼屉，用武火蒸15分钟，即成。

功效：健脾和中，消暑化湿。

大枣归圆猪皮汤

配方：大枣15枚，猪皮500克，当归20克，桂圆肉30克，盐少许。

制作：❶ 大枣去核，洗净；当归、桂圆肉洗净。
❷ 尽量剔除黏附在猪皮上的脂肪，切块，洗净，飞水。
❸ 瓦煲内注入清水2000毫升，煮沸后加入以上用料，煲滚后改用文火煲3小时，加盐调味即可。

功效：补血、明目、润燥，防治贫血。

注意：血脂异常、高血压、冠心病患者不宜多用。

大枣桃仁粥

配方：大枣10枚，桃仁6克，粳米100克，白糖适量。

制作：❶ 桃仁洗净，去皮、尖；大枣洗净，去核。
❷ 粳米淘洗干净，用冷水浸泡半小时，捞出，沥干水分。
❸ 粳米、桃仁同放锅内，加入约1000毫升冷水，置旺火上烧沸，加入大枣，改用小火煮45分钟，调入白糖拌匀即成。

功效：补血补钙，安神益智，提高记忆力。

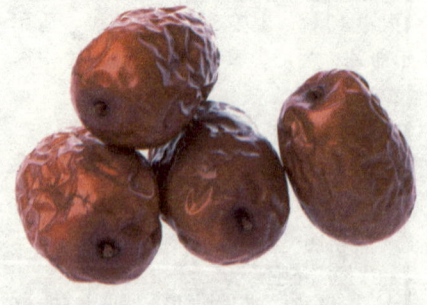

补血药

补血药，多数为温或微温之性，亦有少数为平或微寒。适用于心肝血虚的面色萎黄，唇甲苍白，眩晕耳鸣，心悸怔忡，失眠健忘，神疲乏力，或女子月经不调，量少色淡，甚至经闭，脉象细弱等，以及因血虚失养而致的肢体麻木，关节屈伸不利，或肠燥便秘等。

部分补血药有一定滋腻性，可能妨碍脾胃运化，湿滞脾胃、脘腹胀满、食少便溏者应慎用。必要时，可配伍健脾消食药，以助运化。

当归

当归为伞形科多年生草本植物当归的根。秋末或立冬前后采挖，除去须根和泥沙，待水分稍蒸发后捆成小把，上棚，用烟火慢慢熏干。切薄片，或身、尾分别切片。生用或酒炒用。

【产地溯源】
主产于甘肃、陕西、四川、云南、湖北等地。习惯认为，产于甘肃者质量最好。

【性味归经】
味甘、辛，性温。归肝、心、脾经。

【本草语录】
"主咳逆上气。"——《神农本草经》
"治头痛、心腹诸痛，润肠胃筋骨皮肤，治痈疽，排脓止痛，和血补血。"——《本草纲目》
"破恶血，养新血，及主癥癖。"——《日华子本草》
"润燥滑肠。"——《本草备要》

功效主治

本品补血调经，活血散寒，消肿止痛生肌，润肠

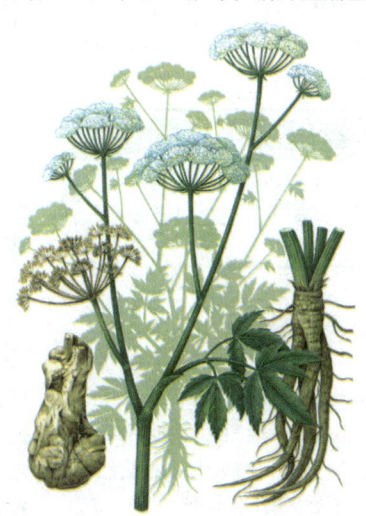

通便。为补血要药、妇科要药，亦为外科常用药。主要适用于如下病证：

血虚证
症见头晕、目眩、心悸、乏力等，可与熟地黄、白芍等配伍。

血虚腹痛
可与白芍、甘草等合用。

跌打损伤，风湿痹痛，疮疡肿痛
可与川芎、红花等合用。

月经病
如月经不调、痛经、经闭等，可与川芎、熟地黄等合用。

血虚肠燥便秘
可与肉苁蓉、火麻仁等合用。

选购要点
以油润、外皮棕黄或黄褐色、断面色黄白、主根粗壮、质坚实、香味浓郁者为佳。

贮藏方法
贮于有盖容器内，置于阴凉干燥处，防潮、防蛀。

用法用量
煎服，5~15克。一般生用，酒炒可增强其活血之力。

注意事项
1. 湿盛中满、大便泄泻者忌服。
2. 通常补血用当归身，活血用当归尾，补血活血用全当归。

疗疾验方

治疗失血过多
当归60克、川芎30克，每剂用15克，加水七分、酒三分，煎取七成趁热服下，日服2次。(《本草纲目》)

治疗带状疱疹
当归（研末）0.5~1克，4~6小时服1次；或当归浸膏片（0.5克／片）2~4片，口服，4小时1次。（中医验方）

保健药膳

当归核桃羊肉羹
配方：核桃仁30克，当归25克，黄芪25克，党参25克，羊肉500克，葱10克，生姜5克，料酒10克，味精1克，食盐6克。

制作：❶ 将羊肉洗净，放入锅内；当归、核桃仁、黄芪、党参装入纱布袋内，扎好口，放入锅内；同时加入葱、生姜、食盐、料酒及水适量。

❷ 将锅置武火上烧沸，再用文火炖至羊肉熟烂后加入味精，搅匀即成。

功效：补气血，益智慧，润肠通便。适用于血虚及病后气血不足和各种贫血，便秘，智力低下等症。

党参当归煲虾球
配方：党参10克，当归9克，虾仁200克，粉丝50克，菜胆200克，淀粉30克，酱油10克，花椒3克，胡椒3克，盐3克，鸡蛋1个，鸡汤500毫升。

制作：❶ 把党参、当归烘干，打成细粉；虾仁洗净，剁碎成泥；花椒、胡椒打成细粉，筛去壳；菜胆洗净，切成4厘米长的段。

❷ 把虾仁泥、党参粉、当归粉、盐、酱油、淀粉放入盆内，打入鸡蛋，拌成稠糊，制成丸子。

❸ 把锅置炉上，加入鸡汤，放入粉丝，烧沸，加入虾球、菜胆、花椒、胡椒粉，煮熟即成。

功效：祛寒补气，温肾壮阳。适用于血虚寒闭型冠心病患者。

何首乌

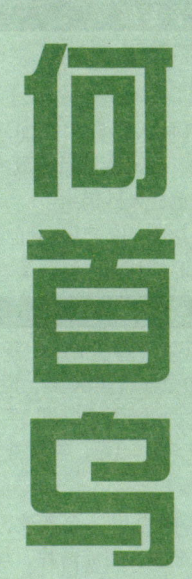

何首乌为蓼科多年生草本植物何首乌的块根。又名首乌、地精、赤敛、小独根、陈知白、红内消、马肝石、黄花乌根。据古代传说，服用本品后能使白发转黑，"首乌"之名由此而来。秋、冬季茎叶枯萎时采挖，削去两端，洗净，切厚片，干燥，称「生首乌」；再以黑豆汁拌匀，蒸至内外均呈棕褐色，晒干，称「制首乌」。

补血药

【产地溯源】
河南、湖北、广西、广东、贵州、四川、江苏等地均产。以广东德庆县产者品质最优，称"德庆首乌"。

【性味归经】
味苦、甘、涩，性温；归肝、心、肾经。

【本草语录】
"久服延年耐寒。入肾为君，涩精，坚肾气，止赤白便浊，缩小便；入血分，消痰毒。治赤白癜风，疮疥顽癣，皮肤瘙痒。"——《滇南本草》

"养血益肝，固精益肾，健筋骨，乌髭发，为滋补良药。不寒不燥，功在地黄、天门冬诸药之上。"——《本草纲目》

功效主治
制首乌补益精血，固肾乌须；生首乌截疟解毒，润肠通便。主要适用于如下病证：

肝肾不足，精血亏虚
症见头晕目眩，心悸失眠，腰酸耳鸣，须发早白等，可与菟丝子、杜仲等合用。

疮疡肿毒
常与苦参、连翘等合用。

精血不足，肠燥便秘
可单用煎服，或与火麻仁、肉苁蓉等合用。

选购要点
以个大身长、圆块状、质坚实而重、粉性足、外皮红褐色、断面无裂隙、断面红棕色、苦味浓、有梅花状纹理者为佳。

贮藏方法
贮于有盖容器内，置于阴凉干燥处，防潮、防蛀。

用法用量
煎服，每次10~30克。补肝肾宜用制首乌，解毒通便宜用生首乌。

注意事项

1. 生品通便润肠，大便溏泄者不宜用。
2. 制首乌补力强而收涩，痰湿重者不宜用。
3. 何首乌忌铁，不宜用铁锅煎制。

疗疾验方

治疗全身疮肿痒痛
何首乌散：何首乌、防风、苦参、薄荷各等分，共研为粗末。每用15克，加水、酒各半，煎沸后外洗。（《外科精要》）

治疗腰膝酸痛、全身瘙痒
何首乌、牛膝各500克，以酒浸7日，取出曝干捣为末，与枣肉和丸，如梧桐子大。每服3～5丸，每日2次，空腹温酒送下。（中医验方）

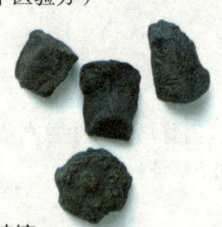

治疗肺结核
何首乌15克，茯苓9克，五味子2克。共研末，炒焦。每日2次，每次4克，开水送服。此方也可水煎，每日1剂，分2次服。（中医验方）

治疗痈疽疮毒
何首乌不限量，在文火上熬煎，加酒等量，再煎沸几次后存酒，随时饮用；将药渣焙干，研为末，以酒调成丸，如梧桐子大。每次服30丸，空腹以温酒送下。病愈后仍可常服此药。（《本草纲目》）

保健药膳

何首乌煮鸡蛋
配方：何首乌20克，鸡蛋2个，红糖15克。

制作：❶将何首乌洗净；鸡蛋用水煮熟，剥去皮。
❷将何首乌、鸡蛋同放锅内，加水500毫升，置武火上烧沸，用文火煮25分钟，加入红糖即成。

功效：补肝肾，乌须发。

何首乌粥
配方：何首乌30克，粳米100克，大枣3枚，冰糖少许。

制作：❶将何首乌放入砂锅内，加水煎取浓汁，去渣留汁；粳米淘洗后，放入砂锅内；大枣、冰糖也放入砂锅内。
❷将砂锅置武火上烧沸，用文火煮熟即成。

功效：益肾抗老，养肝补血，补肾美容。

制首乌炒鸡肝
配方：制首乌20克，黑豆2克，鸡肝200克，黑木耳20克，莴笋50克，淀粉30克，鸡蛋清1个，盐5克，味精3克，料酒15克，姜5克，葱10克，植物油50克，酱油少许。

制作：❶将制首乌同黑豆一起煮软，制首乌切成薄片；鸡肝洗净，切成薄片，加淀粉、酱油、鸡蛋清、盐、味精，抓匀；莴笋洗净，切成薄片；姜切片，葱切段。
❷将炒锅置武火上烧热，加入植物油烧至六成热时，下入姜、葱爆香，放入首乌片、鸡肝片、黑木耳、莴笋片、料酒、盐、味精，炒熟即成。

功效：补肝肾，疗痈积，益气血。

首乌干贝三鲜羹
配方：何首乌10克，干贝50克，鲜墨鱼50克，鲜鱿鱼50克，大蒜20克，盐5克，胡椒粉3克，植物油50克，鸡汤300毫升。

制作：❶把何首乌烘干，打成细粉；干贝洗净，切成小颗粒；墨鱼、鱿鱼洗净，也剁成小颗粒。
❷把炒锅置武火上烧热，加入植物油，至六成热时，下入大蒜爆香，加入鸡汤300毫升，烧沸，下入干贝、墨鱼、鱿鱼、何首乌粉，调入食盐，用文火煮35分钟即成。
❸食时加入胡椒粉3克。

功效：滋阴补肺，益气补血。

阿胶

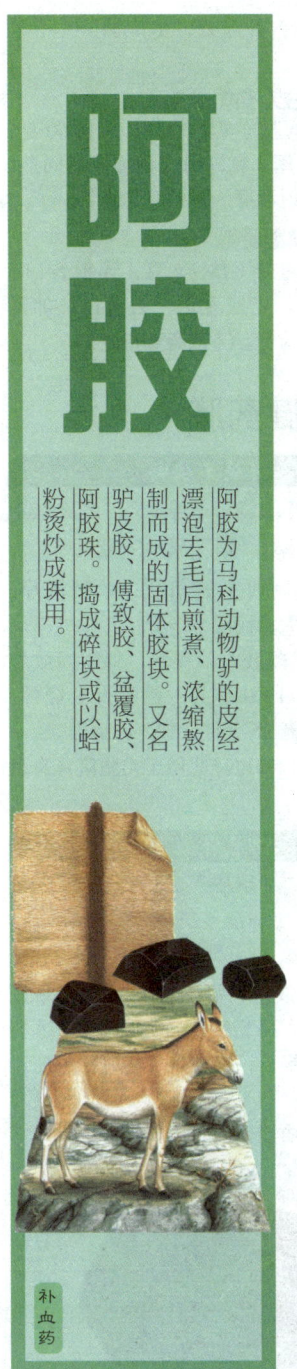

阿胶为马科动物驴的皮经漂泡去毛后煎煮、浓缩熬制而成的固体胶块。又名驴皮胶、傅致胶、盆覆胶、阿胶珠。捣成碎块或以蛤粉烫炒成珠用。

补血药

【产地溯源】

主产于山东、河北、河南、浙江、江苏等地。以山东东阿的产品最为著名,故名"阿胶"。

【性味归经】

味甘,性平。归肺、肝、肾经。

【本草语录】

"主心腹内痛……女子下血,安胎。"——《神农本草经》

"疗吐血衄血,血淋尿血,肠风下痢。女人血痛血枯,经水不调,无子,崩中带下,胎前产后诸疾……虚劳咳嗽喘急,肺痿唾脓血……和血滋阴,除风润燥,化痰清肺,利小便,调大肠。"——《本草纲目》

功效主治

本品补血,止血,滋阴润燥。主要适用于如下病证:

血虚证
常与当归、熟地黄、白芍等同用。

虚劳出血
针对虚劳引起的咯血、吐血、便血、尿血、崩漏等证候,可以本品配伍止血药应用。

心肾阴虚
症见失眠、心烦等,常与黄连、生地黄、白芍等同用。

阴虚肺燥
症见干咳无痰或痰中带血,常与沙参、麦冬、枇杷叶等同用。

热病伤阴,筋失滋养
症见肢挛抽搐等,常与牡蛎、钩藤等同用。

现代研究

阿胶主要含有胶原及部分水解产生的赖氨酸、精氨酸、组氨酸等多种氨基酸,并含钙、硫等。具有以下方面的生理作用:

❶ 促进凝血,有止血作用。

❷ 促进体内红细胞和血红蛋白的生成,生血作用优于铁剂。

❸ 对抗病理性血管通透性增加,维持有效循环血量。

❹ 预防和治疗进行性肌营养障碍。

❺ 抗氧化、抗疲劳、耐寒冷、抗辐射损伤。

⑥增强机体免疫功能，可使肿瘤生长减慢，症状改善，延长寿命。
⑦升压，抗休克。
⑧改善体内钙的平衡，促进钙的吸收和钙在体内的存留。

选购要点

以色乌黑、光亮透明、轻拍则断裂、无腥臭气味者为佳。

阿胶在市场上售价不低，因而假货比较多。从以下五个方面可识别阿胶的真假：①色泽：真品色黑如漆，略透光如琥珀，假品色泽灰暗，呈油墨黑；②断面：真品断面光滑、半透明、有光泽，假品不易折断，即使折断，断面也暗淡无光；③硬度：真品胶块硬度适中，在常温条件下不发软，假品掷地有声，用掌下压容易变形；④渣质：真品经烊化后，一般没渣，假品则不易烊化，且多渣；⑤气味：真品微有腥味，敲碎后有胶香味，假品则有一股难闻的臭味。

贮藏方法

置于阴凉干燥处，密闭保存。

用法用量

烊化兑服，3～9克。用开水或料酒化服，入汤剂应烊化冲服。止血常用阿胶珠（本品与蒲黄或蛤粉炒制而成）。

注意事项

1. 阿胶性黏腻，有碍消化，胃弱、消化不良、痰湿呕吐、泄泻者忌服。
2. 黄明胶为牛皮熬制而成，功似阿胶，但偏于止血。

疗疾验方

治疗肺风喘促
将阿胶切小，炒过，加紫苏、乌梅肉（焙、研）各等分，水煎服。（《本草纲目》）

治疗咳嗽日久不愈
阿胶饮：阿胶（炙）30克，人参60克，共研末，每用8克，用豉汤加葱白同煎，在咳嗽发作时温服。（《圣济总录》）

治疗老人体虚便秘
胶蜜汤：阿胶（炒）6克，连根葱白3片，蜜2匙。先煎葱白，去葱白，加阿胶、蜜，食前服。（《仁斋直指方》）

 保健药膳

阿胶羊腰粥

配方：阿胶10克，羊腰1个，大米100克，料酒6克，白糖15克。

制作：❶将阿胶上笼蒸化；羊腰洗净，切成腰花；大米淘洗干净。
❷将大米、阿胶、羊腰花、料酒同放炖锅内，加水1200毫升，置武火上烧沸，再用文火炖煮35分钟，加入白糖即成。
功效：滋肾，补血。适用于类脂质肾炎患者食用。

阿胶补血膏

配方：阿胶（捣碎）250克，黑芝麻（炒、研粉）、胡桃肉（炒、研末）、冰糖各50克，料酒500毫升。

制作：阿胶放入料酒中，浸24小时后放入瓷锅内，入黑芝麻粉、胡桃肉末、冰糖并加水100毫升，隔水炖2小时，边炖边搅拌。

功效：治疗血虚、面色萎黄，也用于日常养颜美容。

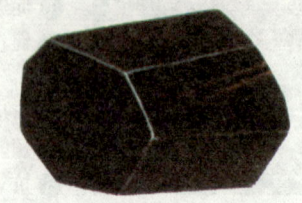

熟地

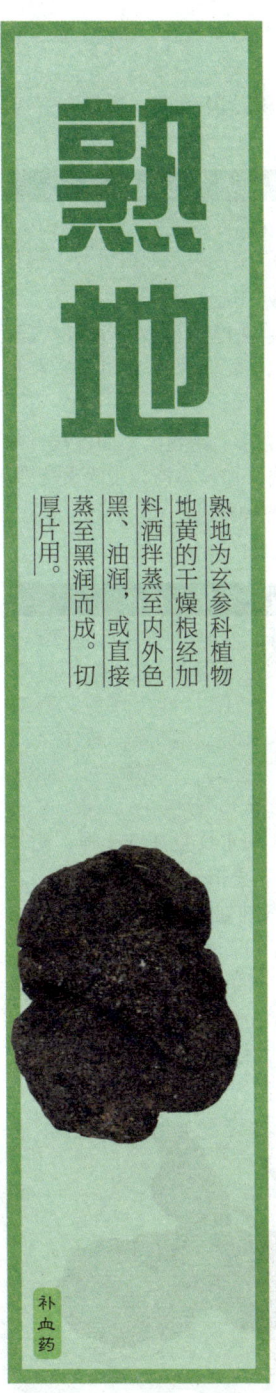

熟地为玄参科植物地黄的干燥根经加料酒拌蒸至内外色黑、油润，或直接蒸至黑润而成。切厚片用。

补血药

【产地溯源】
主产于河南、河北、内蒙古及东北等地，全国多数地区均有栽培。

【性味归经】
味甘，性微温。归肝、肾经。

【本草语录】
"补血气，滋肾水，益真阴。"——《珍珠囊》

功效主治

本品补血滋阴，益精填髓。主要适用于如下病证：

血虚证
症见眩晕，心悸，失眠，月经不调等。可与当归、川芎等合用。

肝肾阴虚证
症见潮热，盗汗，耳鸣，遗精等。可与山茱萸、山药等合用。

肾精亏虚证
治小儿发育迟缓，可与鹿茸等品同用；用于成人早衰诸证，可与何首乌、肉苁蓉、补骨脂等品同用。

现代研究

本品含梓醇、地黄素、甘露醇、维生素 A 类物质、糖类及氨基酸等成分。具有以下方面的生理作用：
1. 强心，利尿，降血糖。
2. 缩短凝血时间，止血。
3. 增强免疫功能。
4. 熟地及其制剂现代还用于治疗高血压、脊髓炎、老年便秘、阳痿、斑秃等症。

选购要点

以质柔软、内外皆呈漆黑色、断面滋润、黏性大、有甜味者为佳。

贮藏方法

置通风干燥处，防潮，防蛀。

用法用量

煎服，9～15克，大剂量可至30克；亦入丸、散；或浸酒。

注意事项
本品性质滋腻，有碍运化，凡湿滞脾胃，脘腹胀满，食少便溏者慎用。

疗疾验方

治疗潮热盗汗
熟地12克，龟板12克，知母9克，黄刺皮4.5克。水煎服。（中医验方）

治疗血虚血滞诸证
四物汤：熟地、当归、川芎、白芍各等分，研为粗末，每用9克，水煎服。适应证：月经不调，脐腹作痛，崩漏，头昏心悸等。（《太平惠民和剂局方》）

治疗气血虚弱型痛经
生姜150克，熟地240克。将上药焙干，共研为细末，每次6克，乌梅汤送下，每日2次，连服3～5日。（中医验方）

治疗夜盲症
羊肝500克，熟地60克，枸杞子30克。上3物共捣烂为丸。每日3次，每次9～15克，空腹时温开水送下。（中医验方）

治疗病后虚汗（口干心躁）
熟地150克，加水3碗，煎取一碗半，分3次服，1日服完。（《本草纲目》）

 ## 保健药膳

茯苓熟地炖乌鸡

配方：茯苓20克，熟地20克，山药20克，山茱萸15克，牡丹皮9克，泽泻15克，知母（盐水炒）15克，黄柏（盐水炒）15克，乌鸡1只（750克），料酒10克，盐5克，味精3克，胡椒粉3克，姜5克，葱10克，上汤2800毫升。

制作：❶将以上药物洗净，装入纱布袋内，扎紧口。

❷将乌鸡宰杀后，去毛桩、内脏及爪；姜拍松，葱切段。

❸将药袋、乌鸡、姜、葱、料酒放入炖锅内，加入上汤，置武火上烧沸，再用文火炖煮35分钟，加入盐、味精、胡椒粉即成。

功效：滋肾阴，泻相火，适用于不射精症。

熟地党参炖鲍鱼

配方：熟地10克，党参12克，鲍鱼50克，菜胆100克，鸡汤100毫升，盐5克，味精3克。

制作：❶熟地洗净切薄片，党参切段，鲍鱼切薄片，菜胆洗净、切5厘米长的节。

❷把熟地、党参、鲍鱼、菜胆、盐、味精放入炖锅内，加入鸡汤，用武火烧沸，文火炖煮25分钟即成。

功效：滋阴补血。

附子熟地狗肉汤

配方：附片10克，熟地30克，山药30克，山茱萸30克，泽泻20克，茯苓20克，牡丹皮20克，桂枝10克，狗肉500克，料酒10克，姜5克，葱10克，芫荽末15克，盐5克，味精3克，胡椒粉3克，上汤2800毫升。

制作：❶狗肉用水反复冲洗干净，附片用水煮1小时，姜拍松，葱切段。

❷将狗肉放入炖锅内；再将中药用纱布袋装好，扎紧口，也放入锅内。加入上汤、姜、葱、料酒，置武火上烧沸，再用文火炖煮50分钟，去掉药包，加入盐、味精、芫荽、胡椒粉即成。

功效：温补肾阳。

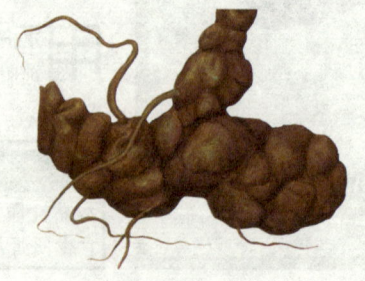

白芍

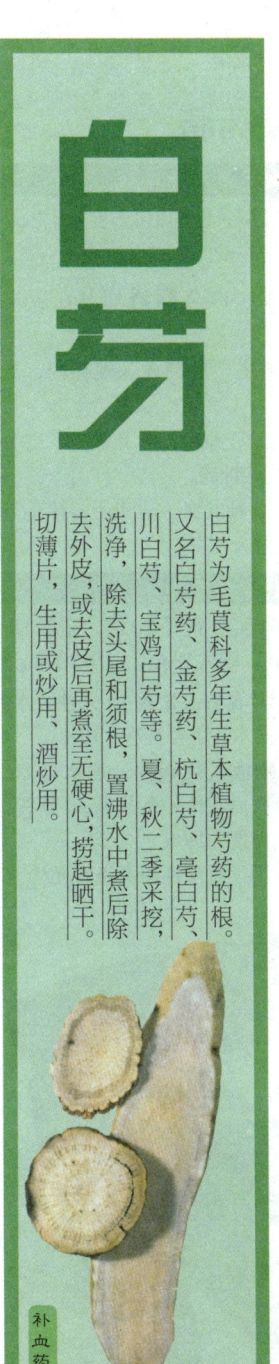

白芍为毛茛科多年生草本植物芍药的根。又名白芍药、金芍药、杭白芍、亳白芍、川白芍、宝鸡白芍等。夏、秋二季采挖，置沸水中煮后除洗净，除去头尾和须根，去外皮，或去皮后再煮至无硬心，捞起晒干。切薄片，生用或炒用、酒炒用。

补血药

【产地溯源】
主产于浙江、四川、安徽等地。

【性味归经】
味苦、酸，性微寒。归肝、脾经。

【本草语录】
"主邪气腹痛，除血痹……止痛。"——《神农本草经》

"治风，补劳，主女人一切病，并产前后诸疾，通月水，退热，除烦，益气，治天行热疾，瘟瘴，惊狂，妇人血运，及肠风，泻血，痔瘘。"——《日华子本草》

"益女子血。"——《新修本草》

"补血，泻肝，敛阴。"——《本草备要》

"赤芍与白芍主治略同。但白则有敛阴益营之力，赤则只有散邪行血之意；白则能于土中泻木，赤则能于血中活滞。"——《本草求真》

功效主治

本品养血调经，平肝止痛，敛阴止汗。主要适用于如下病证：

阴血不足
症见眩晕、耳鸣及妇女月经不调、崩漏等症，常与当归、熟地、川芎等同用。

外感风寒、营卫不和
症见表虚汗出而恶风，常与桂枝同用。

肝气不和
症见胸胁、脘腹疼痛以及四肢拘挛疼痛等。胸胁痛配伍柴胡、香附、川芎等；脘腹痛及四肢拘挛疼痛配伍甘草。

自汗、盗汗
治疗自汗、盗汗，常与龙骨、牡蛎等同用。

现代研究

白芍的化学成分有芍药苷、氧化芍药苷、苯甲酰芍药苷、左旋儿茶精及挥发油等。具有以下方面的生理作用：

❶ 对胃肠道平滑肌和子宫平滑肌有抑制作用，缓解痉挛。

❷ 对中枢神经系统有抑制作用，能镇静、镇痛、抗炎。

❸ 抑制胃液分泌，治疗胃肠痉挛疼痛。

❹ 对某些细菌和致病真菌有抑制作用。

❺ 保肝，对急性肝损伤有预防或逆转作用。

❻ 与甘草合用，对治疗腓肠肌痉挛、三叉神经痛、习惯性便秘等症有良效。

选购要点
以质坚实、条粗长、均直、粉性足、皮色整洁、无白心、无裂隙者为佳。

贮藏方法
贮于有盖容器内，置于阴凉干燥处，防霉，防蛀。

用法用量
煎服，6~15克；大剂量15~30克。用作养血、调经时，多炒用或酒炒用；用作平肝、敛阴时，多生用。

注意事项
1. 白芍反藜芦。
2. 阳衰虚寒之证不宜单独应用；痰湿内盛者也不宜用，以防恋邪助湿。
3. 本品与赤芍一补一泻、一收一散，在功效和主治病证等方面都有不同，应注意区别运用。

疗疾验方

治疗妇女妊娠腹痛
当归芍药散：当归90克，白芍500克，茯苓120克，泽泻250克，川芎90克。共为散，每用2克，用酒和服。可用于因血虚、瘀血引起的各种腹痛。(《金匮要略》)

治疗腹内积聚，大小便不通
神明度命丸：大黄、白芍各60克。研末，炼蜜为丸，如梧桐子大。每服4丸，每日3次。(《备急千金要方》)。

治疗牙痛、头痛、痉挛性腹痛
白芍、甘草各15克，蒲公英30克，细辛3克。每日1剂，水煎服。(中医验方)

治疗习惯性便秘
生白芍24~40克，生甘草10~15克。水煎服，每日1剂。(中医验方)

保健药膳

人参白芍麦冬饮
配方：人参10克，白芍9克，麦冬9克，白糖10克。

制作：❶ 人参、白芍润透切片，麦冬去心。
❷ 把人参、麦冬、白芍放入炖杯内，加清水300毫升。
❸ 把炖杯置武火上烧沸，再用文火煮25分钟，加入白糖搅匀即成。

功效：益肾阴，补气血。适用于心律不齐属肾阴虚者饮用。

白芍饮
配方：白芍15克，茯苓20克，白术15克，生姜10克，附片15克，红糖20克。

制作：❶ 将附片炙好，先煮30分钟去水；白芍、茯苓、白术、生姜洗净，切片。
❷ 将以上药物放入炖锅内，加水适量，置武火上烧沸，再用文火煎煮30分钟，去渣，加入红糖搅匀即成。

功效：消炎止泻。对慢性肠炎患者尤佳。

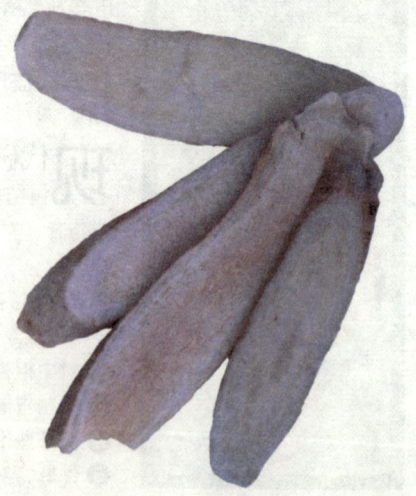

补阳药

补阳药,多数为温性,少数为热、微温或平性。药味以甘为主。除仙茅有小毒外,补阳药皆是无毒之品。适用于肾阳虚的怯寒肢冷,腰膝酸软,性欲淡漠,阳痿早泄,宫冷不孕,尿频遗尿;肾阳虚而精髓不足的眩晕耳鸣,须发早白,筋骨痿软,小儿发育不良,囟门不合,齿迟行迟;肾阳虚而气化不行的水肿;肾阳虚纳气无力的呼多吸少,咳嗽喘促;肾阳虚,脾失温运的腹部冷痛,黎明泄泻;肾阳虚,冲任失固的崩漏不止,带下清稀以及心肾阳虚的心悸、脉微等。

鹿茸

鹿茸是脊椎动物鹿科梅花鹿或马鹿等雄鹿头上尚无骨化而带茸毛的幼角,前者习称「花鹿茸」,后者习称「马鹿茸」。夏、秋二季锯取鹿茸,经加工后,阴干或烘干。使用时,燎去毛,刮净,横切薄片,或劈成碎块,研细粉用。

补阳药

【产地溯源】
花鹿茸主产于吉林、辽宁、黑龙江、内蒙古等地;马鹿茸主产于新疆、内蒙古及青海等地。

【性味归经】
味甘、咸,性温。归肝、肾经。

【本草语录】
"生精补髓,养血益阳,强筋健骨。治一切虚损。"——《本草纲目》

"疗虚劳……羸瘦,四肢酸疼,腰脊痛,小便利。"——《名医别录》

"鹿茸补精填髓之功效虽甚伟大,然服食不善,往往发生吐血、衄血、尿血、目赤头晕、中风昏厥等症。"——《鹿茸通考》

功效主治

本品壮肾阳,益精血,强筋骨,调冲任。主要适用于如下病证:

肾阳不足,精血亏虚
症见阳痿早泄、宫冷不孕、遗尿等,常与山茱萸、巴戟天、补骨脂等同用。

冲任虚寒,带脉不固
症见妇女崩漏、带下等,常与当归、熟地、阿胶、乌贼骨等同用。

小儿先天不足,精血亏虚
症见发育不良、骨软行迟、齿迟、颅囟过期不合等,常与山茱萸、菟丝子、肉苁蓉、巴戟天等同用。

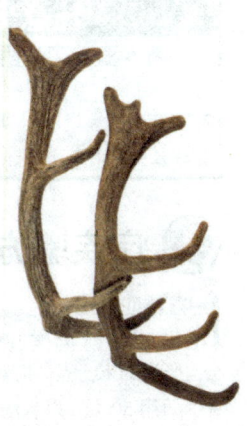

现代研究

本品含激素、极少量的女性卵泡激素、胶质、蛋白质以及钙、磷、镁等矿物质。具有以下方面的生理作用：

❶ 含鹿茸精，系雄性激素及少量女性卵泡激素，促进发育，促进性功能。

❷ 有强壮作用，能改善能量代谢，提高机体工作能力，减轻疲劳。

❸ 改善睡眠和食欲，增强胃肠的蠕动和分泌功能。

❹ 增加肾脏利尿机能。

❺ 对长期不易愈合和一时新生不良的溃疡和疮口，能增强再生能力，促进骨折的愈合。

❻ 提高子宫张力，增强其节律性收缩。

❼ 增强造血功能，抗衰老。

选购要点

以粗壮、主枝圆、顶端丰满、质嫩、毛细、皮色红棕（花鹿茸）或灰褐（马鹿茸）、油润光泽、下部无棱线者为佳。

贮藏方法

置通风干燥处，防潮、防霉、防蛀。

用法用量

研细末，每日3次分服，1～2克。如入丸、散剂，随方配制。

注意事项

1. 本品性温助阳，阴虚阳亢及有热者忌用。
2. 不宜一次大量使用或连续大量使用，否则易引发鼻出血、头昏等不良反应。

疗疾验方

治疗精血耗竭

黑丸：鹿茸（酒浸）、当归（酒浸）各等分，研为细末，煮乌梅膏子为丸，如梧桐子大。每用50丸，以米汤送下。（《济生方》）

治疗尿血

鹿茸散：鹿茸（炙）、当归、干地黄各60克，冬葵子50克，蒲黄50克，共研为细末。每次用酒送服2克，每日3次。（《古今录验方》）

保健药膳

鹿茸扒猴头蘑

配方： 鹿茸粉6克，水发猴头蘑250克，火腿、冬笋各50克，植物油75克，盐2克，料酒10克，花椒水10克，鸡汤300毫升，味精3克，葱10克，湿淀粉5克。

制作： ❶ 将水发猴头蘑用水洗净，切成厚长片，正面向下，码在盘内；火腿、冬笋切成小片；葱切段、姜切块。

❷ 炒锅内放植物油，烧热后，用姜、葱炝锅，加鸡汤、精盐、味精、冬笋、火腿片；再把猴头蘑、鹿茸粉放入锅内，用盖盖严，移在文火上煨10分钟，再用中火，加葱、姜，用湿淀粉勾芡，淋上明油，翻匀即成。

功效： 壮元阳，补血气，益精髓，强筋骨。适用于肾阳虚之阳痿，滑精，腰膝酸冷，虚寒带下，耳鸣，眩晕等症。

鹿茸炖黄雄鸡

配方： 鹿茸10克，黄雄鸡1只（1500克），料酒10克，姜5克，葱10克，盐5克，味精3克，胡椒粉3克，上汤3000毫升。

制作： ❶ 将鹿茸烘干，研成细粉；黄雄鸡宰杀后，去毛桩、内脏及爪；姜拍松，葱切段。

❷ 将鹿茸粉、鸡、姜、葱、料酒、上汤同放炖锅内，置武火上烧沸，再用文火炖煮45分钟，加入盐、味精、胡椒粉即成。

功效： 补肾壮阳，填精补髓。适用于肾阳虚导致的精冷、精少、精稀等症。

巴戟天

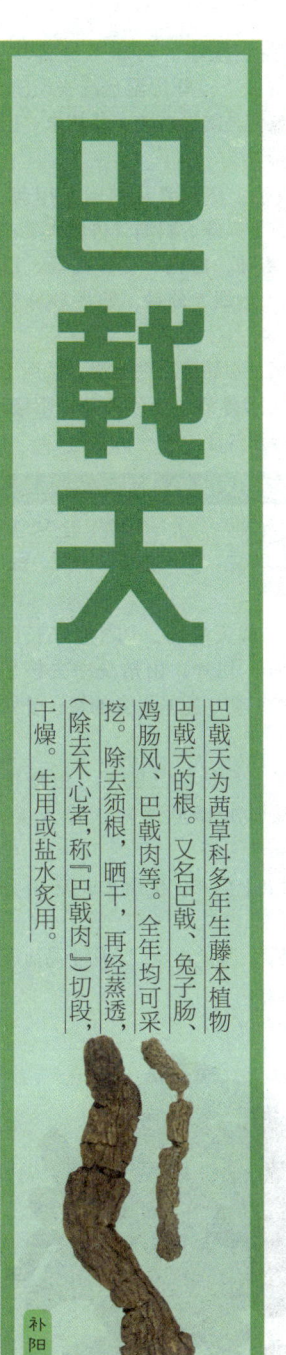

巴戟天为茜草科多年生藤本植物巴戟天的根。又名巴戟、兔子肠、鸡肠风、巴戟肉等。全年均可采挖。除去须根，晒干，再经蒸透（除去木心者，称"巴戟肉"）切段，干燥。生用或盐水炙用。

补阳药

【产地溯源】
主产于广东、广西、福建、江西、四川等地。

【性味归经】
味甘、辛，性微温。归肾、肝经。

【本草语录】
"主大风邪气，阳痿不起，强筋骨。"——《神农本草经》

"补肾……益精，治五劳七伤。辛温散风湿。"——《本草备要》

功效主治
本品补肾阳，强筋骨，祛风湿。主要适用于如下病证：

肾阳虚弱
症见男子阳痿、遗精、早泄，女子宫冷不孕、月经不调等。多与熟地、淫羊藿、肉苁蓉、仙茅、枸杞子等同用。

肝肾不足
症见筋骨痿软，腰膝冷痛，或风湿久痹，步履艰难。多与杜仲、萆薢等同用。

现代研究
本品主要含糖类、黄酮、氨基酸、有机酸、强心苷、维生素C，以及铁、锌、钾、钙等矿物质成分。具有以下方面的生理作用：
1. 增强体力，促进生长发育。
2. 具有类皮质激素作用。
3. 降低血压。
4. 升高白细胞数。
5. 其乙醇浸液在试管内有抑制枯草杆菌的作用，乙醇提取物在体内有抑制乙肝病毒等作用。

选购要点
以条大肥壮、呈链球状、肉厚色紫、木质心细者为佳。常见的巴戟天伪品，其肉薄，刮去外表皮后呈棕褐色、黄棕色，木质心细小而坚韧。

贮藏方法
置于通风干燥处，防潮，防蛀。

用法用量
煎服，3～9克；或入丸剂、浸酒。

注意事项

脾虚泄泻、实热便秘者忌用。

疗疾验方

治疗肾虚阳痿

巴戟天、怀牛膝各30克,酒500毫升。浸7天后取饮,每次饮10～20毫升,每日2次。如加入菟丝子25克,效果更佳。(中医验方)

治疗寒冷腹痛、小儿遗尿等

巴戟天15克,鸡肠2～3副。将鸡肠剪开,洗净,与巴戟天一同加清水2碗,煎至1碗。用食盐少许调味。饮汤食鸡肠。(中医验方)

保健药膳

巴戟烧猪蹄筋

配方:巴戟天15克,猪蹄筋(油发)300克,料酒10克,姜5克,葱10克,盐3克,鸡精3克,白糖15克,酱油10克,植物油45克。

制作:❶将巴戟天去内梗,切3厘米长的段;油发蹄筋用清水漂干净,切3厘米长的段;姜切片,葱切段。

❷将炒锅置武火上烧热,加入植物油,烧六成热时,下入姜、葱、白糖、酱油,炒成酱红色,下入蹄筋、巴戟天、料酒,加水300毫升,烧熟,加入盐、鸡精即成。

功效:补肾阳,强筋骨。适用于腰膝疼痛,全身乏力,四肢麻痹,骨折,骨质疏松等症。

巴戟烧虾

配方:巴戟天10克,鲜茭白250克,虾5克,植物油50克,酱油2克,味精3克,料酒10克,白糖2克,盐1克,葱4克,姜4克,蒜4克,鸡汤150毫升。

制作:❶将茭白洗净,切成木梳背块,放入开水里焯一下;虾用温水洗去泥沙,控干水分;葱切马蹄形;姜、蒜切末;巴戟天打成细粉。

❷炒锅内放油,烧至六成热时,用葱、姜、蒜炝锅,下入虾、料酒,再放入茭白煸炒,添入酱油、白糖、盐、高汤、巴戟粉,在文火上煨5分钟,熟后放味精即成。

功效:补肾阳,强筋骨,祛风湿。适用于腰膝酸软,关节疼痛,小便失禁,阳痿,遗精,风寒湿痹等症。

巴戟天冬炖瘦肉

配方:巴戟天10克,天冬10克,山楂10克,猪瘦肉200克,姜5克,葱10克,盐5克。

制作:❶把巴戟天洗净,切3厘米长的段;天冬洗净,切片;山楂洗净去核切片;瘦肉洗净,切3厘米见方的块;姜切片,葱切段。

❷把猪瘦肉、天冬、巴戟天、山楂同放炖锅内,加水1500毫升,放入姜、葱、盐。

❸将锅置武火上烧沸,再用文火炖50分钟即成。

功效:滋阴补肾,降低血压。适用于高血压属阴阳两虚者。

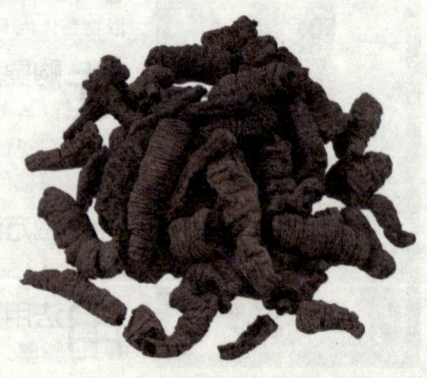

第四章 补虚健体药

冬虫夏草

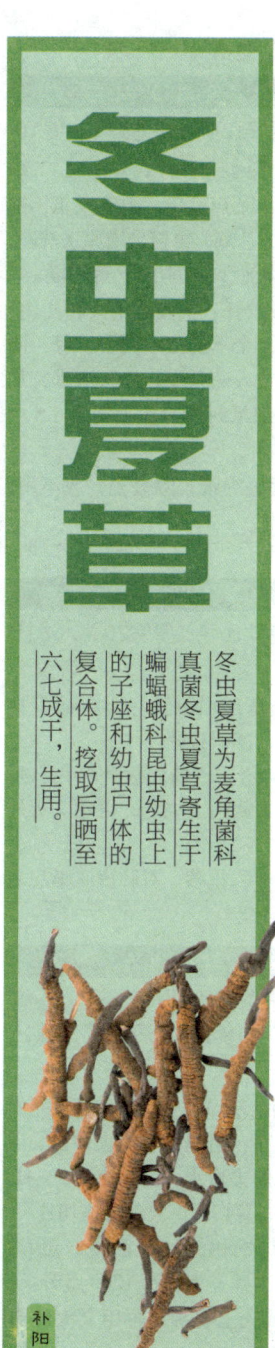

冬虫夏草为麦角菌科真菌冬虫夏草寄生于蝙蝠蛾科昆虫幼虫上的子座和幼虫尸体的复合体。挖取后晒至六七成干，生用。

补阳药

【产地溯源】
主产于四川、西藏、青海、云南等地。

【性味归经】
味甘，性平。归肺、肾经。

【本草语录】
"保肺益肾，止血化痰，已劳嗽。"——《本草从新》
"秘精益气，专补命门。"——《药性考》

功效主治
本品益肾壮阳，补肺平喘，止血化痰。主要适用于如下病证：

肾阳虚
症见腰膝酸痛，阳痿遗精。单用浸酒服，或与淫羊藿、巴戟天、菟丝子等同用。

肺虚或肺肾两虚
症见劳嗽痰血者，多与北沙参、川贝母、阿胶等同用。
症见喘咳气短者，多与人参、蛤蚧、胡桃肉等同用。

病后体虚，易感外邪
症见体虚自汗，倦怠乏力等，可用本品同鸭、鸡、猪肉等炖服，或作散剂常服。

现代研究
本品含蛋白质、多种氨基酸、糖类、醇类、核苷类、维生素、有机酸、矿物质以及其他成分。具有以下方面的生理作用：
❶ 扩张支气管，平喘祛痰。
❷ 对性功能紊乱有调节恢复作用。
❸ 改善肾衰患者的肾功能状态，促进肾小管的再生修复；具有一定的免疫抑制作用，可减轻肾移植的排斥反应。
❹ 降血压，降血脂，抑制血栓形成。
❺ 镇静，可拮抗药物引起的中枢兴奋作用。
❻ 减慢心律，降低心肌耗氧量，抗心律失常及抗心肌缺血、缺氧。

选购要点
以虫体饱满肥大、完整、坚实、色黄、断面充实、类白色，菌座（子座）短壮，气香浓郁者为佳。市面上常有伪虫草，通常是用淀粉伪造成虫草模样，涂以颜色，但其质硬脆，断面有淀粉质，加碘后变蓝。

贮藏方法

密闭封藏，防潮，防蛀。

用法用量

本品一般用于调补，与鸡、鸭、猪肉等炖服效果好，也可配入煎剂内，或研末配合其他煎剂送服，或配于丸散剂内。如用于炖服或入煎剂，用3～9克，研末吞服，每次2～3克。

注意事项

冬虫夏草为平补之品，对各种虚证需久服才有效果。

疗疾验方

治疗病后虚损不复

虫草鸭：冬虫夏草3～5枚，老雄鸭1只，去肚杂，劈开鸭头，把药置于内，用线扎好，加酱油、酒等蒸烂服用。（《本草纲目拾遗》）

治疗肾阳不足，阳痿遗精，腰膝酸痛

单用冬虫夏草适量，浸酒服。（中医验方）

治疗慢性肾功能衰竭

冬虫夏草5克，每日煎汤连渣服。（中医验方）

保健药膳

冬虫夏草蒸鹌鹑

配方：冬虫夏草10克，鹌鹑2只，料酒10克，姜5克，葱10克，盐3克，鸡精2克，鸡油35克。

制作：❶ 将冬虫夏草用酒浸泡，洗去泥沙；鹌鹑宰杀后去毛桩、内脏及爪；姜切片，葱切段。

❷ 在鹌鹑身上抹上盐、鸡精、姜、葱、料酒，腌渍30分钟后，除去姜、葱，把鹌鹑放入蒸盘内，在鹌鹑身上放虫草，置武火上蒸20分钟即成。

功效：补虚损，益精气。

虫草全鸭汤

配方：冬虫夏草20克，鸭1只，姜10克，葱20克，料酒20克。

制作：❶ 将鸭宰杀后去毛、内脏及爪，洗净后在沸水内焯片刻，再捞出用凉水洗净；虫草用白酒洗净泥沙；姜切片，葱切段。

❷ 将鸭头顺颈劈开，把虫草纳入鸭头内，再用棉线扎紧，余下的虫草同姜、葱一同放入鸭腹内，放入蒸盆中，注入清水，加入料酒，用湿绵纸封严口，上笼蒸1.5小时即成。

❸ 出笼后，揭去绵纸，除去姜、葱不用，均可食用。

功效：滋补肺肾。

虫草炖雪蛤

配方：冬虫夏草10克，雪蛤20克，冰糖20克。

制作：❶ 将虫草用白酒洗净，雪蛤发透去黑子、筋膜，冰糖打碎。

❷ 将虫草、雪蛤、冰糖同放炖杯内，加水300毫升，置武火上烧沸，再用文火炖30分钟即成。

功效：滋阴补肺，止咳。对肺虚咳嗽患者尤佳。

山楂虫草鸽肉汤

配方：山楂15克，冬虫夏草10克，白鸽4只（200克），姜5克，葱10克，蒜15克，盐5克。

制作：❶ 把山楂洗净，去核，切片；虫草用酒浸泡，洗净；白鸽宰杀后去内脏、毛及爪，用沸水焯去血水，沥干水分，一切两半；姜切片，葱切段，大蒜去皮切片。

❷ 把鸽肉放炖锅内，加入山楂、虫草、姜、葱、盐、大蒜，加清水1200毫升。

❸ 把炖锅置武火上烧沸，再用文火炖50分钟即成。

功效：补肾阳，降血压。

杜仲

杜仲为杜仲科落叶乔木植物杜仲的树皮。又名玉丝皮、丝棉皮、扯丝皮、丝连皮、丝棘树皮等。4~6月剥取，刮去粗皮，堆置发汗，直至内皮呈紫褐色，晒干。切块或丝，生用或盐水炙用。

补阳药

【产地溯源】

主产于四川、贵州、云南、陕西、河南、湖北、江西、甘肃、湖南等地。

【性味归经】

味甘，性温。归肝、肾经。

【本草语录】

"（主）腰膝痛，补中益精气，坚筋骨，强志，除阴下痒湿，小便余沥，久服轻身耐老。"——《本草纲目》

"治脚中酸疼，不欲践地。"——《名医别录》

"治腰膝酸痛……胎漏、胎坠。"——《本草备要》

"止小水梦遗，暖子宫，安胎气。"——《景岳全书·本草正》

功效主治

本品补肝肾，强筋骨，安胎。主要适用于如下病证：

肝肾不足

症见腰膝酸痛、眩晕、阳痿、遗精、尿频等，常与续断、菟丝子、枸杞子、山茱萸等同用。

肾虚胎元不固

症见妊娠腰酸漏红、胎动不安等，常与续断、桑寄生、菟丝子、阿胶、白术等同用。

现代研究

本品含杜仲胶、树脂、生物碱、有机酸等成分。具有以下方面的生理作用：

❶ 有缓和而持久的降血压作用，但重复给药，易产生耐受性。

❷ 具有性激素和促性激素样作用，促性腺发育。

❸ 抑制胆固醇的吸收。

❹ 强心，增强耐缺氧能力。

❺ 镇静、镇痛。

❻ 增强垂体－肾上腺皮质功能，增强机体免疫力。

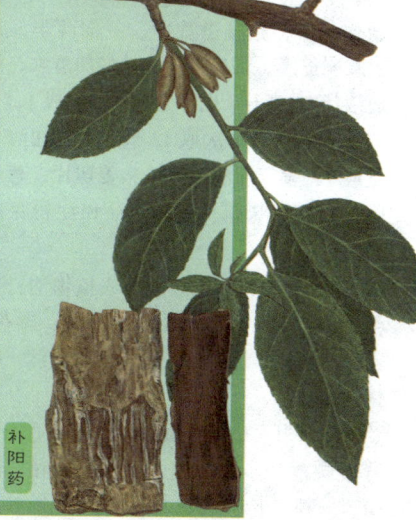

选购要点

以皮厚、内表面色暗紫而光滑、折断时白丝多而不易断者为佳。杜仲之伪品丝棉木，其内表面呈黄白色，有细纵纹，断面胶丝少而易断。

贮藏方法

贮于有盖容器内，防潮，防蛀。

用法用量

煎服，6～9克。生用或盐水炒用。盐水炙后，有效成分更易溶出，疗效较生用为佳。

注意事项

杜仲为温补之品，阴虚火旺者不宜用。

疗疾验方

治疗坐骨神经痛

杜仲30克，猪腰子（猪肾）1对。加水煎沸后再煮半小时，去杜仲，吃猪腰并喝汤。每日1剂，一般连用7～10剂。（中医验方）

治疗牛皮癣

生杜仲、生百部各100克，樟脑粉10克。用60度以上的白酒400毫升密闭浸泡7日，每日摇动1～2次。早晚清水洗患处后涂搽。（中医验方）

治疗肾虚腰痛

杜仲15克，核桃仁12克，补骨脂12克。水煎服。（中医验方）

治疗小儿麻痹后遗症

杜仲45克，猪脚1只，文火熬。每日服2次。（中医验方）

治疗产后诸疾及胎体不安

杜仲去皮，置瓦上用火焙干，捣为末，煮枣肉调末为丸，如弹子大。每次服1丸，糯米汤送下。每日服2次。（《本草纲目》）

保健药膳

杜仲核桃煲兔肉

配方：杜仲10克，核桃仁30克，兔肉200克，西芹50克，植物油35克，姜5克，葱10克，盐5克，鸡汤400毫升。

制作：❶把杜仲烘干，打成细粉；兔肉洗净，切成3厘米见方的块；西芹切4厘米的段；姜切片，葱切段。

❷把炒锅置武火上烧热，放入植物油，六成热时，下入姜、葱炒香，放入兔肉、核桃仁、杜仲粉、西芹、盐炒匀，加入鸡汤，用武火烧沸，再用文火煲35分钟即成。

功效：补肝肾，益气血，降血压。

杜仲腰花

配方：杜仲20克，猪腰子250克，料酒10克，姜5克，葱10克，盐5克，味精3克，酱油10克，醋2克，水淀粉20克，大蒜10克，白糖3克，花椒3克，植物油35克。

制作：❶将猪腰子洗净，一剖两半，片去腰臊筋膜，切成腰花；杜仲加清水，熬成浓汁50毫升（也可先将杜仲制成1∶1浓度的药液，每次取12毫升，再加清水兑成）；姜、葱洗净泥沙，姜切片，葱切段；白糖、味精、醋、酱油和淀粉兑成滋汁。

❷将锅置武火上烧热，加入植物油，烧至六成热时，放入花椒、姜、葱、腰花、药汁、料酒，迅速翻炒，再放入滋汁，颠锅即成。

功效：补肝肾，健筋骨，降血压。适用于肾虚腰痛，步履不坚，阳痿，遗精，眩晕，尿频，老年耳聋，高血压等症。

杜仲烧蹄筋

配方： 杜仲20克，猪蹄筋（油发）300克，料酒10克，姜5克，葱10克，盐3克，鸡精3克，白糖15克，酱油10克，植物油45克，清汤200毫升。

制作： ❶ 将杜仲碾成细粉；猪蹄筋用油发好后，用清水漂洗干净，切3厘米长的段；姜切片，葱切段。
❷ 将炒锅置武火上烧热，加入植物油，烧至六成热时，下入姜、葱爆香，再加入白糖、酱油，炒成枣红色，下入猪蹄筋、杜仲粉、清汤、烧熟，再加入盐、鸡精即成。

功效： 补肝肾，强筋骨。

杜仲煮冬瓜

配方： 杜仲25克，冬瓜300克，料酒10克，姜5克，葱10克，盐2克，鸡精2克，鸡油25克。

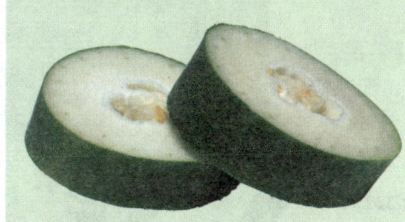

制作： ❶ 将杜仲除去粗皮，润透，切丝，用盐水炒焦；冬瓜去皮，洗净，切2厘米宽4厘米长的块；姜拍松，葱切段。
❷ 将杜仲、冬瓜、料酒、姜、葱同放炖锅内，加水1800毫升，置武火上烧沸，再用文火煮35分钟，加入盐、鸡精、鸡油即成。

功效： 补肝肾，利尿化痰，降低血压。适用于慢性肾炎，小便不利，高血压等症。

杜仲羊骨粥

配方： 羊骨1节，杜仲10克，粳米50克，陈皮6克，草果2枚，姜30克，盐少许。

制作： ❶ 羊骨洗净锤破；粳米淘洗干净；杜仲打成粉。
❷ 羊骨、杜仲粉、姜、盐、草果、陈皮放入锅内，加清水适量，用武火烧沸后，转用文火煮至汤浓，捞出羊骨、草果、陈皮，留汤汁（撇去浮油）。
❸ 另起锅，放粳米、羊骨汤（1000毫升），用武火烧沸后，再用文火煮至米烂粥成即可。

功效： 健骨强腰。

杜仲丹参酒

配方： 杜仲30克，丹参30克，川芎20克，米酒750毫升。

制作： ❶ 将杜仲、丹参、川芎一同捣碎，装入纱布袋内，扎紧袋口。
❷ 将布袋放入干净的器皿中，倒入米酒浸泡，密封。
❸ 5日后开启，去掉药袋，过滤装瓶，温热随量服用，不限时。

功效： 补肝肾，强筋骨，养血活血，祛风通络。主治肝肾虚损，精血不足，腰腿酸痛，络脉痹阻。

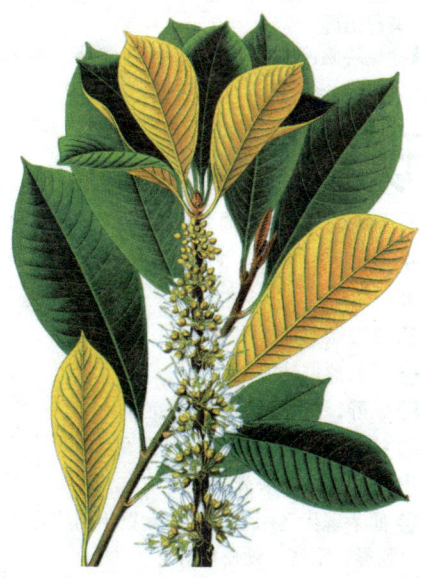

仙茅

仙茅为石蒜科植物仙茅的干燥或新鲜根茎。又名独茅、独脚仙茅、蟠龙草、地棕、茅爪子、婆罗门参等。秋、冬二季采挖,除去根头和须根,洗净,晒干。生用。

补阳药

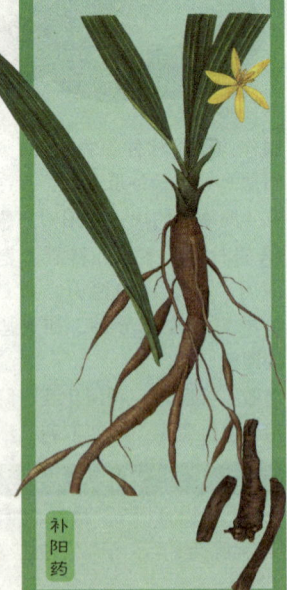

【产地溯源】
主产于四川、云南、贵州,我国南方多数地区亦产。

【性味归经】
味辛,性热;有毒。归肾、肝、脾经。

【本草语录】
"补三焦命门之药也,惟阳弱精寒,禀赋素怯者宜之。若体壮相火炽盛者服之,反能动火。"——《本草纲目》

"主心腹冷气不能食,腰脚风冷挛痹不能行,丈夫虚劳,老人失溺,无子,益阳道。"——《开宝本草》

"主风,补暖腰脚……强筋骨。"——《海药本草》

功效主治

本品补肾阳,强筋骨,祛寒湿。主要适用于如下病证:

肾阳不足,命门火衰
症见阳痿精冷,遗尿,尿频,或老年失溺等。常配淫羊藿、菟丝子等同用。

肝肾亏虚,寒湿久痹
治疗肝肾亏虚,筋骨痿软,步履艰难,配淫羊藿、杜仲、巴戟天等同用;治寒湿痹证,腰膝冷痛,配独活、威灵仙等同用。

脾肾阳虚
症见脘腹冷痛,泄泻等。配补骨脂、白术、肉豆蔻等同用。

现代研究

本品含石蒜碱、丝兰皂苷元、仙茅苷A和仙茅苷B、苔黑酚、葡萄糖苷,以及氮类化合物、甾醇、脂肪类化合物等成分。具有以下方面的生理作用:

❶ 雄性激素样作用。

❷ 增强免疫功能。

❸ 镇静,延长睡眠时间,抗惊厥。

❹ 抗菌、抗炎、抗癌、抗突变等。

❺ 抗高温,耐缺氧。

❻ 仙茅现代还用于治疗妇女更年期综合征、高血压、痈疽肿毒、阳痿、硬皮病等。

选购要点
以身干、粗壮、质硬、色黑者为佳。

贮藏方法
置干燥处,防霉、防蛀。

用法用量
煎服,3～9克;亦可浸酒,入丸、散。外用适量。

注意事项
1. 阴虚火旺者不宜使用。
2. 本品有毒,过量服用可引起全身出冷汗、四肢厥逆、麻木,甚至昏迷等。

疗疾验方

治疗阳痿精寒,腰膝风冷,筋骨痿痹等
仙茅丸:仙茅、苍术各960克,分别放入淘糯米水中浸5天。仙茅取出刮锉、阴干;苍术取出刮皮、焙干。将制过的仙茅、苍术各480克,与枸杞子480克,车前360克,白茯苓(去皮)、茴香(炒)、柏子仁(去壳)各240克,生地(焙)、熟地(焙)各120克一起研细,加酒煮糊做成丸,如梧桐子大。每次服50丸,饭前温酒送服。每日2次。(《本草纲目》)

治疗心肾不足,气逆虚喘
神秘散:仙茅15克(米泔水浸3宿,晒干、炒),阿胶30克,园参0.3克,鸡内金1个,共研为末。每用6克,糯米汤调服。(《三因极一病证方论》)

治疗小儿疳积
土党参12克,仙茅2～4克,猪瘦肉60克。上物加水炖,服汤食肉。(中医验方)

治疗阳痿
仙茅、杏叶防风、淫羊藿根各30克,泡500毫升酒中。每次服药酒15克,每日2次。(中医验方)

保健药膳

仙茅炖童子鸡
配方:仙茅20克,仔公鸡1只(750克),料酒10克,盐5克,味精3克,姜5克,葱10克,胡椒粉3克,上汤2800毫升。

制作:❶ 将仙茅炮制后,放入纱布袋内,扎紧口;鸡宰杀后,去毛桩、内脏及爪;姜拍松,葱切段。

❷ 将药包、鸡、姜、葱、料酒、上汤同放炖锅内,置武火上烧沸,再用文火炖45分钟,加入盐、味精、胡椒粉即成。

功效:益肾,散寒,壮阳。适用于阳痿,腰膝酸软,精冷,精少,精稀等症。

仙茅煮猪腰
配方:仙茅12克,猪腰2个,料酒10克,姜5克,葱10克,盐5克,上汤300毫升。

制作:❶ 把仙茅洗净,装在纱布袋内;猪腰洗净,一切两半,去白色腰腺,切4厘米长的块;姜切片,葱切段。

❷ 上汤放入炖锅内,加入料酒,放入猪腰、姜、葱、盐和仙茅药袋。

❸ 把炖锅置武火上烧沸,再用文火煮35分钟即成。

功效:补气血,益肾阳。适用于高血压,阳痿,腰痛患者。

仙茅蒸羊腰
配方:仙茅20克,羊腰300克,料酒10克,酱油10克,盐5克,味精3克,五香粉5克,白糖10克,姜5克,葱10克,香菜30克。

制作:❶ 将羊腰一切两片,除臊腺洗净,切成腰花;仙茅用水润透,切成薄片,用

100毫升水煎煮25分钟，滤取汁液；姜切片，葱切段；香菜洗净，切成段。

❷将羊腰花放入碗内，加入仙茅汁液、姜、葱、盐、味精、酱油、料酒、五香粉，抓匀，腌渍30分钟。

❸将羊腰花捞起，放入蒸碗内，置武火上蒸35分钟，停火；取出蒸碗，除去姜、葱，撒上香菜即成。

功效：补肾阳，温脾阳，强筋骨，祛寒湿。适用于阳痿，四肢麻痹，腰膝冷痛，更年期综合征等。

仙茅羊腰汤

配方：仙茅、淫羊藿、枸杞子、薏苡仁、杜仲各20克，羊腰2个，姜、葱各10克，料酒6克，盐、味精、胡椒粉各3克，高汤800毫升。

制作：❶将羊腰一切两半，去白色臊腺，洗净，切成3厘米见方的腰花；将前5味中药用清水煎煮成300毫升的汁液；姜拍松，葱切段。

❷将羊腰花、药汁、姜、葱、料酒同放炖锅内，加入高汤和水500毫升，置大火上烧沸，再用小火炖30分钟，加入盐、味精、胡椒粉即成。

功效：补肾壮阳。适用于阳痿，早泄，遗精等症。

仙茅助阳酒

配方：仙茅（用黑豆汁浸3日，九蒸九晒）200克，白酒1000毫升。

制作：❶将仙茅切碎，置容器中，加入白酒，密封。

❷浸泡7天后，过滤去渣即成。

功效：补肾壮阳，祛风除湿。适用于阳痿，精冷，畏寒，腰膝冷痛，女子宫寒不孕，风湿等症。

仙茅复方酒

配方：仙茅、淫羊藿、五加皮各100克，白酒2000毫升。

制作：将前3味切碎，装入布袋，置容器中，加入白酒，密封，浸泡2周后即可取用。

功效：口服，每次温服10~20毫升，每日早、晚各服1次。本酒温补肝肾、壮阳强身、散寒除痹。主治肾虚健忘、腰膝酸软等症。

莲子仙茅炖乌鸡

配方：仙茅10克，莲子肉50克，乌鸡肉200克，葱花、姜片、盐各少许。

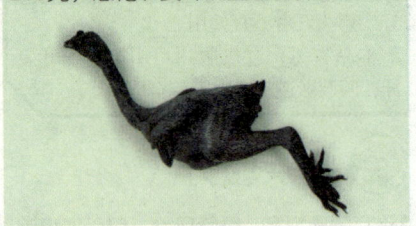

制作：❶将莲子肉、仙茅洗净；乌鸡肉洗净切成小块。

❷把仙茅、莲子肉、乌鸡肉、姜片一齐放入炖盅内，加开水适量，炖盅加盖，小火隔水炖3小时，用盐调味，撒上葱花即可。

功效：温阳益肾，固精止带。适用于肾阳虚之带下。

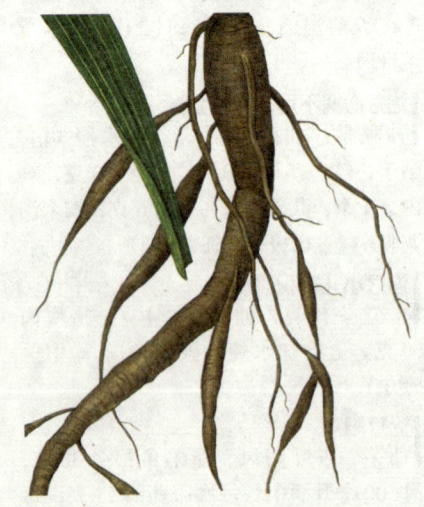

补骨脂

补骨脂为豆科一年生草本植物补骨脂的果实。又名胡韭子、吉固子、破故纸、补骨鸱、黑故子、胡故子等。秋季果实成熟时,随熟随收,割取果穗,打出种子,除净杂质即可。生用或盐水炙用。

补阳药

【产地溯源】
主产于河南、四川、安徽、陕西等地。

【性味归经】
味辛、苦,性温。归肾、脾经。

【本草语录】
"治肾泄,通命门,暖丹田。"——《本草纲目》

"治冷劳,明耳目。"——《日华子本草》

"治男子腰疼,膝冷囊湿,逐诸冷痹顽,止小便利,腹中冷。"——《药性论》

"主五劳七伤,风虚冷,骨髓伤败,肾冷精流。"——《开宝本草》

功效主治
本品补肾助阳,固精缩尿,暖脾止泻,纳气平喘。主要适用于如下病证:

肾阳不足
症见腰膝冷痛、阳痿、遗精、小便频数、遗尿等,常与菟丝子、淫羊藿等同用。

肾虚气喘
常与胡桃肉等同用。

脾肾阳虚
症见五更泄泻或久泻便溏等,常与肉豆蔻等同用。

现代研究
本品含香豆素类、黄酮类、脂类、豆甾醇、胡萝卜苷、葡萄糖、挥发油、树脂、皂苷、不挥发萜类油、有机酸、糖苷等成分。具有以下方面的生理作用:

① 扩张冠状动脉,兴奋心脏。

② 增强免疫力,抗衰老。

③ 收缩子宫,缩短出血时间,并能抗早孕;有雌激素样作用。

④ 抗肿瘤。

⑤ 促进骨髓造血,升高白细胞。

⑥ 抑菌、杀虫。

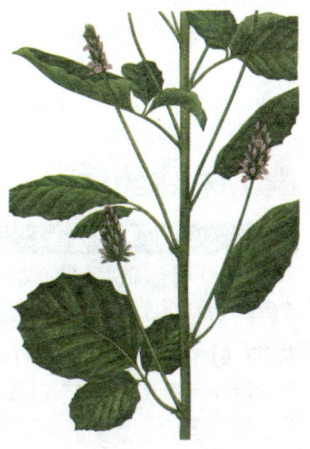

选购要点
以身干、颗粒饱

满、黑褐色、纯净者为佳。

贮藏方法
置干燥处密封避光保存，防潮，防蛀。

用法用量
煎服，6～9克；外用适量。盐炙补骨脂，可使挥发油含量降低，辛燥之性减弱。

注意事项
阴虚有热、大便燥结者忌用。

疗疾验方

治疗虚劳（五劳七伤）
补骨脂480克，酒浸1夜后晒干，加黑芝麻150克炒至芝麻炸响，去芝麻，只取补骨脂研为末，以醋煮面糊制成丸，如梧桐子大。每次服20~30丸，空腹以温酒或盐汤送下。（《本草纲目》）

治疗扁平疣、斑秃、银屑病等
补骨脂300克，粉碎成粗粉，加适量75%乙醇浸渍，配成1000毫升，搅匀，擦洗患处，每日3次。（中医验方）

治疗脾肾虚泻
二神丸：补骨脂（炒）250克，肉豆蔻（生用）120克，共研为末，加枣肉泥做成丸，如梧桐子大。每次服50～70丸，空腹以米汤送下。（《本草纲目》）

保健药膳

补骨脂蒸猪腰
配方：补骨脂15克，猪腰2个，料酒20克，姜10克，葱10克，盐10克。

制作：❶ 将补骨脂烘干，打成粉末；猪腰洗净，一切两半，除去白色臊腺；姜切片，葱切花。

❷ 将补骨脂放入猪腰内，加入姜、葱、盐、料酒，同放蒸盆内，用武火蒸40分钟即成。

功效：补肾气，壮元阳，止腰痛。适用于性功能减退，阳痿，腰痛，更年期综合征等。

补骨脂炖乌鸡
配方：韭菜子20克，补骨脂15克，乌鸡1只（750克），料酒10克，盐4克，味精3克，胡椒粉3克，姜5克，葱10克，上汤2800毫升。

制作：❶ 将前2味洗净，去泥沙；乌鸡宰杀后，去毛桩、内脏及爪；姜拍松，葱切段。

❷ 将乌鸡、韭菜子、补骨脂、姜、葱、料酒同放炖锅内，加入上汤，置武火上烧沸，再用文火炖45分钟，加入盐、味精、胡椒粉即成。

功效：补肾壮阳，滋阴补血。适用于肾阴阳不足，虚火妄动之强中证。

补骨脂韭菜子粥
配方：补骨脂15克，韭菜子20克，大米150克，白糖25克。

制作：❶ 将前2味洗净，放入瓦锅内，加水400毫升，煎煮25分钟，停火，过滤，留药液。

❷ 大米淘洗干净，放入锅内，加入药液，再加清水300毫升，置武火上烧沸，再用文火煮35分钟，加入白糖即成。

功效：补肾壮阳，引火归元。适用于肾阴阳不足，虚火妄动之强中证。

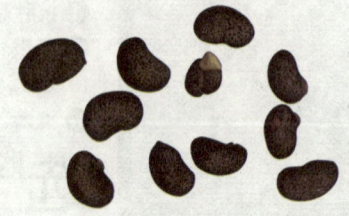

肉苁蓉

肉苁蓉为列当科一年生寄生草本植物肉苁蓉的带鳞叶的肉质茎。本品春采者名"甜苁蓉"，秋采者称为"咸苁蓉"。甜苁蓉多于春季苗未出土或刚出土时采挖，除去花序，干燥。切厚片生用或酒制用。

补阳药

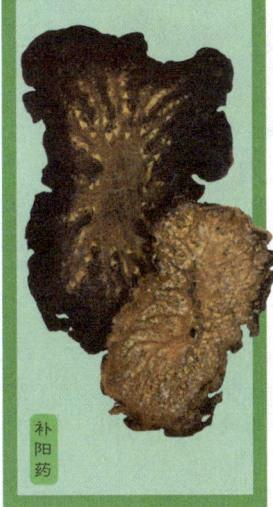

【产地溯源】

主产于内蒙古、甘肃、青海、新疆等地。内蒙古产者品质最优。

【性味归经】

味甘、咸，性温。归肾、大肠经。

【本草语录】

"主五劳七伤……益精气。"——《神农本草经》

"养命门，滋肾气，补精血之药也……此乃平补之剂，温而不热，补而不峻，暖而不燥，滑而不泄，故有从容之名。"——《本草汇言》

"男绝阳不兴，女绝阴不产。润五脏，长肌肉，暖腰膝。"——《日华子本草》

功效主治

本品补肾阳，益精血，润肠通便。主要适用于如下病证：

肾阳不足，精血亏虚

症见男子阳痿、遗精、早泄，可与熟地黄、菟丝子、五味子等合用；症见女子宫寒不孕等，多与鹿角胶、当归、紫河车等同用；症见腰膝酸软，筋骨无力，多与巴戟天、萆薢、杜仲等同用。

体虚便秘

年老体弱，血虚津亏引起的肠燥便秘，可与火麻仁、当归等合用。

现代研究

本品含甜菜碱、胡萝卜苷、三十烷醇、咖啡酸糖脂、甘露醇、硬脂酸、紫丁香苷、多种微量元素、微量生物碱等成分。具有以下方面的生理作用：

1. 调整内分泌，促进代谢，抗衰老及强壮身体，增强免疫力。
2. 降血压，抗动脉硬化。
3. 增强肠蠕动，抑制大肠水分吸收，通便。
4. 促进唾液分泌。
5. 保肝护肝。

选购要点

甜苁蓉以条大、身肥、鳞细、色灰褐至黑褐、油性大、柔软体质、木质心细、无枯空者为佳；咸苁蓉以色黑、质糯、细鳞粗条、体扁圆形为佳。

贮藏方法

置于通风干燥处，防蛀，防潮。

用法用量

煎服，6～9克；单用大剂量煎服，可用至30克。

注意事项

1. 本品性温助阳，又能滑肠，故阴虚火旺、便溏腹泻者忌服。
2. 肠胃有实热之大便秘结者亦不宜用。

疗疾验方

治疗肾虚白浊

肉苁蓉、鹿茸、山药、白茯苓各等分，研为末，加米糊做成丸，如梧桐子大，每服30丸，枣汤送下。（《本草纲目》）

治疗老年人血枯便秘

单味肉苁蓉30克，水煎服，每日1剂，分2次服。（中医验方）

治疗肾虚便秘

肉苁蓉6克，沉香6克，火麻仁10克。水煎服，每日1剂，分2次服。（中医验方）

治疗破伤风（口噤，身强直）

肉苁蓉切片晒干，放入器皿中点燃，以烟熏伤处，效果显著。（《本草纲目》）

保健药膳

苁蓉炒羊肉片

配方：肉苁蓉20克，羊里脊肉250克，玉兰片30克，淀粉30克，料酒10克，鸡蛋清1个，盐5克，酱油10克，味精3克，姜5克，葱10克，植物油50克。

制作：❶ 将肉苁蓉洗净，烘干，打成细粉；玉兰片洗净，切薄片；姜切片，葱切段；羊肉切成3厘米长的薄片。

❷ 将羊肉片放入碗内，加入淀粉、蛋清、酱油、盐、味精，抓匀。

❸ 将炒锅置武火上烧热，下入植物油烧至六成热时，下入姜、葱爆香，随即下入羊肉片，炒变色，下入肉苁蓉、玉兰片、料酒、酱油、盐、味精，炒熟即成。

功效：补肾，益精，温胃。适用于男子阳痿，女子宫寒不孕，带下，血崩，腰膝冷痛，血枯，更年期综合征等。

鹿胶苁蓉粥

配方：鹿角胶10克，肉苁蓉15克，枸杞子15克，大米150克，盐少许。

制作：❶ 将鹿角胶蒸化；肉苁蓉酒浸，去鳞片，洗净泥沙；枸杞子去果柄、杂质，洗净；大米淘洗干净。

❷ 将大米、鹿角胶、肉苁蓉、枸杞子放入锅内，加水800毫升，置武火上烧沸，再用文火煮35分钟即成。食用时，加入少许盐。

功效：补肾壮阳。

肉苁蓉蛤蜊鱼煲

配方：肉苁蓉6克，石斑鱼500克，蛤蜊肉100克，鸡油50克，味精5克，鸡精5克，棒子骨汤2500毫升，姜5克，葱5克，盐5克。

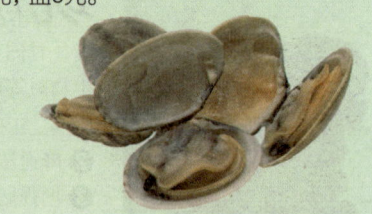

制作：❶ 将石斑鱼、蛤蜊肉、肉苁蓉洗净切片，姜切片，葱切节。

❷ 将石斑鱼、蛤蜊肉、肉苁蓉、姜、鸡油、葱、调料放入煲内，加入棒子骨汤，置武火上烧沸，再用文火煲30分钟，调味，上桌，既可烫其他菜食用，又可直接佐餐。

功效：补肾益精，润燥滑肠。

补阴药

补阴药，性味甘寒（或偏凉），质润，偏于补阴。适用于各种阴虚证，最为常见的有肺、胃阴虚及肝、肾阴虚。肺阴虚多见干咳少痰、咯血、口燥咽干；胃阴虚多见舌红少苔、津少口渴，或呕哕嘈杂、大便燥结等；肝阴虚多见眩晕目涩、少寐多梦，或有四肢震颤等；肾阴虚多见腰膝酸软、手足心热、眩晕耳鸣、遗精或潮热盗汗等。临床上肺阴虚与胃阴虚、肝阴虚与肾阴虚往往并见，而补肺阴的药物常能兼滋胃生津，补肾阴者每能补养肝血。

补阴药大多甘寒滋腻，凡脾胃虚弱，痰湿内阻，腹满便溏者不宜用。

枸杞子

枸杞子为茄科植物枸杞的成熟果实。又名杞子、却老子、枸杞果、天精、地仙、血杞子、明眼草子、枸杞豆。夏、秋二季果实呈红色时采收，热风烘干，除去果梗；或晾至皮皱后，晒干，除去果梗。生用。

补阴药

【产地溯源】
主要产于宁夏、甘肃、河北等地。产于甘肃、宁夏者最为名贵，其颗粒饱满，质地柔韧，色如玛瑙，名甘枸杞。

【性味归经】
味甘，性平。归肝、肾经。

【本草语录】
"枸杞味苦寒，主纳邪气，热中消渴，周痹风湿，久服，坚筋骨，轻身不老，耐寒暑。"——《神农本草经》

"补益精气，强盛阴道。"——《本草经集注》

"为肝肾真阴不足，劳乏内热补益之要药……故服食家为益精明目之上品。"——《本草经疏》

"能补血生营。"——《本草汇言》

功效主治

本品补益肝肾，益精明目。主要适用于如下病证：

肝肾阴虚
症见头晕目眩、目干涩、视物模糊等，常与熟地、山茱萸、菊花等同用。

肝肾不足，精血亏虚
症见腰膝酸软、阳痿、遗精等，常与熟地、山茱萸、菟丝子等同用。

消渴
多与生地、麦冬、天花粉等同用。

现代研究

本品含胡萝卜素、胡萝卜苷、硫胺素（维生素

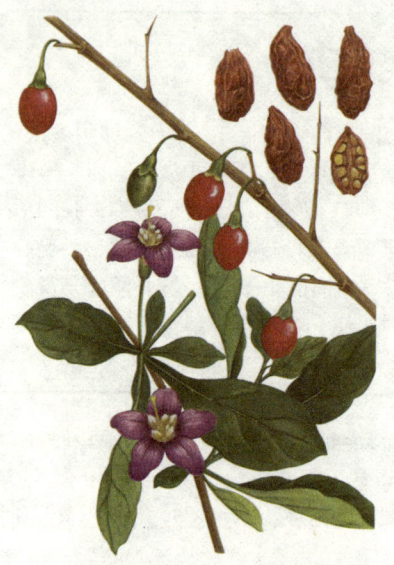

注意事项

本品性质平和，但外邪未尽、湿浊较甚、大便溏泄、实热尚盛者不宜用。

 疗疾验方

治疗面部黑斑、疱疹
枸杞子、龙眼肉各100克，用井水1000毫升，入砂锅慢慢熬之，渐渐加水煮至枸杞子无味，去渣，再用慢火熬成膏，取出，瓷罐收贮。不拘时频服，每次5～10克，用温酒10～15毫升送下。（中医验方）

治疗慢性萎缩性胃炎
枸杞子10克，空腹嚼服，每日2次。（中医验方）

治疗小儿顽固性遗尿（伴口干欲饮，间有鼻衄）
枸杞子15克，开水浸泡代茶饮，临睡前把枸杞子服下。（中医验方）

治疗妊娠呕吐
枸杞子、黄芩各50克。置带盖瓷缸里，以沸水冲焗，待温时频频饮服，完后再以沸水焗。（中医验方）

治疗烫伤
枸杞子40克，烘脆研末。香油120克，加热至沸，入枸杞子末，并搅匀，冷却后使用。涂敷患处，每6小时换药1次。（中医验方）

治疗疖肿
枸杞子15克，烘脆研末，加凡士林50克，制成软膏，涂患处，每日1次。（中医验方）

B₁、核黄素（维生素 B₂）、烟酸、抗坏血酸（维生素 C）、玉蜀黍黄素、甜菜碱，以及维生素 A 和钙、磷、铁等。具有以下方面的生理作用：
① 降血脂，降血压，保肝护肝。
② 增强非特异性免疫，抗衰老。
③ 促进造血功能，降血糖，抗疲劳和降低血压。
④ 抗突变，抗肿瘤。
⑤ 增强胃肠功能。

选购要点
以粒大、色红、肉厚、质柔润、粒少、味甜者为佳。有用同属植物的果实代本品者，称为"土枸杞"，其形略瘦小，无光泽，肉薄，子多，现在已较少用。

贮藏方法
贮于有盖容器中，置于通风干燥处，防潮、防蛀。

用法用量
煎服，5～10克；亦可熬膏、浸酒或入丸、散剂。

 保健药膳

枸杞猪肾粥

配方：枸杞子12克，猪肾1个，大米100克，盐5克。

制作：❶ 把枸杞子洗净，去杂质；猪肾洗净，一切两半，去臊腺，剁小颗粒；大米淘洗干净。
❷ 把大米、猪肾、枸杞放入锅内，加水800毫升。
❸ 把锅置武火上烧沸，再用文火煮45分钟即成。
功效：补肾明目。

枸杞栗子鸡煲

配方：枸杞子20克，栗子150克，鸡1只，料酒10克，盐5克，味精3克，鸡精5克，姜5克，葱10克，胡椒粉3克，棒子骨汤3000毫升。

制作：❶ 将枸杞子洗净，去果柄、黑子及杂质；栗子去皮，一切两半；鸡宰杀后，去毛桩、内脏及爪，剁成4厘米见方的块；姜拍松，葱切段。
❷ 将鸡块、枸杞子、栗子、料酒、姜、味精、葱、胡椒粉、棒子骨汤同放高压锅内，加入盐，置武火上烧沸，盖上压阀，30分钟后停火，放凉，倒入煲内，盖上盖。
❸ 将煲上桌，置炉上武火烧沸即成。
功效：补肾明目，益气养血。

枸杞炒鹌鹑

配方：鹌鹑2只，枸杞子20克，萝卜200克，姜5克，葱10克，料酒10克，醋10克，盐3克，鸡精3克，植物油35克。

制作：❶ 鹌鹑宰杀，去毛桩、内脏及爪，洗净血水，切成长4厘米宽2厘米的块；枸杞子洗净，去果柄、杂质；萝卜洗净，切成长4厘米宽2厘米的块；姜切片，葱切段。
❷ 将炒锅置武火上烧热，加入植物油，烧至六成热时，下入姜、葱爆香，加入鹌鹑、料酒，炒变色，下入萝卜、枸杞子、盐、鸡精，炒熟即成。
功效：补肾气，壮腰膝，降血糖。

枸杞蒸羊肉

配方：枸杞子25克，羊肉500克，料酒10克，酱油10克，盐5克，味精3克，五香粉5克，白糖10克，姜5克，葱10克，香菜30克。

制作：❶ 将枸杞子洗净，去果柄、黑子和杂质；羊肉洗净，去筋膜，切3厘米长的薄片；香菜洗净，切3厘米长的段；姜切片，葱切段。

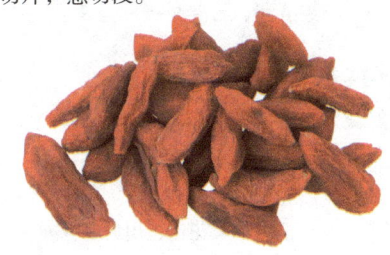

❷ 将羊肉片放入碗内，加入盐、味精、料酒、酱油、白糖、五香粉、姜、葱，抓匀，腌渍1小时。
❸ 将羊肉片捞起，放入蒸碗内，加入枸杞子。置武火大气蒸笼内，蒸45分钟，停火；取出蒸碗，撒上香菜即成。
功效：滋肾，润肺，补肝。

枸杞鹿鞭汤

配方：枸杞子25克，鹿鞭50克，鸡肉250克，料酒10克，盐3克，味精3克，胡椒粉3克，姜5克，葱10克，上汤1800毫升。

制作：❶ 将鹿鞭用温水发透，从尿道破开，去内层筋膜，切3厘米长的段；鸡肉洗净，切3厘米见方的块；姜切片，葱切段；枸杞子洗净，去果柄、杂质。
❷ 将鹿鞭、鸡肉、枸杞子、姜、葱、料酒同放炖锅内，加入清水1800毫升，置武火上烧沸，再用文火炖50分钟，加入盐、味精、胡椒粉即成。
功效：滋阴，补肾，止遗精。适用于肾虚腰痛，滑精遗精等症。

北沙参

【产地溯源】
主产于山东、河北、辽宁、江苏等地。

【性味归经】
味甘、微苦,性微寒。归肺、胃经。

【本草语录】
"专补肺阴,清肺火,治久咳肺痿。"——《本草从新》
"治一切阴虚火炎,似虚似实,逆气不降,清气不升,为烦,为渴,为胀,为满,不食。"——《本草汇言》
"养肺胃阴,治劳咳痰血。"——《饮片新参》

功效主治
本品养阴清肺,益胃生津。主要适用于如下病证:

肺阴虚
症见肺热燥咳,干咳少痰,或痨嗽久咳,咽干音哑等。多与麦冬、玉竹、天花粉、川贝母等同用。

胃阴虚或热伤胃阴,津液不足
症见口渴咽干,舌质红绛,胃脘隐痛,干呕等。多与麦冬、石斛等同用。

现代研究
本品含生物碱、淀粉、多糖、多种香豆素类成分、微量挥发油及佛手柑内酯等成分。具有以下方面的生理作用:
❶ 降低体温、镇痛、祛痰。
❷ 抑制免疫功能。
❸ 强心、升压、加强呼吸等。
❹ 现代用于治疗食管炎、小儿迁延性肺炎、小儿口疮等。

选购要点
以根条细长、圆柱形、均匀、质坚密而脆、断面皮部色淡黄白、有黄色木质心、微有香气、味微甘者为佳。

贮藏方法
贮于有盖容器中,防潮,防蛀,防鼠。

用法用量
煎服,10~15克。

北沙参为伞形科多年生草本植物珊瑚菜的根。又名海沙参、银条参、白沙参、解沙参、莱阳参、辽沙参、滨防风等。夏、秋二季采挖,除去地上茎和须根,洗净,置沸水中烫后,除去外皮,干燥;或洗净直接干燥。

补阴药

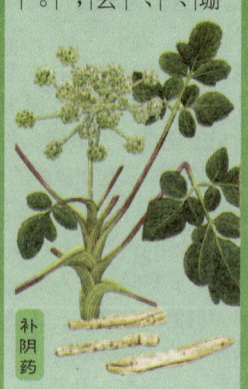

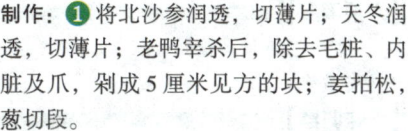

注意事项

1. 北沙参反藜芦，恶防己。
2. 感受风寒而导致咳嗽和肺胃虚寒的人忌服。

疗疾验方

治疗风热咳嗽
北沙参15克，水煎服。(《本草纲目》)

治疗疝气突发（小腹及阴中绞痛，自汗）
将北沙参研细，每次服1茶匙，酒送下。(《本草纲目》)

治疗慢性胃炎
北沙参15克，麦冬15克，生地15克，玉竹5克，冰糖3克。水煎服。(中医验方)

保健药膳

北沙参炖兔肉

配方：北沙参20克，兔肉50克，胡萝卜100克，料酒10克，盐5克，葱10克，姜5克。

制作：❶ 把北沙参润透切片；兔肉洗净，切4厘米见方的块；胡萝卜洗净，切4厘米见方的块；姜拍松，葱切段。
❷ 把北沙参、兔肉、胡萝卜、姜、葱、料酒、盐放入炖锅内，加水800毫升。
❸ 把炖锅置武火上烧沸，再用文火炖30分钟即成。

功效：益胃生津，润肺补血。

天冬北沙参老鸭煲

配方：天冬20克，北沙参30克，老鸭1只（约1500克），料酒10克，盐5克，味精3克，姜5克，葱10克，胡椒粉3克，棒子骨汤3000毫升。

制作：❶ 将北沙参润透，切薄片；天冬润透，切薄片；老鸭宰杀后，除去毛桩、内脏及爪，剁成5厘米见方的块；姜拍松，葱切段。
❷ 将北沙参、天冬、老鸭块、料酒、盐、味精、姜、葱、胡椒粉、棒子骨汤同放高压锅内，置武火上烧沸，盖上压阀，45分钟后，停火，放凉，倒入煲内。
❸ 将煲上桌，置炉上烧沸即成。

功效：滋阴清热，润肺止咳。

北沙参麦冬鹌鹑煲

配方：北沙参30克，麦冬30克，鹌鹑4只，料酒10克，盐5克，味精3克，姜5克，葱10克，胡椒粉3克，鸡油25克，棒子骨汤3000毫升。

制作：❶ 将北沙参润透，切片；麦冬浸泡24小时，捶扁，去内梗；鹌鹑宰杀后，去毛桩、内脏及爪，剁成4厘米见方的块；姜拍松，葱切段。
❷ 将北沙参、麦冬、鹌鹑、料酒、盐、味精、姜、葱、胡椒粉、棒子骨汤、鸡油同放高压锅内，用武火烧沸，盖上压阀，7分钟后停火，放凉，倒入煲内。
❸ 将煲置炉上，烧沸即成。

功效：润肺止咳，益胃生津，双补气血。

北沙参鳗鱼煲

配方：北沙参15克，大枣20克，枸杞子15克，鳗鱼1尾（约500克），料酒10克，姜、葱、盐、鸡精、味精各5克，棒子骨汤2500毫升。

制作：❶ 将北沙参、大枣、枸杞子洗净，去杂质；鳗鱼宰杀后，去鳃及内脏。
❷ 将北沙参、大枣、枸杞子、鳗鱼放入煲内，加入调料及棒子骨汤。
❸ 将煲置武火上烧沸，再用文火煲30分钟，停火，调味，上桌，既可带火烫食其他菜，又可直接佐餐。

功效：补虚羸，祛风湿。

麦冬

麦冬为百合科多年生草本植物沿阶草和麦冬须根上的干燥小块根。又名寸冬、麦门冬、杭麦冬、川麦冬、土麦冬、沿阶草根。夏季采挖，反复曝晒，堆置，至七八成干，除去须根，干燥。生用。

【产地溯源】
主产于四川、贵州、云南、浙江、湖北、广西、福建、安徽等地。

【性味归经】
味甘、微苦，性微寒。归心、肺、胃经。

【本草语录】
"主心腹结气，伤中，伤饱，胃络脉绝，羸瘦短气。"——《神农本草经》

"清心润肺之药。主心气不足，惊悸怔忡，健忘恍惚，精神失守；或肺热肺燥，咳声连发，肺痿叶焦，短气虚喘，火伏肺中，咯血咳血；或虚劳客热，津液干少；或脾胃燥涸，虚秘便难。"——《本草汇言》

"治心肺虚热。"——《本草衍义》

功效主治
本品养阴润肺、益胃生津、清心除烦。主要适用于如下病证：

阴虚肺燥
症见咽干口渴、干咳少痰等，常与沙参、阿胶、生地、枇杷叶等同用。

胃阴耗伤
症见津少口渴、舌干苔少等，常与石斛、天花粉、沙参等同用。

心阴不足
症见心悸、虚烦失眠等，常与生地、丹参等同用。

现代研究
本品含多种甾体皂苷、β-谷甾醇、豆甾醇、高异黄酮类化合物、多种氨基酸、各种类型的多聚糖、维生素A样物质、铜、锌、铁、钾等成分。具有以下方面的生理作用：

❶ 抗心律失常，改善心肌收缩力，扩张外周血管。

❷ 降血糖。

❸ 升高外周白细胞，提高免疫功能。

❹ 增强垂体—肾上腺皮质系统作用。

❺ 对多种细菌有抑制作用。

❻ 提高机体耐缺氧能力。

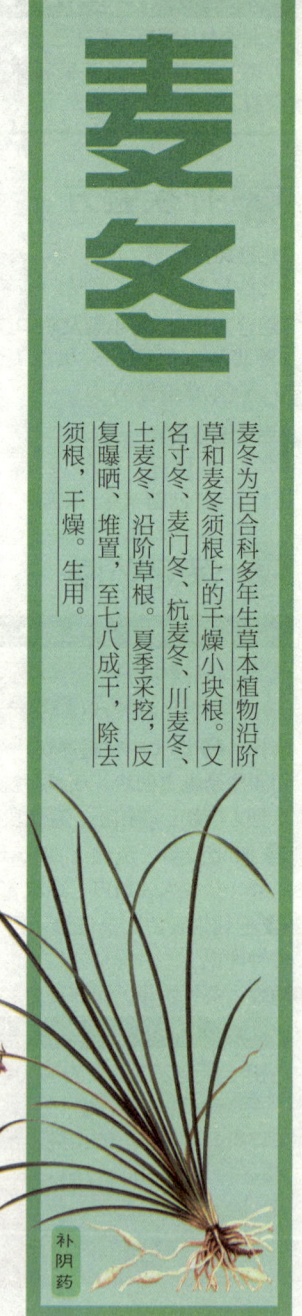

补阴药

选购要点

以身干、个肥大、质柔软、半透明、表面淡黄白色、气香、味甜、嚼之发黏者为佳。

贮藏方法

贮于有盖容器内,防潮、防蛀、防鼠。

用法用量

煎服,6~20克；或入丸、散、饮剂。

注意事项

寒咳痰饮、脾虚便溏者忌用。

疗疾验方

治疗肾阴虚损所致牙痛

麦冬10克,枸杞子15克,白糖适量。将枸杞子和麦冬用水煮沸15分钟,取汁加白糖频频饮用。(中医验方)

治疗吐血、衄血不止

麦门冬饮：生麦冬汁、生小蓟汁、生地汁各40毫升,相和后,在锅内略温,调入伏龙肝末3克,饮服。《太平圣惠方》

治疗咽喉炎

麦冬12克,半夏6克,北沙参9克,甘草3克,大枣10枚,粳米20克。水煎服。(中医验方)

治疗慢性胃炎

麦冬、党参、北沙参、玉竹、天花粉各9克。将上药共研成粗末,煎汤代茶饮。每服1剂,每日1次。《中国食疗学》

保健药膳

麦冬烧豆腐

配方：麦冬20克,豆腐300克,料酒10克,盐4克,味精3克,姜5克,葱10克,植物油35克。

制作：❶将麦冬用清水浸泡一夜,捶扁,取出内梗,洗净；豆腐洗净,切成2厘米见方的丁；姜切片,葱切段。❷将炒锅置武火上烧热,下入植物油,烧至六成热时,下入姜、葱爆香,随即下入麦冬、料酒、豆腐、盐、味精即成。

功效：滋阴清热,利尿,减肥,降压。

麦冬蒸子鸭

配方：麦冬25克,子鸭1只,料酒10克,盐5克,酱油10克,味精3克,胡椒粉3克,姜5克,葱10克。

制作：❶将麦冬用清水洗净,浸泡24小时,取出捶扁,除去内梗；子鸭宰杀后,去毛桩、内脏及爪；姜切粒,葱切花。❷将子鸭放入蒸盆内,抹上盐、味精、酱油、姜、葱、胡椒粉、料酒,腌渍1小时。❸将麦冬放入鸭腹内,置武火大气蒸笼内,蒸55分钟即成。

功效：滋阴清热,润肺生津。适用于阴虚发热、咳嗽吐血、肺痿、消渴、便秘、咽喉肿痛、更年期综合征等。

麦冬生地炖墨鱼

配方：麦冬15克,生地20克,党参20克,黄柏10克,砂仁6克,甘草6克,墨鱼300克,料酒10克,盐4克,味精3克,姜4克,葱6克,鸡油25克,胡椒粉3克,上汤800毫升。

制作：❶将墨鱼去筋膜、肠杂及骨(海螵蛸),洗净,切3厘米见方的块；将以上药物洗净,麦冬捶扁,去内梗；党参洗净,切3厘米长的段,然后将全部药物装入纱布袋内,扎紧口；姜拍松,葱切段。❷将药包放入炖锅内,加入上汤,置武火上烧沸,再用文火炖25分钟,除去药包,加入姜、葱、料酒、墨鱼、鸡油、味精、盐及胡椒粉,再煮25分钟即成。

功效：滋阴补肾,止遗精。适用于梦遗多年、心慌、心烦、失眠、食欲不振、倦怠等症。

百合

百合为百合科多年生草本植物百合或细叶百合的干燥肉质鳞叶。又名中庭、摩罗、重迈、卷丹、山丹、夜合花、麝香百合等。有野生和家种之别。野生者鳞片小而厚，味较苦；家种者鳞片阔而薄，味不太苦。秋季采挖，洗净，剥取鳞叶，置沸水中略烫，干燥。生用或蜜炙用。

补阴药

【产地溯源】
主产于湖南、浙江、江苏，分布于全国多数地区。

【性味归经】
味甘，性微寒。归肺、心经。

【本草语录】
"清痰火，补虚损。"——《本草纲目拾遗》
"百合能安心、定胆、益智、养五脏。"——《日华子本草》
"除心下急满痛，治脚气热咳。"——《药性论》

功效主治
本品养阴清肺，润燥止咳，清心安神。主要适用于如下病证：

肺阴虚
症见燥热咳嗽，痰中带血等，多与款冬花同用；症见久咳咯血，多与生地、玄参、川贝母等同用。

热病余热未清，气阴不足
症见神思恍惚，烦躁失眠，心悸多梦，多与知母、生地同用。

此外，本品性质平和，常用于食疗方中，如与莲子、大枣等同煨，治疗气血不足、肺胃气阴两虚者。

现代研究
百合含秋水仙碱等多种生物碱、蛋白质、淀粉、脂肪、蔗糖、粗纤维、果胶、磷、钙、铁、维生素B_1、

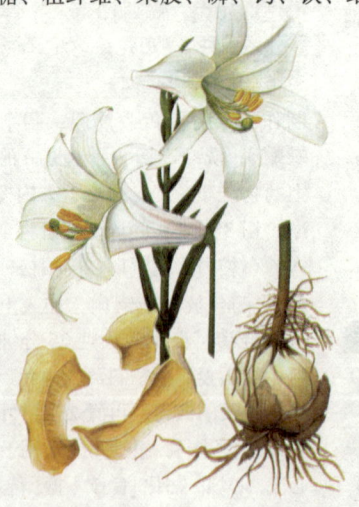

维生素 B_2、维生素 C、胡萝卜素等多种成分。具有以下方面的生理作用：

❶ 镇静安神。
❷ 镇咳祛痰平喘，增加呼吸道排泄功能。
❸ 耐缺氧，抗疲劳，提高机体免疫力。
❹ 对激素所致的肾上腺皮质功能衰竭有显著的保护作用。
❺ 促进皮肤的新陈代谢，治疗多种皮肤病。

选购要点
以鳞叶肥厚、瓣匀、色白而微黄、质细腻而硬、筋少、味微苦者为佳。

贮藏方法
贮于有盖容器中，防潮、防蛀、防鼠。

用法用量
煎服，10～30克；或蒸食、煮粥食、拌蜜蒸食。外用捣敷。清心宜生用；润肺宜蜜炙用。

注意事项
外感风寒、风热咳嗽，脾胃虚寒便溏者不宜使用。

 疗疾验方

治疗肺痈
百合煎：百合适量，拌蜜蒸或煮，频食。（《经验广集》）

治疗小儿百日咳
鸡胆1个，百合10克。将鸡胆焙干，与百合共研细末。1岁以内分3天服；1～2岁分2天服；3～6岁1天服；7～10岁以上药量加倍，1天服完。每天量分3次内服。（中医验方）

治疗神经衰弱
百合30克，白芍、白薇、白芷各12克。水煎服，每日1剂。（中医验方）

治疗口干唇燥、颜面萎黄
百合15克，鸡蛋黄1个。水煎服，每次20毫升，每日3次。（中医验方）

治疗痈疮未溃
鲜百合、食盐各适量。鲜百合洗净，加食盐少许，捣烂如糊状，敷于患处，每日更换2次，以消退为度。（中医验方）

治疗肺病吐血
用鲜百合捣汁，水送服。煮百合吃亦可。（《本草纲目》）

治疗天疱疮
取生百合捣涂患处，2日即安；或将百合花晒干研为末，调菜油涂搽亦有效。（《本草纲目》）

 保健药膳

百合粥
配方：百合60克，大米250克，白糖100克。

制作：❶ 大米淘净放入锅内，再放入洗净的百合，加水适量。
❷ 将锅置武火上烧沸，再改用文火煨熬，待百合与米烂熟时，加入白糖拌匀即成。
❸ 每日食3～5次，吃百合喝粥。

功效：润肺止咳，清心安神。适用于肺痨久咳，咳痰唾血，虚烦惊悸，神志恍惚等症。

核桃百合炒鲜贝
配方：核桃仁25克，百合（水发）50克，鲜贝肉300克，料酒10克，姜5克，葱10克，盐3克，鸡精2克，植物油35克。

制作：❶ 核桃仁用植物油炸香；百合用清水浸泡一夜，沥干水分；鲜贝肉洗净，去杂质，大者切片；姜切片，葱切段。
❷ 将炒锅置武火上烧热，加入植物油，

烧至六成热时，下姜、葱爆香，随即下入鲜贝肉、料酒、核桃仁、百合、盐、鸡精，炒熟即成。

功效：补气血，增脑力，润肠通便。

百合西芹炒乳鸽

配方：百合20克，西芹50克，乳鸽1只，料酒10克，葱10克，姜5克，盐5克，酱油10克，味精3克，胡椒粉2克，香油10克，淀粉、植物油各适量。

制作：❶ 把乳鸽宰杀后，去毛、内脏及爪，切成小颗粒，用酱油、盐、淀粉腌渍30分钟；百合洗净，去杂质。

❷ 西芹切小颗粒，放炒锅内炒熟，盛入盘内。

❸ 炒锅置中火上，加入植物油，烧至六成热时，加入乳鸽肉，爆炒至变色，洒入料酒。

❹ 下入西芹、百合，再把姜、葱、盐、味精、酱油、香油加入炒锅即成。

功效：清热解毒，降压降脂。适用于上消型糖尿病患者。

百合螺肉煲

配方：百合30克，螺肉250克，香菇30克，玉兰片50克，火腿肉50克，味精5克，鸡精5克，棒子骨汤2500毫升，姜5克，葱5克，盐5克。

制作：❶ 将百合去杂质，洗净；螺肉洗净，切片；玉兰片发透，切薄片；火腿肉、姜切片，葱切节。

❷ 将百合、螺肉、香菇、玉兰片、火腿肉、调料放入煲内，加棒子骨汤，置武火上烧沸，再用文火煲30分钟，上桌，即可烫其他菜食用。

功效：清热解暑，利水消肿。

百合丝瓜汤

配方：百合20克，丝瓜50克，葱白30克，白糖30克，植物油30毫升。

制作：❶ 将丝瓜洗净，去皮，切片；百合洗净，去杂质；葱白切段。

❷ 将植物油放入锅内，烧热，加水适量，放入百合煮30分钟，再放入丝瓜、葱白、白糖，用文火煮15分钟即成。

功效：滋阴清热，利水渗湿。

百合黄精乌鸡煲

配方：百合20克，黄精20克，乌鸡1只（约500克），料酒10克，盐、姜、葱各5克，胡椒粉少许，鸡油25克，棒子骨汤3000毫升。

制作：❶ 将百合洗净，用水泡24小时，沥干水分；黄精洗净，用黑豆煮熟，切片。

❷ 乌鸡宰杀后，去毛桩、内脏及爪，剁成5厘米见方的块；姜拍松，葱切段。

❸ 将百合、黄精、乌鸡、料酒、盐、味精、姜、葱、胡椒粉、棒子骨汤同放高压锅内，置武火上烧沸，盖上压阀，7分钟后停火，放凉，倒入煲内。

❹ 将煲上桌，置炉上武火烧沸即成。

功效：润肺止咳，强筋壮骨。适用于体虚乏力、心悸气短、肺燥干咳、糖尿病、更年期综合征等。

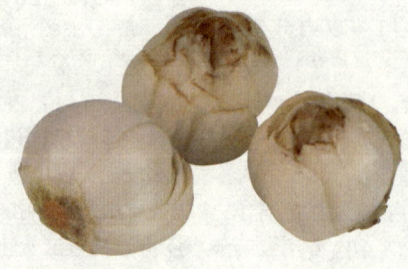

女贞子

女贞子为木犀科植物女贞的干燥成熟果实。又名女贞、冬青子、熟女贞、酒女贞等。冬季果实成熟时采收，除去枝叶，稍蒸或置沸水中略烫后，干燥；或直接干燥。生用或酒制用。

【产地溯源】

主产浙江、江苏、福建、四川、湖南、长江以南各地及陕西、甘肃亦产。

【性味归经】

味甘、苦，性凉。归肝、肾经。

【本草语录】

"主补中，安五脏，养精神，除百疾。"——《神农本草经》

"强阴，健腰膝，变白发，明目。"——《本草纲目》

"女贞实，因入血海益血，而和气上荣。"——《本草述》

"黑发黑须，强筋强力……多服补血祛风。"——《本草蒙筌》

功效主治

本品补益肝肾，乌须明目。主要适用于如下病证：

肝肾阴虚

症见头晕目眩、腰膝酸软、须发早白，可与墨旱莲、白芍、熟地等合用；症见骨蒸潮热，或伴有心烦、腰酸等，配伍龟甲、地骨皮、白薇等。

精血亏虚

症见视力减退、目暗不明，常配熟地、枸杞子、菟丝子等同用；若兼有肝火上炎，目赤肿痛，可加决明子、青葙子等。

现代研究

女贞子的主要成分为齐墩果酸、甘露醇、葡萄糖、棕榈酸、硬脂酸、油酸、甘油酸等。具有以下方面的生理作用：

❶ 强心利尿及保肝降酶作用。
❷ 降血脂，抗动脉硬化，降血糖。
❸ 增强细胞免疫和体液免疫功能。
❹ 对化疗或放疗所致的白细胞减少有升高作用。
❺ 抗炎、抗菌、抗癌。
❻ 缓泻通便。
❼ 治疗顽固性失眠、神经衰弱等。

选购要点

以粒大、饱满、蓝黑色、质坚实、无杂质为佳；粒小色黄者次之。

补阴药

贮藏方法

置干燥处，防霉，防蛀。

用法用量

煎服，6～12克；或入丸剂。补肝肾制熟用。

注意事项

脾胃虚寒泄泻或脾虚便溏者忌服。

疗疾验方

治疗肝肾不足、头晕眼花

二至丸：女贞子（冬至日采，不拘多少，阴干，蜜酒拌蒸，过一夜，擦去皮，晒干为末，瓦瓶收贮），墨旱莲（夏至日采，不拘多少）捣汁熬膏，与女贞子共合为丸。睡前及清晨各服1次，每次9克。（《医方集解》）

治疗神经衰弱

女贞子1000克，以1000毫升米酒浸之。每日酌量服。（中医验方）

治疗斑秃

女贞子500克，黑芝麻250克，熬膏。每次20毫升，温开水送服，每日2次。（中医验方）

保健药膳

女贞玉米须饮

配方：女贞子30克，桑叶6克，菊花6克，玉米须30克，竹茹6克。

制作：❶ 把上述药物洗净，放入炖锅内，加水300毫升。

❷ 把炖锅置中火上烧沸，改用文火煮25分钟即成。

功效：清肺热，止烦渴。适用于三消型糖尿病患者。

女贞子炖乌龟

配方：女贞子10克，乌龟1只（500克），葱10克，料酒10克，生姜5克，精盐3克，味精2克，香油少许。

制作：❶ 乌龟宰杀后去壳留龟板，去内脏及爪，剁成4块，洗净；女贞子洗净，去杂质；生姜切片，葱切段。

❷ 将龟肉、女贞子、生姜、葱同放炖锅内，加水适量烧沸，再用小火炖45分钟，加入精盐、味精、香油即成。

功效：滋阴补血，强心利尿。

女贞子莴笋汤

配方：女贞子10克，莴笋500克，料酒10克，精盐3克，味精2克，生姜5克，葱10克，香油少许。

制作：❶ 莴笋洗净，去皮，切3厘米见方的块；女贞子洗净，去杂质；生姜切片，葱切段。

❷ 将女贞子、莴笋、料酒、生姜、葱同放炖锅内，加水1500毫升，置旺火上烧沸，再用小火炖30分钟，加入精盐、味精、香油即成。

功效：镇静安神，利尿强心。适用于阴虚内热引起的头晕目眩、腰膝酸软等症。

熙春酒

配方：女贞子100克，枸杞子100克，龙眼肉100克，生地100克，仙灵脾100克，绿豆100克，猪板油500克（或柿饼500克）。

制作：❶ 女贞子于冬至日九蒸九晒；生地洗净晒干；仙灵脾去足毛；绿豆洗净晒干。将上述药物及龙眼肉装入绢袋内扎紧。

❷ 瓷瓶装烧酒10升，将猪板油洗净，切成大块，投入瓷瓶中，再放入药袋，严密封口，浸制1月即成。

功效：温肾补肺，泽肌肤，美毛发。平时服用可使容颜少壮，毛发润泽，并治老年久咳。

【产地溯源】
主产于四川、贵州、云南、安徽、广东、广西等地。

【性味归经】
味甘,性微寒。归胃、肾经。

【本草语录】
"石斛,味甘平,主伤中除痹,下气,补五脏虚劳羸瘦,强阴。久服厚肠胃,轻身延年。"——《神农本草经》

"平胃气,长肌肉,逐皮肤邪热,腰膝疼冷,痹弱,定志除惊,轻身延年。"——《本草纲目》

"主治男子腰脚软弱……补肾积精,腰痛,养肾气,益气。"——《药性论》

功效主治
本品养阴清热,益胃生津。主要适用于如下病证:

热病伤津
症见低热烦渴、口燥咽干、舌红苔少,多与生地、麦冬等同用。

胃阴不足
症见口渴咽干、食少呕逆、胃脘嘈杂、隐痛或灼痛,舌光少苔等,多与麦冬、竹茹、白芍等同用。

肾虚目暗
症见视力减退、内障失明等,多与菊花、枸杞子、熟地等同用。

肾虚骨痹
症见腰脚软弱,多与熟地、怀牛膝、杜仲、桑寄生等同用。

消渴
常配伍天花粉、知母、麦冬、北沙参、生地等,水煎服。

现代研究
石斛含石斛碱、石斛胺、石斛次胺、石斛星碱、石斛因碱、黏液质、淀粉等成分。具有以下方面的生理作用:

① 促进胃液分泌,助消化。
② 消炎、抗菌、抗病毒。
③ 止痛、退热。
④ 增强代谢,抗衰老。
⑤ 对血压和呼吸有抑制作用。

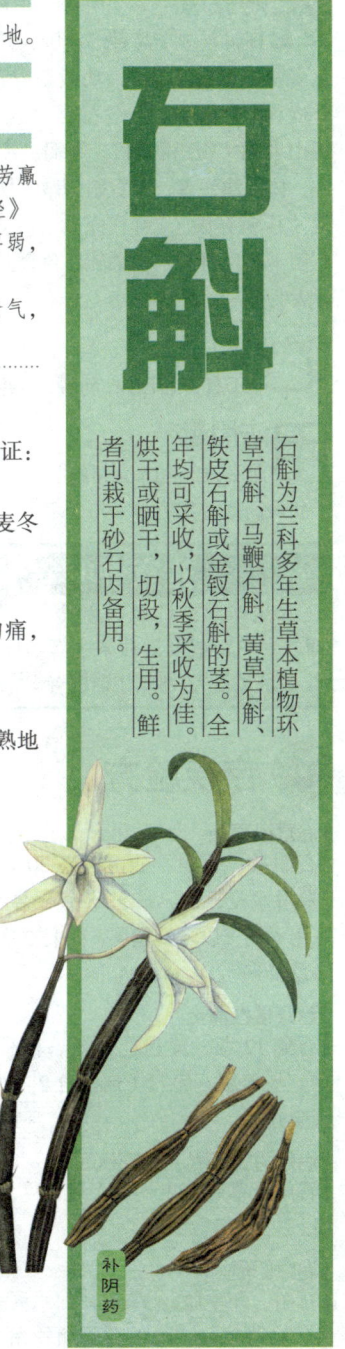

石斛

石斛为兰科多年生草本植物环草石斛、马鞭石斛、黄草石斛、铁皮石斛或金钗石斛的茎。全年均可采收,以秋季采收为佳。烘干或晒干,切段,生用。鲜者可栽于砂石内备用。

补阴药

选购要点

石斛有多个品种。茎圆，外皮铁绿色者称"铁皮石斛"，功效最好；茎扁，外皮黄绿色者称"金钗石斛"；产于安徽霍山者称"霍山石斛"，力弱，适用于老人、体虚津亏者；以石斛的嫩尖加工而成的"耳钗石斛"，可代茶饮。一般而言，石斛干品以身长、质柔软、色金黄、有光泽者为佳。

贮藏方法

贮于有盖容器内，防潮、防蛀、防鼠。

用法用量

煎服，10～15克，鲜品15～30克。干品入汤剂宜先煎。

注意事项

1. 本品性寒，具清润之性，故脾虚便溏、邪热尚盛及湿浊未去者当慎用。
2. 若剂量过大，可发生惊厥等中毒反应。

疗疾验方

治疗夜盲症

石斛散：石斛、仙灵脾各30克，苍术（米泔水浸，切，焙）15克。共研细末，每用6克，以米汤调服，每日2次。（《圣济总录》）

治疗慢性胃炎

石斛12克，黄精、麦冬、糯稻根各9克。水煎服，每日1剂，分2次服。（中医验方）

治疗阴虚咳嗽，痰中带血

石斛全草研为末，每次服9克，泡酒温服。（中医验方）

治疗口疮

石斛、怀牛膝各15克，加水同煮10分钟，去渣取汁，加白糖频频饮用。（中医验方）

保健药膳

石斛生地茶

配方：石斛9克，生地9克，熟地9克，天冬9克，麦冬9克，北沙参9克，女贞子9克，茵陈9克，生枇杷叶9克，炒黄芩4克，炒枳实4克，西瓜汁100毫升。

制作：❶ 将以上药物用纱布袋装好，扎紧口，放入锅内，加水800毫升，煎煮2次，每次20分钟，合并煎液，过滤，除去药渣。

❷ 西瓜挖出瓤，用纱布绞出西瓜汁100毫升，把药汁与西瓜汁混匀即成。

功效：清胃养阴，止渴通便。适用于中消型糖尿病患者，症见能食善饥、身体消瘦、口干欲饮、头昏无力、腰痛、尿频、便秘。

石斛炒豆芽

配方：石斛20克，黄豆芽350克，大蒜10克，姜5克，葱10克，味精5克，白糖10克，盐5克，植物油50克。

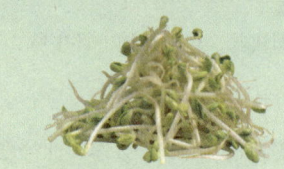

制作：❶ 将石斛洗净，放入锅内加水煮数分钟，滤取药液；大蒜去皮，切片；黄豆芽洗净，沥干水分；姜切片，葱切段。

❷ 将炒锅置武火上烧热，加入植物油，烧至六成热时，下入姜、葱、蒜爆香，随即下入黄豆芽、药液、盐、白糖、味精，炒熟即成。

功效：益胃生津。适用于高血压、热病伤津、口干烦渴等症。

黄精

黄精为百合科植物黄精、囊丝黄精、热河黄精等的根茎。又名玉竹黄精、鹿竹、野生姜等。本品以秋季采者为佳，挖取根茎，除去地上部分及须根，洗去泥土，晒干或烘干。

补阴药

【产地溯源】
主产于东北及河北、山东等地。

【性味归经】
味甘，性平。归脾、肺、肾经。

【本草语录】
"黄精宽中益气，使五脏调和，肌肉坚强，其力增倍，多年不老，颜色鲜明，发白更黑，齿落更生。"——《神仙芝草经》

"太阳之草名黄精，食之可长生。"——《张华博物志》

"安五脏六腑，补五劳七伤，除风湿，壮元阳，健脾肾，润心肺，旋服年久，方获奇功，耐劳不饥，轻身延寿。"——《本草蒙筌》

"补五劳七伤，助筋骨，耐寒暑，润心肺。单服九蒸九曝食之，驻颜断谷。"——《日华子本草》

功效主治

本品滋肾润肺，补脾益气。主要适用于如下病证：

阴虚肺燥
症见干咳少痰，单用黄精加蜂蜜熬膏服，或配北沙参、知母、川贝同用。

肺肾阴虚久咳
症见劳嗽久咳，痰少或咯血，或短气乏力，配北沙参、天门冬、百部、黄芪等同用。

脾胃虚弱
症见食少乏力、面黄体倦、脉虚，配党参、山药、白术等同用。

胃阴虚
症见口干、饮食减少、舌红少苔，配石斛、玉竹、谷芽、山药等同用。

肾虚精亏
治疗精血不足的头昏耳鸣、腰膝酸软、须发早白等，配枸杞子等量研末，炼蜜为丸服；若治阳痿遗精，可配淫羊藿、菟丝子等。

消渴
治疗内热消渴，配生地、麦冬、知母等同用。

现代研究

黄精的主要成分有黄精多糖、低聚糖、赖氨酸等11

种氨基酸和掌叶防己碱、药根碱、非洲防己碱、黄藤素、黄藤内酯、甾醇、烟酸以及锌、铜、铁等微量元素。具有以下方面的生理作用：

❶ 对金黄色葡萄球菌、伤寒杆菌、抗酸菌等多种有害菌有抑制作用。

❷ 对腺病毒、疱疹病毒等有一定的抑制作用。

❸ 改善心肌营养血流供应，防止动脉粥样硬化，强心、降血压、降血糖。

❹ 增强免疫功能，增强代谢，抗衰老。

选购要点

药用以块大、色黄、断面透明、质润泽、习称"冰糖渣"者为佳。

贮藏方法

充分干燥后装入双层无毒塑料袋内，放置在密封容器内贮藏，或入冰柜冷藏。

用法用量

煎服，9～15克，最大量30克；亦可入丸、膏剂；或浸酒。外用适量，煎水外洗；或捣敷、涂搽。

注意事项

脾虚湿滞、咳嗽痰多者不宜。

疗疾验方

治疗脾胃虚弱、体倦乏力

黄精、枸杞子各等分，捣碎做饼，晒干研细，炼蜜调药成丸，如梧桐子大。每服50丸，开水送下。(《本草纲目》)

治疗癫疮、皮肤瘙痒破溃

黄精960克，去皮，洗净，晒干，放在米饭上蒸到饭熟时取出保存好，经常服食。(《本草纲目》)

治疗体癣、皮癣

黄精适量，捣碎，以乙醇浸1～2日，蒸馏去乙醇，加水3倍，沉淀，取滤液，蒸去其余乙醇，浓缩至稀糊状，直接涂于患处，每日2次。(中医验方)

保健药膳

黄精猪肘煲

配方： 黄精9克，党参6克，红枣10克，猪肘肉750克，姜15克，盐、味精、鸡精各适量，棒子骨汤2500毫升。

制作： ❶ 将猪肘肉除净毛桩，刮洗干净；黄精切成薄片，先用温水浸泡4小时；党参切成4厘米长的节；红枣择色红、圆润、无虫蛀者，洗净；生姜洗净，拍破。

❷ 将以上药物和食物同放高压锅内，加入棒子骨汤，置武火上烧沸，30分钟后停火，放凉，倒入煲内，加入调料，置武火上烧沸，即可上桌。

功效： 补脾润肺。适用于脾胃虚弱、饮食不振、肺虚咳嗽、病后体虚、更年期综合征等。

黄精紫菜汤

配方： 黄精15克，枸杞子15克，紫菜（发好）100克，鸡蛋1个，姜5克，葱10克，盐3克，鸡精2克，植物油35克。

制作： ❶ 将枸杞子去杂质、果柄，洗净；黄精洗净，切薄片；鸡蛋打入碗中，搅散；姜切片，葱切段。

❷ 将炒锅置武火上烧热，加入植物油，烧至六成热时，下入姜、葱爆香，下入清水1500毫升，再下入紫菜，把鸡蛋徐徐注入汤中，加入枸杞子、黄精，煮熟，加入盐、鸡精即成。

功效： 软坚化痰，调节血糖。适用于中消型糖尿病患者。

天冬

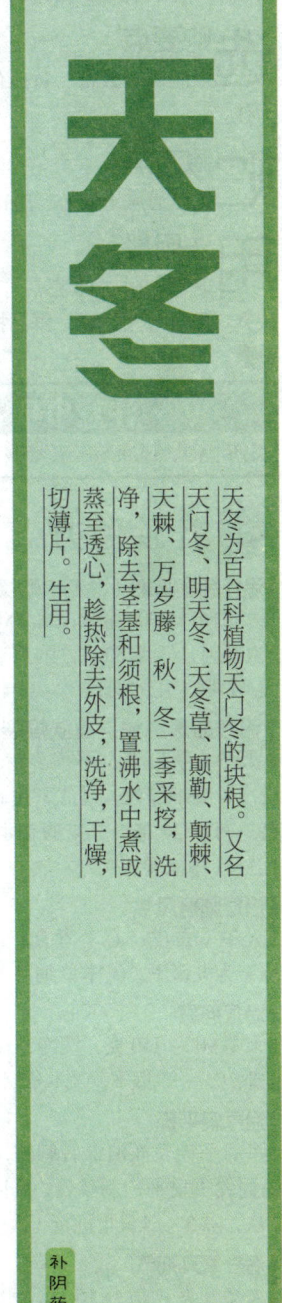

天冬为百合科植物天门冬的块根。又名天门冬、明天冬、天冬草、颠勒、颠棘、天棘、万岁藤。秋、冬二季采挖，洗净，除去茎基和须根，置沸水中煮或蒸至透心，趁热除去外皮，洗净，干燥，切薄片。生用。

补阴药

【产地溯源】
　　主产于贵州、四川、广西等地。

【性味归经】
　　味甘、苦，性寒。归肺、肾经。

【本草语录】
　　"润燥滋阴，降火清肺之药也。统理肺肾火燥为病，如肺热叶焦，发为痿痈，吐血咳嗽，烦渴传为肾消，骨蒸热劳诸证，在所必需者也。"——《本草汇言》
　　"保定肺气，去寒热，养肌肤，益气力，利小便，冷而能补。"——《名医别录》
　　"煮食之令人肌体滑泽，除身中一切恶气，不洁之痰，令人白净，头不白。"——《药性论》
　　"治肺之功为多。"——《本草衍义》

功效主治

本品养阴润燥，清肺生津。主要适用于如下病证：

阴虚肺热，劳嗽咳血

治疗燥咳痰黏，配川贝母、麦冬等同用；治劳嗽咯血，配麦冬、百部、阿胶等；治久咳气阴两伤，配人参、熟地等同用。

肾阴虚

治肾阴亏虚，眩晕耳鸣，腰膝酸痛，常与熟地、枸杞子、紫河车、牛膝等同用；治疗阴虚火旺，骨蒸潮热，宜与生地、麦冬、知母、黄柏等同用；治疗肾阴久亏，内热消渴之下消证，可与生地、山药、女贞子、车前子等同用。

热病伤津

属气阴两伤，食欲不振，口渴者，宜与生地、人参等同用；津亏肠燥便秘者，宜与生地、当归、肉苁蓉等同用。

现代研究

本品含天门冬素（天冬酰胺）、黏液质、β-谷甾醇及甾体皂苷、多种氨基酸、新酮糖、寡糖及多糖等成分。具有以下方面的生理作用：

❶ 平喘镇咳祛痰。
❷ 升高白细胞，增强体液免疫能力。
❸ 具抗肿瘤活性。
❹ 对多种细菌有抑制作用。
❺ 抗衰老。
❻ 天冬及其制剂现代还用于治疗急、慢性支气管炎，肺

结核咳嗽，百日咳，糖尿病等。

选购要点
以肥满、致密、黄白色、半透明者为佳。

贮藏方法
置于通风干燥处，防霉、防蛀。

用法用量

煎服，6～12克；亦可熬膏；或入丸、散。外用适量，鲜品捣敷；或绞汁涂敷。

注意事项
虚寒泄泻、风寒咳嗽者禁服。

疗疾验方

治疗肺痿咳嗽（吐涎，咽燥而不渴）
天冬捣汁2000毫升，酒2000毫升，饴糖200毫升，紫苑80克，浓煎成丸，如杏仁大。每服1丸，每日3次。(《本草纲目》)

治疗血虚肺燥之皮肤燥裂
天冬（新掘者，不拘多少）去皮、心，洗净，捣细绞汁，过滤，用砂锅慢火熬成膏。每次20毫升，空腹温酒冲服，每日1次。(中医验方)

治疗肺痨风热
天冬（去皮、心）煮食，或晒干为末，炼蜜为丸服下。(《本草纲目》)

治疗痈疽
天冬90～150克，洗净，捣细，以好酒滤取汁，一次服下。(《本草纲目》)

治疗扁平疣
将扁平疣表面消毒后刺破，将新鲜天冬断面置于扁平疣刺破处，来回摩擦。每日2次，隔3～5日再进行1次。(中医验方)

治疗睾丸疝气
天冬9克，乌药15克，水煎服。(《本草纲目》)

保健药膳

天冬烧冬瓜
配方：天冬20克，冬瓜500克，盐6克。
制作：❶将天冬洗净切薄片，冬瓜去皮、洗净切片。
❷将冬瓜、天冬同放炖锅内，加水适量，置武火上烧沸，再用文火炖30分钟，加入盐搅匀即成。
功效：滋阴清热，利水消肿。对尿黄、水肿患者尤佳。

核桃天冬炖鳝鱼
配方：核桃仁50克，天冬50克，鳝鱼500克，料酒10克，姜5克，葱10克，盐3克，鸡精2克，鸡油35克。
制作：❶将核桃仁洗净，去杂质；天冬浸泡一夜，切厚片；鳝鱼宰杀后，去头、骨、切段；姜切片，葱切段。
❷将核桃仁、天冬、鳝鱼、料酒、姜、葱同放炖锅内，加水2800毫升，置武火上烧沸，再用文火炖35分钟，加入盐、鸡精、鸡油，搅匀即成。
功效：补脑益智，润肠通便。适用于脑力衰退、便秘、智力低下等症。

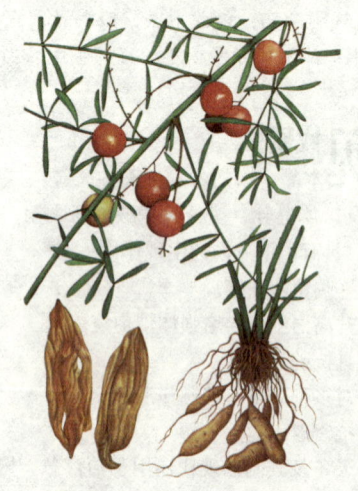

第五章 理气药

凡以疏理气机,治疗气滞或气逆证为主要作用的药物,称为「理气药」,亦称「行气药」。

功效

中医论点:理气药多辛苦温而气味芳香,由于辛能行散,苦能疏泄,芳香走窜,温助气行,故本类药物有疏理气机的作用。因其多归肺、脾、胃、肝经,故分别具有顺气宽胸、理气健脾、疏肝解郁、行气止痛、破气散结等功效。

现代药理:大部分理气药具有抑制或兴奋胃肠平滑肌的作用,或促进消化液的分泌,或利胆;部分理气药具有舒张支气管平滑肌、中枢抑制、调节子宫平滑肌、兴奋心肌、增加冠状动脉血流量、升压或降压、抗菌等作用。

应用

应用本类药物时须视病证不同选择相应功效的药物,并进行必要的配伍。如饮食积滞所致的脾胃气滞者,配以消导药物;因脾胃虚者,配以补中益气药物;因湿热阻滞者,配以清热除湿药;因寒湿困脾者,配以苦温燥湿药;若肺气壅滞因外邪客肺者,配以宣肺解表药;因痰饮阻肺者,配以祛痰化饮药;肝郁气滞因肝血不足者,配以养血柔肝药物。

禁忌

本类药物多辛温香燥,易耗气伤阴,故气阴不足者慎用。

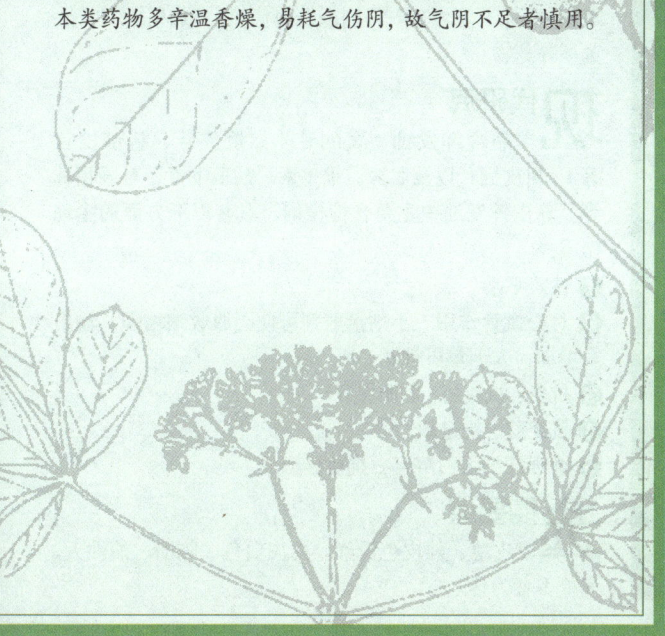

陈皮

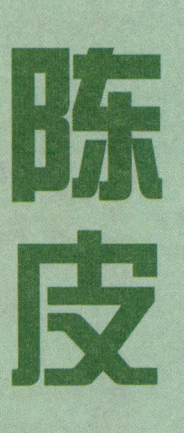

陈皮为芸香科常绿小乔木橘及其栽培变种的干燥成熟果实之外皮。又名头红、贵老、红皮、橘皮、黄橘皮、柑子皮、陈柑皮、广陈皮、新会皮、土陈皮。秋末冬初果实成熟时采收果皮，晒干或低温干燥。

理气药

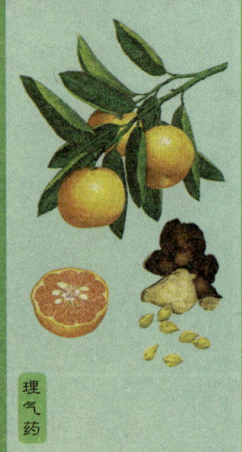

【产地溯源】

产于长江以南之广东、福建、四川、浙江、江西等地。习惯认为广东新会、四会、广州近郊产者品质最优（特称为"广陈皮""新会皮"）。

【性味归经】

味辛、苦，性温。归脾、肺经。

【本草语录】

"治胸膈间气，开胃，主气痢，消痰涎，治上气咳嗽。"——《药性论》

"橘皮，苦能泄能燥，辛能散，温能和，其治百病，总是取其理气燥湿之功。同补药则补，同泻药则泻，同升药则升，同降药则降。"——《本草纲目》

"主胸中瘕热、逆气，利水谷，久服去臭，下气。"——《神农本草经》

功效主治

本品理气健脾，燥湿化痰。主要适用于如下病证：

脾胃气滞

若为寒湿中阻，可加苍术、厚朴等药物；若为脾虚气滞，可加党参、茯苓等药物；若为肝气乘脾，可加防风、白术、白芍等药物。

痰湿壅肺

症见咳嗽、痰多、气喘，可与半夏、茯苓相配伍；若属寒痰，可加干姜、细辛等药物；若属痰热，可加栝楼、竹茹、黄芩等药物。

现代研究

本品含挥发油、黄酮苷（如橙皮苷、新橙皮苷等）、川皮酮，以及肌醇、维生素、胡萝卜素、对羟福林等。陈皮挥发油中主要含柠檬烯。具有以下方面的生理作用：

❶ 祛痰平喘。

❷ 对心血管作用。小剂量煎剂可使心肌收缩增强，输出量增加，大剂量可抑制心脏。

❸ 抗炎、抗溃疡、利胆保肝。

❹ 抗组胺、抗过敏。

❺ 增强纤维蛋白溶解，抗血栓形成。

选购要点

以皮薄、外皮色深红、内皮白色、陈旧、油性大、气浓香者为佳。

贮藏方法

贮于有盖容器中，置干燥处，防潮。

用法用量

内服煎剂，3~9克，或入丸、散剂。痰湿咳嗽者宜生用；脾胃气滞者宜炒制用；寒邪中阻，胃失和降者宜姜炙用。

注意事项

1. 吐血者慎用。
2. 气虚及阴虚燥咳，内有实热者不宜用。

疗疾验方

治疗乳痈初起（急性乳腺炎未化脓者）
陈皮30克，甘草6克。水煎服。(《本草纲目》)

治疗疟疾
姜橘饮：陈皮（去白）120克，生姜（去皮）60克。共研粗末，用水3碗，煎取1碗。去滓，分作2服，当发日五更服。(《魏氏家藏方》)

治疗溃疡性结肠炎
陈皮15克，荷叶10克，砂仁2克。上药制散剂，每次1剂，每日2次，早晚开水冲服。里急后重甚者加木香5克，腹泻甚者加参苓白术散，有脓血者加秦皮6克。（中医验方）

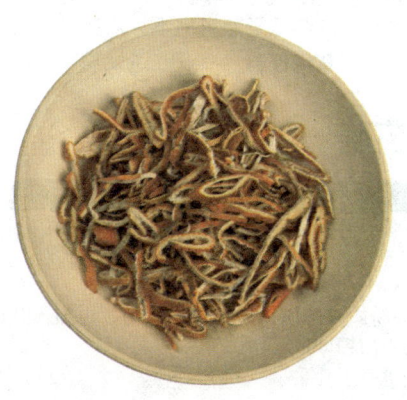

保健药膳

陈皮醒酒汤

配方：陈皮500克，香橙皮500克，檀香200克，葛花250克，绿豆花250克，人参100克，白豆蔻100克，食盐300克。

制作：香橙皮（去白）、陈皮、檀香、葛花、绿豆花、人参、白豆蔻、食盐共研为末，拌匀装入瓷罐中。每日2次，早晚各服1汤匙，用白开水冲服。

功效：解酒醒神。适用于饮酒过多，酒醉不醒。

陈皮卤乳鸽

配方：陈皮6克，八角6克，草果1个，丁香3粒，肉桂6克，酱油20克，盐4克，乳鸽2只，红糖30克，姜5克，葱10克，鸡汤600毫升，植物油50克。

制作：❶ 把乳鸽宰杀后，去毛、内脏及爪；葱切段，姜拍松；陈皮切丝。

❷ 把锅置中火上烧热，加入植物油，放入姜、葱爆香，加入红糖、酱油和鸡汤，下入陈皮、八角、草果、丁香、肉桂，煮30分钟后，加入乳鸽同卤，再煮30分钟即成。

功效：芳香行气，益精髓。适用于心律不齐，气虚心悸的患者。

陈皮粥

配方：陈皮10克，大米150克。

制作：❶ 将陈皮润透，去皮上白膜，切成丁；大米淘洗干净。

❷ 将大米、陈皮同放锅内，加水800毫升，置武火上烧沸，再用文火煮35分钟即成。

功效：理气健脾，燥湿化痰。适用于脂肪肝，症见脘腹胀满、嗳气、呕吐、咳嗽、多痰等。

木香

木香为菊科多年生草本植物云木香、越西木香、川木香等的根。又名蜜香、云木香、广木香、南木香、川木香等的根。一般在10月至次年1月间采挖，除去残茎，洗净，晒干。

理气药

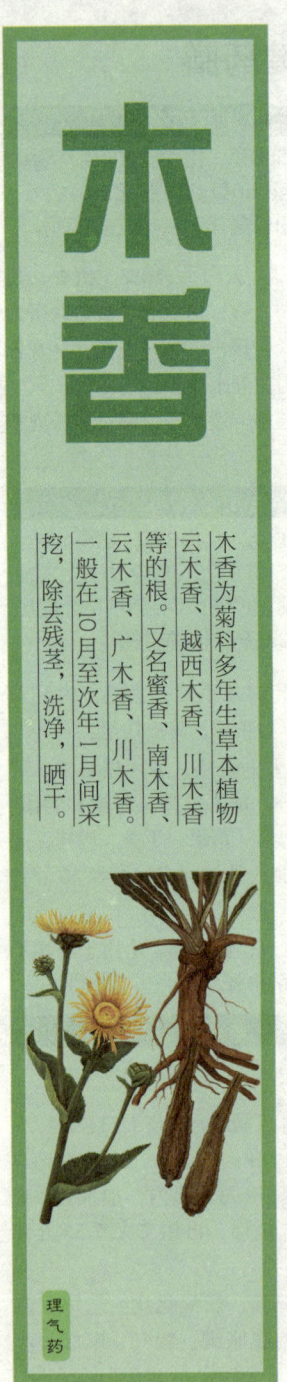

【产地溯源】
主产于云南、四川、广西等地。

【性味归经】
味辛、苦，性温。归脾、胃、大肠、胆、三焦经。

【本草语录】
"木香乃三焦气分之药，能升降诸气。"——《本草纲目》

"散滞气，调诸气，和胃气，泄肺气。"——《珍珠囊》

功效主治
本品行气止痛。主要适用于如下病证：

胃肠气滞
症见脘腹胀满、食少呕恶等，常与砂仁、陈皮等同用。

泄泻下痢、腹痛、里急后重
常与黄连同用。

选购要点
以条匀、体质坚实、香气浓郁、油性大、无须根者为佳。

贮藏方法
贮于有盖容器内，置于通风干燥处，防潮、防蛀。

用法用量
内服煎汤，1.5～6克；或入丸、散。生用专行气滞，煨用可实肠止泻。

疗疾验方

治疗中气不省（闭目不语，状如中风）
木香研细，取9克，以冬瓜子煎汤灌下。痰盛者，药中加竹沥和姜汁。（《本草纲目》）

保健药膳

砂仁木香藕粉

配方：砂仁2克，木香1克，藕粉30克，白糖20克。

制作：❶将砂仁、木香捣成细粉。
❷将砂仁、木香粉放入碗内，加入藕粉拌匀，再加入开水调匀，最后放入白糖即成。
功效：醒脾和胃，理气止呕。

第六章 清热药

凡以清泻里热为主要功效，常用以治疗里热证的药物，称为「清热药」。

分类

清热泻火药：以清泻火热为主要作用的药物。
清热凉血药：以清解血分之热为主要作用的药物。
清热燥湿药：以清热燥湿为主要作用的药物。
清热解毒药：以清解热毒为主要作用的药物。
清虚热药：以清虚热、退骨蒸为主要作用的药物。（限于篇幅，从略）

功效

中医论点：本类药物均属寒性，由于药味的不同，大体分为苦寒、甘寒两类，分别具有清热泻火、燥湿、解毒、凉血、清虚热等功效，主要用于各种里热证，如湿热诸证、温毒发斑、痈肿疮毒及阴虚发热等。

现代药理：清热药具有抗菌作用，对流感病毒有抑制作用，又有消炎、解热、镇静、降压等作用。部分清热药还能促进机体免疫功能，以及解蛇毒、抗肿瘤、利胆保肝、降低谷丙转氨酶浓度。

应用

应用清热药时，首先要辨别热证虚实，同时还要注意有无兼证，并选择适当药物予以配伍。如里热邪实，表证未解时，与解表药配伍；里热内盛，津液受损时，与养阴生津药配伍；若兼有气虚者，当配补气药；若里热积滞，大便不下，与泻下药配伍使用。

禁忌

1.清热药药性寒凉，易伤脾阳，苦味败胃，故脾胃虚寒、胃纳不佳、肠滑易泄者要慎用。忌用于寒证，对于真寒假热者，尤应辨清，绝不能误用，以免雪上加霜。
2.服药剂量不宜过重，服药时间不可过长，一旦热象消退便应停用，以免克伐太过，损伤正气。

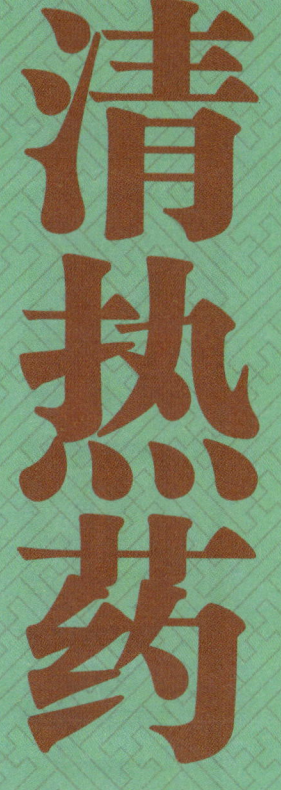
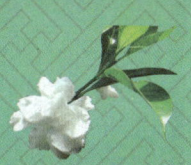

清热泻火药

清热泻火药，性味大多甘寒或苦寒，主要归肺、胃、心、肝经，以清气分实热为主要作用。适用于急性热病具有高热、烦躁、口渴、脉洪实有力、苔黄、小便短赤等症，并可用于治疗肺热、胃热、心热、暑热引起的多种实热证。

应用本类药物时，常根据不同兼证作相应的配伍，若体虚兼有火热证候的病人使用本类药物，应适当配伍扶正药物。

决明子

决明子为豆科植物决明或小决明的成熟种子。又名草决明、羊明、羊角等。于秋季果实成熟后采收，将全株割下或摘下果实，晒干，打出种子，扬净硬壳及杂质，再晒干。生用或炒用。

清热泻火药

【产地溯源】
主产于安徽、广西、四川、浙江、广东等地。

【性味归经】
味苦、甘、咸，性微寒。归肝、大肠经。

【本草语录】
"治青盲，目淫肤赤白膜，眼赤痛，泪出，久服益精光。"——《神农本草经》

"治小儿五疳，擦癣癞。"——《生草药性备要》

"利五脏……除肝家热。"——《药性论》

功效主治

本品清肝明目，润肠通便。主要适用于如下病证：

目赤目暗

治疗肝火上扰，目赤涩痛，常配栀子、夏枯草等同用；治风热上攻，头痛目赤，常配桑叶、菊花、青葙子等同用；治肝肾精血亏虚，不能上养而致头痛眩晕，目暗不明，常配枸杞子、沙苑子等同用。

肠燥便秘

治疗肠燥内热，大便秘结，单用泡茶饮，或配火麻仁、栝楼仁等同用。

现代研究

决明子含大黄酚、大黄素、大黄素甲醚、决明素、决明子苷、决明蒽酮和决明子内酯等。具有以下方面的生理作用：

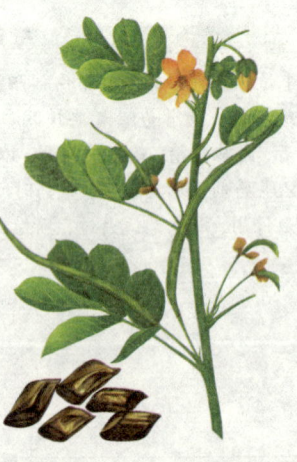

❶ 对葡萄球菌、白喉杆菌及伤寒杆菌、副伤寒杆菌、大肠杆菌等有抑制作用。
❷ 降血脂,抑制动脉粥样硬化,抗血小板聚集。
❸ 降压、利尿。
❹ 促进胃液分泌,保肝及缓泻等。
❺ 决明子在现代用于治疗高血压、血脂异常、夜盲症、急性角膜炎及口腔炎等。

选购要点
以颗粒均匀、饱满,黄褐色者为佳。

贮藏方法
置阴凉干燥处,谨防受潮。

用法用量
煎汤,9~15克,大剂量可用至30克;或研末;或泡茶饮。外用适量,研末调敷。

注意事项
虚寒证,尤其是脾虚便溏者忌用。

疗疾验方

治疗夜盲症
决明子200克、地肤子150克,共研为末,加米汤做成丸,如梧桐子大。每服20~30丸,米汤送下。(《本草纲目》)

治疗痤疮
决明子15克,炒研,用绿茶调和,敷两侧太阳穴。每日1次。(中医验方)

治疗眼睛红肿
决明子炒后研细,加茶调匀,敷于太阳穴处,药干即换。(《本草纲目》)

治疗鼻血不止
决明子末加水调和,敷于胸口处。(《本草纲目》)

保健药膳

决明五味炖乌鸡
配方: 决明子12克,五味子10克,乌鸡1只(1000克);姜5克,葱10克,盐5克。

制作: ❶ 把决明子、五味子洗净,乌鸡宰杀后去毛、内脏及爪,姜拍松,葱切段。

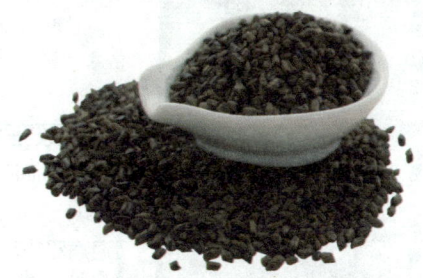

❷ 把盐抹在鸡身上,姜、葱、决明子、五味子放入鸡腹内,把鸡放入炖锅内,加清水1500毫升。
❸ 把炖锅置武火上烧沸,再用文火炖1小时即成。

功效: 补气血,降血压。

决明子蔬菜汤
配方: 决明子35克,枸杞子6克,大白菜150克,萝卜30克,干海带芽、紫菜末各10克,葱3根,味精15克。

制作: ❶ 萝卜(去皮)、大白菜洗净,切块;葱洗净,切段;味精加入适量水,轻轻搅动化开。
❷ 决明子放入锅中加适量水煮30分钟,滤除杂质,汤汁留下。
❸ 除海带芽外全部材料放入汤汁中煮10分钟,停火,再加入海带芽泡至涨开即可。

功效: 助消化,通气排便。

知母

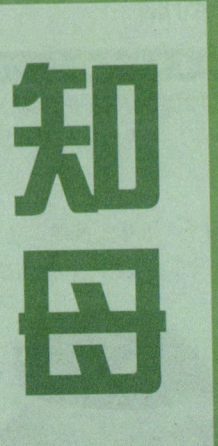

知母为百合科多年生草本植物知母的根茎。又名连母、野蓼、地参、水参、水浚、货母、昌支、毛知母、知母肉、穿地龙等。春、秋季均可采挖，除去茎苗和须根晒干者为"毛知母"，剥去外皮晒干者为"知母肉"，切片入药。生用或盐水炒用。

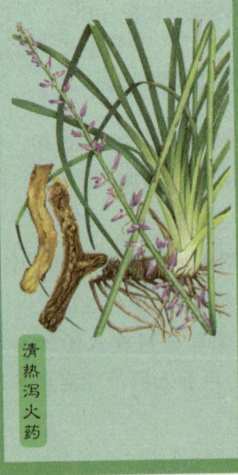

清热泻火药

【产地溯源】
主产于河北、山西以及东北等地。

【性味归经】
味苦、甘，性寒。归肺、胃、肾经。

【本草语录】
"主消渴热中，除邪气，肢体浮肿，下水，补不足，益气。"——《神农本草经》

"知母之辛苦寒凉，下则润肾燥而滋阴，上则清肺金而泻火，乃二经气分药也。"——《本草纲目》

"泻无根之肾火，疗有汗之骨蒸，止虚劳之热，滋化源之阴。"——《用药法象》

功效主治
本品清热泻火，滋阴润燥，生津止渴。主要适用于如下病证：

温病邪热亢盛
症见壮热、烦渴、脉洪大等肺胃实热证。常与石膏、甘草等同用。

肺热咳嗽
症见痰黄、口渴、便秘等。常与贝母、栝楼、桑白皮、杏仁等同用。

阴虚发热
症见骨蒸盗汗、虚劳咳嗽等。常与黄柏、鳖甲、地骨皮等同用。

内热伤津之消渴证
常与天花粉、葛根、麦冬等同用。

肠燥便秘
多与当归、火麻仁、生何首乌同用。

选购要点
毛知母以身条肥大、外皮附金黄色细绒毛、质坚实而柔润、断面色白、嚼之味苦发黏者为佳，知母肉以身条肥大、滋润、质坚、色白、嚼之发黏者为佳。

贮藏方法
置于通风干燥处，防潮，防蛀。

用法用量
煎服，6～12克。清热泻火宜生用，滋阴降火宜盐水炙用。

疗疾验方

治疗咳嗽、发热、盗汗
二母散：知母12克，贝母10克。水煎服，或研末分4次服。每日服2次。(《成方切用》)

治疗小便不通
滋肾丸：知母10克，肉桂5克，黄柏10克。水煎服。(《医学发明》)

治疗月经先期
补阴丸：黄柏、知母（去皮、毛，炒）各等分。研为末，炼蜜为丸。每服50丸。(《万氏妇人科》)

产地溯源
主产于湖南、江西、浙江等地。

性味归经
味苦，性寒。归心、肺、三焦经。

本草语录
"主五内邪气，胃中热气，面赤，酒疱皶鼻，白癜，赤癞，疮疡。"——《神农本草经》

"治吐血，衄血，血痢，下血，血淋，损伤瘀血，及伤寒劳复，热厥头痛，疝气，烫火伤。"——《本草纲目》

"利五淋，主中恶，通小便，解五种黄病，明目。治时疾，除热及消渴，口干、目赤肿痛。"——《药性论》

"疗目热赤痛，胸心、大小肠大热，心中烦闷，胃中热气。"——《名医别录》

功效主治
本品泻火除烦，清热利湿，凉血解毒，消肿止痛。主要适用于如下病证：

热病
症见烦躁不安，睡眠不宁，常与豆豉或黄芩、黄连同用。

湿热黄疸
常与茵陈、黄柏、生大黄等同用。

膀胱湿热所致热淋
常与黄柏、木通、滑石、车前子等同用。

血热出血
症见衄血、吐血、咳血等，常与生地、丹皮、侧柏叶等同用。

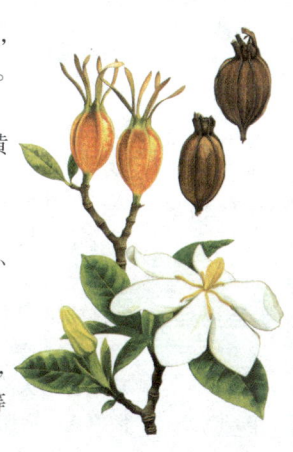

栀子

栀子为茜草科常绿灌木栀子的干燥成熟果实。又名枝子、支子、越桃、木丹、山栀子、黄栀子、红栀子。秋冬季节，果实成熟呈红黄色时采收，蒸至上气，或置沸水中略烫，取出，干燥。生用、炒焦或炒炭用。

清热泻火药

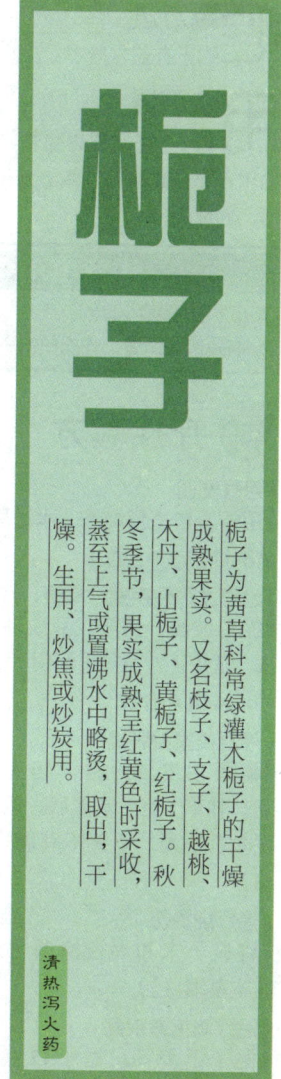

热毒疮痛
本品清热解毒，可用于多种热毒病证。常与银花、连翘、蒲公英等解毒消痈药同用，内服外用均可。

选购要点
以干燥、个小、皮薄、饱满、色红艳、完整者为佳。

贮藏方法
贮于有盖容器中，防潮，防蛀。

法用量
6~9克，清热除烦、清利湿热宜生用，凉血止血宜炒炭。外用适量，研细末，调敷患处。

注意事项
1. 虚寒证不宜。
2. 本品苦寒伤胃，脾虚便溏者尤应忌用。

疗疾验方

治疗便血
用栀子仁适量烧灰，水送服1匙。（《本草纲目》）

治疗发热性疾病、胃炎、食道炎
栀子豉汤：栀子、豆豉各12克，水煎服。适应证：身热、烦闷不安、舌苔薄黄等。（《伤寒论》）

治疗黄疸型肝炎
栀子柏皮汤：栀子10克，侧柏皮10克，甘草3克。水煎服。适应证：耳热、发黄、心烦、小便不利而短赤。（《伤寒论》）

治疗烧烫伤
将栀子末和鸡蛋清调匀，敷涂患处。（《本草纲目》）

治疗消化道疾病
栀子干姜汤：栀子12克，干姜6克。水煎服。适应证：胸中郁闷，烦热，腹满。《伤寒论》

治疗血淋涩痛
生栀子末与滑石各等分，葱汤送服。（《本草纲目》）

治疗热毒血痢
将栀子14枚去皮，捣为末，炼蜜为丸，如梧桐子大。每服3丸，1日服3次。亦可用水煎服。（《本草纲目》）

保健药膳

冠心酒
配方：栀子10克，三七10克，丹参15克，栝楼、薤白、豆豉各30克，冰糖200克，白酒500毫升。

制作：❶ 将前6味切片或捣碎，置容器中，加入白酒和冰糖，密封。
❷ 浸泡7日后，过滤去渣即成。
功效：活血化瘀，开胸散结，清热除烦，蠲痹止痛。可治疗并预防冠心病、心绞痛等症。

栀子粥
配方：栀子仁3克，粳米100克，蜂蜜15克。

制作：❶ 粳米淘洗干净，用冷水浸泡半小时，捞出，沥干水分。
❷ 栀子仁洗净，研成粉末。
❸ 粳米放入锅内，加入约1000毫升冷水，用旺火烧沸后转小火，熬煮至将熟时，下入栀子仁粉末，搅匀，继续用小火熬煮。
❹ 待粳米软烂后下入蜂蜜，搅拌均匀，再稍焖片刻即可。
功效：泻火除烦，清热利尿，凉血解毒，散瘀血。适用于青春痘。

第五章 理气药

【产地溯源】

全国各地均产，主产于江苏、浙江、安徽、河南、湖北等地。

【性味归经】

味苦、辛，性寒。归肝、胆经。

【本草语录】

"主寒热，瘰疬，鼠瘘，头疮，破癥，散瘿结气，脚肿湿痹。"——《神农本草经》

"行肝气，开肝郁，止筋骨疼痛、目珠痛，散瘰疬、周身结核。"——《滇南本草》

"治瘰疬鼠瘘，瘿瘤癥坚，乳痈乳岩。"——《本草从新》

功效主治

本品清肝火，平肝阳，散郁结，降血压，消肿。主要适用于如下病证：

肝火上炎
症见头痛眩晕，目赤肿痛。多与菊花、决明子等同用。

肝阴不足
症见眼珠疼痛，至夜尤甚。多与枸杞子、当归等同用。

肝郁化火，痰火郁结
症见痰核、瘰疬（颈部淋巴结核）、瘿瘤（颈部囊肿或肿块）等。治瘿瘤，多与昆布、海藻、海蛤壳等同用；治瘰疬，多与玄参、牡蛎、大贝母等同用。

现代研究

夏枯草花穗含夏枯草苷、齐墩果酸、熊果酸、胡萝卜素、乌索酸、矢车菊素、黄酮类、香豆素类、挥发油、花色苷、鞣质等；种子含脂肪油及解酯酶。具有以下方面的生理作用：

① 降血糖，增加胰岛素分泌。
② 扩张血管，降血压。
③ 镇咳祛痰，平喘。
④ 促进肠蠕动，助消化，利尿。
⑤ 抗炎，抗细菌和真菌，抗病毒，抗肿瘤。

选购要点

以粗长、色棕红、无叶梗杂质、果穗大而干燥者为佳。

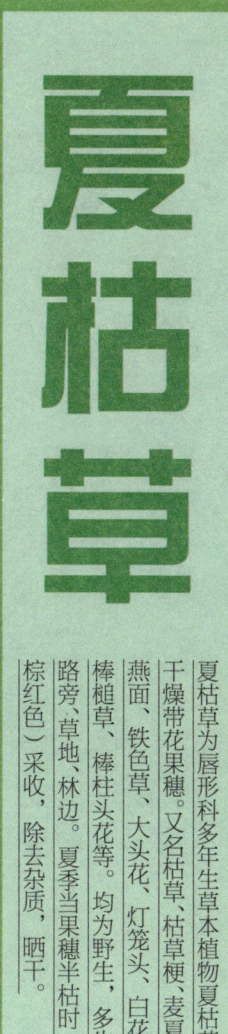

夏枯草

夏枯草为唇形科多年生草本植物夏枯草的干燥带花果穗。又名枯草、枯草梗、麦夏枯、燕面、铁色草、大头花、灯笼头、白花草、棒槌草、棒柱头花等。均为野生，多生于路旁、草地、林边。夏季当果穗半枯时（呈棕红色）采收，除去杂质，晒干。

清热泻火药

天花粉

天花粉为葫芦科草本植物栝楼或双边栝楼的块根。又名栝楼根、花粉、栝楼等。秋、冬二季采挖其块根入药。生用，或用鲜品。

注：天花粉本名栝楼根，唐宋时期多加水捣磨过滤后澄粉入药，故改名天花粉。目前完全以块根直接使用，已无天花粉之意。

清热泻火药

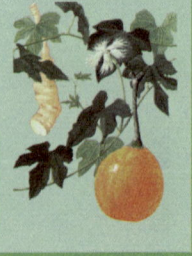

【产地溯源】
主产于河南、山东、江苏等地。

【性味归经】
味微苦、甘，性微寒。归肺、胃经。

【本草语录】
"主消渴，身热，烦满大热，补虚，安中，续绝伤。"——《神农本草经》

"通小肠，排脓，消肿毒，生肌长肉，消仆损瘀血。治热狂时疾，乳痈，发背，痔瘘疮疖。"——《日华子本草》

"治痈疮肿毒，并止咳嗽带血。"——《滇南本草》

"凉心肺，解热渴。降膈上热痰，消乳痈肿毒。"——《景岳全书·本草正》

功效主治
本品清热生津，清肺润燥，解毒消痈。主要适用于如下病证：

热病伤津，消渴
前者常与北沙参、芦根合用；后者可配伍葛根、五味子等治疗。

肺热燥咳
症见干咳少痰，痰中带血，可与北沙参、麦冬等配伍治疗。

疮疡肿痛
配合连翘、蒲公英、浙贝等治疗。可内服，亦可外用。

现代研究
本品含较多的淀粉及皂苷、天花粉蛋白、多种氨基酸、天花粉多糖、植物凝集素、酶类、α-菠菜甾醇等成分。具有以下方面的生理作用：

① 引产，抗早孕。
② 抗癌，抗艾滋病病毒。
③ 调节血糖。
④ 抑菌，增强免疫力。

选购要点
以块大、色白、干燥、粉性足、质坚细腻、纤维少者为佳。

贮藏方法
置干燥处，防蛀。

用法用量

10～15克，入煎剂或丸、散剂。

注意事项

1. 不宜与附子、乌头同服。
2. 本品苦寒滋腻，凡脾胃虚寒、大便滑泻者忌用。
3. 用量过大可对肾、肝、心脏有一定毒害作用，引起实质细胞的轻度变性及至出血、死亡。

疗疾验方

治疗糖尿病

天花粉10克，西瓜皮、冬瓜皮各15克。上药同入砂锅，加水适量，文火煎煮，去渣取汁。口服，每日2～3次。

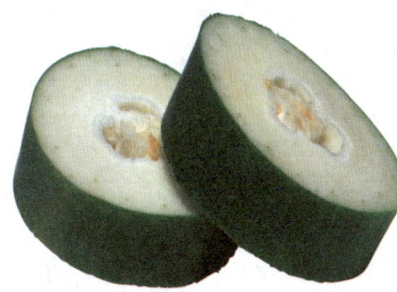

治疗疝气

天花粉18克，料酒适量。天花粉用料酒浸约6小时后慢火微煎滚，露1夜，次晨饮下。若未愈再服1剂。（中医验方）

治疗虚热咳嗽

天花粉30克，人参3克，为末，每服3克，每日1次，用米汤送服。（《濒湖集简方》）

治疗胃及十二指肠溃疡

天花粉30克，贝母15克，鸡蛋壳10个。上物研细末，每服6克，白开水送下。（《辽宁常用中草药手册》）

治疗跌打损伤，胸膛痛疼难忍，咳嗽多年不止

天花粉不拘多少，每服6克，用石膏豆腐卤调服。（《滇南本草》）

治疗乳头溃疡

天花粉60克，研末，鸡蛋清调敷。（内蒙古《中草药新医疗法资料选编》）

保健药膳

天花粉双耳汤

配方：天花粉20克，银耳15克，黑木耳15克。

制作：❶ 将银耳、黑木耳用温水泡发，摘除蒂柄，除去杂质，洗净，放入碗内；将天花粉放入，加水适量。

❷ 将盛木耳的碗置蒸笼中，蒸1小时，待木耳熟透即成。

功效：滋阴补肾润肺，调节血糖。适用于各型糖尿病患者。

天花粉粥

配方：天花粉10克，粳米100克，盐少许。

制作：❶ 粳米淘洗干净，用清水浸泡30分钟。

❷ 将天花粉煎取浓汁，去渣备用。

❸ 将粳米下入锅内，加入天花粉汁和适量冷水，煮至米烂粥稠即可。

功效：本粥载于《千金方》中，据说能清热，生津，止渴，适用于热病伤津、口渴多饮、肺热干咳、消渴。

清热凉血药

清热凉血药，多为苦、甘、咸、寒之品，主归心、肝经。入血分以清血分热邪，对血分实热有凉血清热作用。适用于热入营血，高热神昏，身发斑疹，舌质红绛，以及血热妄行所致的鼻衄、吐血、便血等证。

部分兼能养阴的凉血药，有一定的滋腻性而具有甘寒助湿之弊，故湿滞便溏、纳差者应慎用此类药物。而兼能活血化瘀的凉血药，孕妇当忌。

玄参

玄参为玄参科多年生草本植物玄参的干燥根。又名元参、重台、鹿肠、玄台、逐马、馥草、黑参、野脂麻、乌元参、浙玄参、细皮玄参。立冬前后茎叶枯萎时采挖，除去根茎、幼芽、须根和泥沙，晒或烘至半干，然后反复堆晒至内部色黑，晒干，切片。生用。

【产地溯源】
主产于我国长江流域以及陕西、福建等地。

【性味归经】
味苦、甘、咸，性寒。归肺、胃、肾经。

【本草语录】
"主腹中寒热积聚，女子产乳余疾，补肾气，令人目明。"——《神农本草经》

"主暴中风，伤寒身热，支满狂邪，忽忽不知人，温疟洒洒，血瘕下寒血，除胸中气，下水，止烦渴，散颈下核、痈肿、心腹痛、坚癥，定五脏。"——《名医别录》

"滋阴降火，解斑毒，利咽喉，通小便血滞。"——《本草纲目》

功效主治
本品清热凉血，滋阴解毒。主要适用于如下病证：

温热病
症见阴液耗伤，烦热口渴，神昏，便秘等。常与生地、麦冬、丹皮、黄连等同用。

咽喉肿痛
常与生地、沙参、麦冬同用。

瘰疬痰核
常与牡蛎、贝母、夏枯草等同用。

脱疽
常与当归、金银花、甘草同用。

选购要点
以个肥大、皮细、体糯质实、断面发乌而油润者为佳。

贮藏方法
贮于有盖容器中，防潮，防蛀。

用法用量

煎服，9~15克。

注意事项

1. 本品反藜芦。
2. 虚寒证不宜，脾虚便溏者尤应忌用。

疗疾验方

治疗发斑咽痛
玄参、升麻、甘草各15克、加水3碗，煎取一碗半，温服。（《本草纲目》）

治疗鼻中生疮
用玄参末涂搽患处，或把玄参在水中泡软后塞入鼻中。（《本草纲目》）

治疗阴虚便秘
玄参30克，麦冬24克。水煎服。（中医验方）

治疗淋巴结肿大
玄参（蒸）、牡蛎（醋煅）、贝母（去心，蒸）各等分，共研为末，炼蜜为丸。开水送服，每次9克，每日2次。（中医验方）

治疗风热头痛
玄参60克，煎浓汁500毫升，温饮。（中医验方）

治疗牙痛
玄参、生地各30克，土牛膝40克，细辛2克（药物剂量可随病情加减）。上药水煎服，每日1剂。服用1~13剂。（中医验方）

保健药膳

玄参磁石酒

配方：玄参150克，磁石（烧令赤，醋淬7遍，研细水飞）150克，白酒1000毫升。

制作：将玄参切碎，与磁石一同入布袋，置容器中，加入白酒，密封，浸泡7日后，过滤去渣即成。临卧空腹温服10毫升。

功效：滋阴，泻火，潜阳。适用于瘰疬寒热。

玄参猪肝汤

配方：玄参15克，猪肝300克，姜、葱各5克，盐、味精、鸡精各适量，棒子骨汤2500毫升。

制作：❶ 将玄参洗净，切成薄片；猪肝放入锅内，加水适量，煮透，捞出，切成薄片，加入姜、葱、调料除去腥味。
❷ 将玄参置煲内，加汤烧沸。先煮30分钟，再加入棒子骨汤、猪肝，煮熟，调味，上桌，既可烫其他菜食，又可直接佐餐。

功效：养肝益阴，泻火解毒。适用于急、慢性结膜炎，更年期综合征等。

玄参生地猪肉汤

配方：玄参、生地各80克，马勃20克，陈皮1角，猪肉250克，盐少许。

制作：❶ 玄参、生地、马勃分别用清水洗净。
❷ 陈皮用清水浸透，洗净。
❸ 猪肉用清水洗净。
❹ 瓦煲内加入适量清水，先用武火煲至水滚，然后放入以上全部材料，候水再滚起，改用中火继续煲2小时左右，以少许盐调味即可。

功效：清热消肿，养阴解毒。适用于口腔癌，尤其是喉癌，声音嘶哑、喉咙疼痛、喉部溃烂、口臭恶心、烦热不适等症。

注意：大便溏泄的人不宜多饮用。

牡丹皮

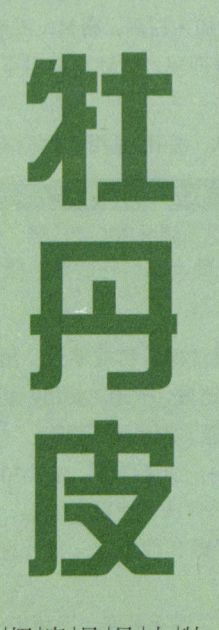

清热凉血药

牡丹皮为毛茛科多年生落叶小灌木牡丹的干燥根皮。又名丹皮、丹根、牡丹、凤丹、粉丹皮、原丹皮、连丹皮、刮丹皮、牡丹根皮。多为栽培。秋季采挖，晒干，切薄片。生用或炒用。

产地溯源

主产于安徽、四川、贵州、湖南、湖北、陕西、山东、甘肃等地。安徽铜陵凤凰山产者质量最优，习称"凤丹"。

性味归经

味苦、辛，性微寒。归心、肝、肾经。

本草语录

"主寒热，中风瘛疭、痉、惊痫邪气，除癥坚瘀血留舍肠胃，安五脏，疗痈疮。"——《神农本草经》

"主除时气，头痛，客热，五劳，劳气，头腰痛，风噤，癫疾。"——《名医别录》

"除邪气，悦色，通关腠血脉，排脓，通月经，消扑损瘀血，续筋骨，除风痹，落胎下胞，产后一切冷热血气。"——《日华子本草》

功效主治

本品清热凉血，活血散瘀。主要适用于如下病证：

热入血分

症见发斑发疹、吐血、衄血等，常与人工犀角、生地、赤芍等同用。

热病后期

症见夜热早凉及阴虚发热、无汗、骨蒸，常与青蒿、鳖甲、知母等同用。

选购要点

以条粗、肉质、断面色白、粉性足、香气浓、亮星多者为佳。

贮藏方法

置于通风干燥处，防潮，防蛀。

用法用量

煎服，6~12克。一般生用，出血证可用丹皮炭。

疗疾验方

治疗肠痈

大黄丹皮汤：牡丹皮、大黄各10克，桃仁15克，冬瓜子30克，芒硝10克，水煎服。适用于阑尾炎以及腹腔的其他化脓性疾病。（《金匮要略》）

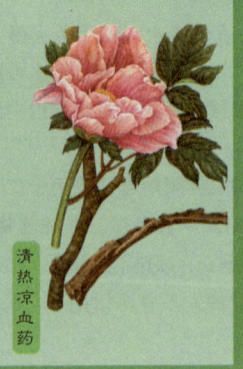

【产地溯源】
主产于辽宁、新疆、湖南、湖北、内蒙古等地。

【性味归经】
味甘、咸，性寒。归心、肝经。

【本草语录】
"主心腹邪气，五疸，补中益气，利九窍，通水道。"——《神农本草经》
"疗腹肿胀满痛。以合膏，疗小儿疮及面皶。"——《名医别录》

功效主治
本品活血凉血，解毒透疹。主要适用于如下病证：

温毒发斑，血热毒盛
症见斑疹紫黑。多与赤芍、蝉蜕等同用。

麻疹紫暗，疹出不畅，兼咽喉肿痛
多与连翘、牛蒡子、山豆根等同用。

选购要点
以条粗长、色紫、质软、皮厚者为佳。

贮藏方法
置于通风干燥处，防潮、防蛀。

用法用量
煎服，5～9克。外用适量，熬膏或用油浸泡涂搽。

 疗疾验方

治疗小便卒淋
紫草30克，制成散剂，每次饭前用井水煎服6克。（《本草纲目》）

治疗恶虫咬伤
用紫草煎油涂搽患处，有显效。（《本草纲目》）

治疗疮疹初期
紫草（去粗梗）60克，陈皮（去白，焙干）30克，共研为末。每次3克，水60毫升，入葱白2片，煎至30毫升，去渣温服。每次10毫升，每日3次。（中医验方）

预防麻疹
麻疹流行期间，可用紫草10克，甘草3克，水煎服。每日1次，连服3～7日。（中医验方）

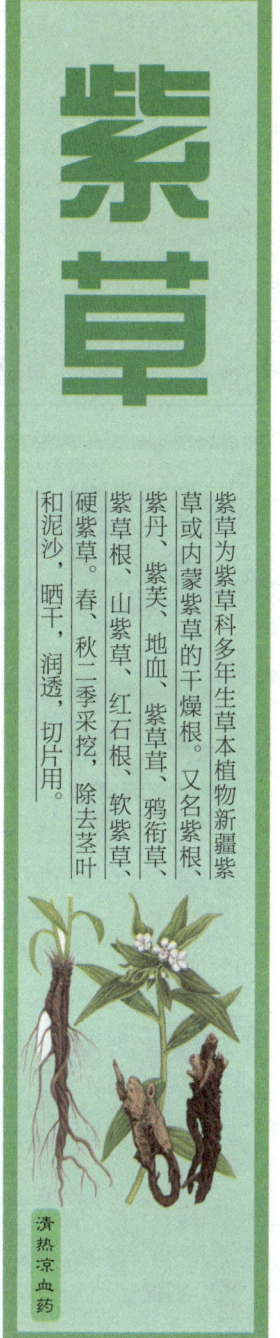

紫草为紫草科多年生草本植物新疆紫草或内蒙紫草的干燥根。又名紫根、紫丹、紫芙、地血、紫草茸、鸦衔草、紫草根、山紫草、红石根、软紫草、硬紫草。春、秋二季采挖，除去茎叶和泥沙，晒干，润透，切片用。

清热凉血药

清热燥湿药

清热燥湿药，性味苦、寒，故有清热燥湿，兼泻火解毒的功效。适用于湿热证及实热证。如湿温或暑温夹湿，因湿热蕴结，气机不畅，症见身热不扬、胸膈痞闷、小便短赤、舌苔黄腻；若湿热蕴结脾胃，升降失常，而致痞满吐利；湿热壅滞大肠，传导失职，可见泄泻、痢疾、痔疮肿痛；湿热蕴结肝胆，可见黄疸尿赤、耳肿流脓；湿热下注，则带下色黄，或热淋灼痛；湿热流注关节，则见关节红肿热痛；湿热浸淫肌肤，则成湿疹、湿疮等。

苦寒伤脾伐胃，苦燥伤阴，故用量不宜过大。脾胃虚寒，津伤阴亏者当慎用。确需使用，可配健胃及养阴药同用。

黄芩

黄芩为唇形科多年生草本植物黄芩的干燥根。又名条芩、枝芩、子芩、片芩、黄文、空肠、元芩、山茶根、黄金茶根等。多为野生。春、秋二季采挖。除去须根和泥沙，晒后撞去粗皮，晒干，蒸透或开水润透切片。生用、酒炙或炒炭用。

清热燥湿药

【产地溯源】
主产于我国东北以及河北、河南、内蒙古、山西、陕西等地。

【性味归经】
味苦，性寒。归肺、脾、胆、大肠、小肠经。

【本草语录】
"主诸热黄疸，肠澼泄痢，逐水，下血闭，恶疮，疽蚀，火疡。"——《神农本草经》

"疗痰热，胃中热，小腹绞痛，消谷，利小肠，女子血闭，淋露下血，小儿腹痛。"——《名医别录》

"治风热、湿热、头痛、奔豚热痛、火咳肺痿、喉腥、诸失血。"——《本草纲目》

功效主治

本品清热燥湿，泻火解毒，凉血止血，除热安胎。主要适用于如下病证：

肺热咳嗽
常与桑白皮、栝楼、鱼腥草等同用。

湿热下痢
常与黄连、葛根等同用。

胎热
症见胎动不安、恶心呕吐等。常与白术、竹茹、黄连等同用。

血热出血
症见吐血、衄血、便血、崩漏等。常与大黄、黄连、小蓟、地榆炭等同用。

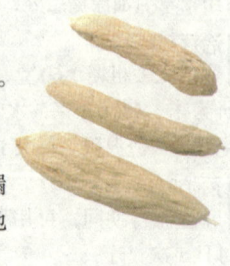

选购要点
以条长、质坚实、色黄皮净者为佳。

贮藏方法
置于通风干燥处，防潮，防蛀。

用法用量
3～9克。水煎服，或入丸、散剂。清热用生黄芩，安胎用炒黄芩，清上焦热用酒黄芩，止血用黄芩炭。

注意事项
黄芩苦寒伤胃，故脾胃虚寒者、孕妇胎寒者均不宜使用。

疗疾验方

治疗肝热生翳
黄芩30克，淡豆豉90克，共研为末。每次服9克，以熟猪肝裹药，温汤送下，每日2次。忌食酒、面。(《本草纲目》)

预防猩红热
在猩红热流行期间，用黄芩9克，水煎服。每日1剂，分2～3次服，连服3日。(中医验方)

治疗丹毒
黄芩100克，研成细末，用水调和，敷患处。每日数次。

治疗吐血、鼻血、下血
黄芩30克研末，每取9克加水1碗，煎取六成，和渣一起温服。(《本草纲目》)

安胎清热
黄芩、白术各等分，共研为末，调米汤做成丸，如梧桐子大。每服50丸，开水送下。(《本草纲目》)

治疗胸部积热
三补丸：黄芩、黄连、黄柏各等分，共研为末。蒸饼做成丸，如梧桐子大。每服20～30丸，开水送下。(《本草纲目》)

治疗肤热如火烧，骨蒸痰嗽等
黄芩30克，水2杯，煎取1杯，一次服下。(《本草纲目》)

治疗血淋热痛
黄芩30克，水煎，热服。(《本草纲目》)

妇女绝经期的年龄已过，仍有经血
黄芩心60克，浸淘米水中7日，取出炙干再浸，如此7次，研细，加醋调糊做成丸，如梧桐子大。每服70丸，空腹以温酒送下，1日2次。(《本草纲目》)

治疗产后血渴，饮水不止
黄芩、麦冬各等分，共研为末，水煎温服。(《本草纲目》)

保健药膳

黄芩蒸猪腰
配方：猪腰2个，黄芩12克，调料适量。

制作：❶将猪腰切开去筋膜，洗去血水切成片，放入清水中浸泡30分钟。
❷将猪腰与黄芩共置瓷器内，酌加调料，隔水用旺火蒸至猪腰熟透，去黄芩，分2次食用，5日为1疗程。

功效：补肾清热，安胎。适用于血热之先兆流产。

胡连黄芩粥
配方：胡黄连、黄芩各10克，粳米100克，白糖适量。

制作：❶将胡黄连、黄芩择净，同放锅中，加清水适量，浸泡5～10分钟后，水煎取汁。
❷粳米入药汁中煮粥，待熟时，调入白糖，再煮一二沸即成，每日1剂。

功效：清热燥湿。适用于肝胆湿热型血脂异常。

黄连

黄连为毛茛科多年生草本植物黄连、三角叶黄连或云连的根茎。又名川连、王连、支连、味连、雅连、云连、野连、土黄连、峨眉连、凤尾连、鸡爪黄连。秋季采挖，生用或姜炙、酒炙后用。

清热燥湿药

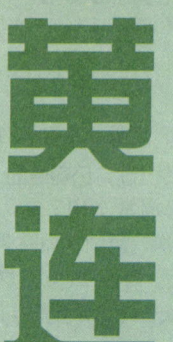

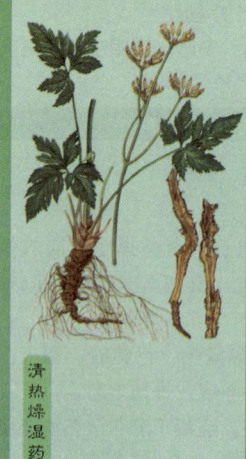

【产地溯源】

黄连主产于四川、湖北，三角叶黄连主产于四川洪雅、峨眉，云连主产于云南等地。

【性味归经】

味苦，性寒。归心、肝、脾、胃、胆、大肠经。

【本草语录】

"主热气目痛，眦伤泣出，明目，肠澼腹痛下痢，妇人阴中肿痛。"——《神农本草经》

"去心窍恶血，解服药过剂烦闷及巴豆、轻粉毒。"——《本草纲目》

"主五脏冷热，久下泄澼脓血，止消渴，大惊，除水利骨，调胃厚肠，益胆，疗口疮。"——《名医别录》

"治五劳七伤，益气，止心腹痛。惊悸烦躁，润心肺，长肉，止血；并疮疥，盗汗，天行热疾；猪肚蒸为丸，治小儿疳气。"——《日华子本草》

"治痈疽疮疥，酒毒，胎毒，除疳杀虫。"——《本草备要》

功效主治

本品清热燥湿，泻火解毒。主要适用于如下病证：

湿热呕吐、痢疾
前者常与吴茱萸、生姜、竹茹等同用；后者多与木香、黄芩等配伍。

温热病
症见神昏谵语、烦躁不宁等。常与菖蒲、天竺黄、人工犀角等同用。

心火亢盛
症见心烦失眠。常与栀子、朱砂、生地等同用。

各种热毒证
如口舌生疮、咽喉肿痛、疮疥痈肿等。常与生地、金银花、生大黄、蒲公英等同用。

选购要点

以条粗壮、无残茎毛须、质坚实而体重、断面红黄者为佳。习惯认为雅连、川连品质较优。

贮藏方法

贮于有盖容器中，置于通风干燥处。

用法用量

2～5克。水煎服，或入丸、散剂。本品炒用能降低寒性，姜汁炙用清胃止呕，酒炙清上焦火，猪胆汁炒泻肝胆实火。外用适量。

注意事项

本品大苦大寒，过量或服用较久，易致败胃。故凡胃寒呕吐、脾虚泄泻、阴虚烦热者均忌用。如必须用时应适当配伍。

疗疾验方

治疗痢疾下血
黄连30克，加水400毫升，煮取200毫升，凉一夜，次日烧热后空腹服。（《本草纲目》）

治疗无名肿毒
黄连、槟榔各等分，共研为末，加鸡蛋清调匀搽患处。疮已溃或未溃皆可用此方。（《本草纲目》）

治疗湿疹、头疮、头癣
黄连500克，水煎，去渣，药液洗发或外洗患处。每日1次。（中医验方）

治疗口舌生疮
黄连60克，以料酒500毫升煎汤，煎液经常漱口或口含。（中医验方）

治疗呃逆（打嗝）
黄连3克，苏叶2.5克，水煎服。

治疗心肾不交，怔忡无寐（失眠）
交泰丸：生川黄连15克，肉桂心1.5克，研细末，用白蜜合为丸。淡盐水送服。（《四科简效方》）

治疗小儿胃热吐乳
黄连6克，清半夏6克。共为细末，分100等份，日服3次，每次1份。（辽宁《中草药新医疗法资料选编》）

治疗妊娠子烦，口干不得卧
取黄连末适量，每服3克，用稀粥送服。

【产地溯源】
关黄柏主产于辽宁、吉林等地；川黄柏主产于四川、贵州等地。

【性味归经】
味苦，性寒。归肾、膀胱经。

【本草语录】
"主五脏肠胃中结热，黄疸，肠痔；止泄痢，女子漏下赤白，阴伤蚀疮。"——《神农本草经》

"主热疮疱起，虫疮，痢下血，杀蛀虫；煎服，主消渴。"——《本草拾遗》

"安心除劳，治骨蒸，清肝，明目，多泪，口干，心热，杀疳虫，治蛔心痛，疥癣，蜜炙治鼻洪，肠风泻血，后分急热肿痛。"——《日华子本草》

功效主治

本品清热燥湿，泻火解毒，退热除蒸。主要适用于如下病证：

湿热下痢
常与黄连、白头翁、秦皮等同用。

湿热黄疸
常与栀子、茵陈、大黄等同用。

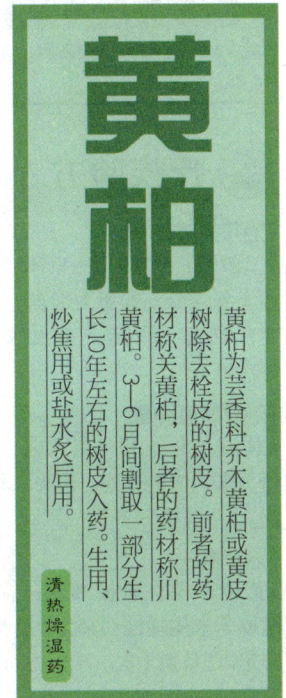

黄柏

黄柏为芸香科乔木黄柏或黄皮树除去栓皮的树皮。前者的药材称关黄柏，后者的药材称川黄柏。3～6月间割取一部分生长10年左右的树皮入药。生用、炒焦用或盐水炙后用。

清热燥湿药

湿热带下
常与山药、白果、芡实、车前子等同用。

热淋
症见小便赤涩热痛等，常与生地、栀子、木通等同用。

阴虚火旺
症见骨蒸劳热、盗汗、梦遗等，常与知母、地黄、龟板等同用。

选购要点
以皮厚、色鲜黄者为佳。

贮藏方法
置通风干燥处，防潮，防霉。

用法用量
3～12克，水煎服，外用可研末调敷。清热燥湿解毒宜生用；泻火、退骨蒸宜用盐水炒；清上焦热宜用酒炒。

注意事项
本品大苦大寒，易损胃气，故脾胃虚寒者忌用。

疗疾验方

治疗关节炎
二妙散：黄柏（炒）、苍术（米泔水浸炒）各等分，共研为细末。每次用3～5克，加姜汁2滴，开水调服。（《丹溪心法》）

治疗痈疽肿毒
黄柏（炒）、川乌头（炮）各20克，共研为末，调敷患处，留头，频以米泔水润湿。（中医验方）

治疗盗汗
黄柏30克，研极细末，装瓶备用。用时取药末用唾液调和为丸，敷脐孔，胶布固定，2日换1次，汗止方可停药。（中医验方）

治疗各种外伤出血
黄柏30克，细辛3克，共研为末，敷在创口上，包扎即可。（中医验方）

治疗舌生疮
黄柏适量，用生蜜涂其上，炙成黄色，研成极细末，撒于疮面上。忌食酱油、醋、盐。（中医验方）

治疗阴囊湿疹
黄柏12克，五倍子12克，青黛3克，共研细末，鸡蛋黄调和敷患处。皮肤破损时，先用纱布垫于破损皮肤上，然后敷药物。

治疗小儿热泻
黄柏适量焙为末，用米汤和丸如粟米大，每服10～20丸，米汤送下。《十全博救方》

治疗伤寒（症见身黄、发热）
栀子柏皮汤：黄柏60克，炙甘草30克，肥栀子15个。上3味以水800毫升煮取300毫升，去滓，分温再服。（《伤寒论》）

治疗梦泄遗精、滑精
珍珠粉丸：黄柏300克（放新瓦上烧，令通赤为度），真蛤粉300克。上2物为细末，滴水为丸，如桐子大。每服100丸，空腹用酒送下。（《素问病机气宜保命集》）

保健药膳

熟地黄柏炖乌龟

配方：熟地30克，黄柏10克，知母20克，乌龟1只（500克），料酒10克，盐4克，味精3克，姜5克，葱10克，胡椒粉3克，鸡油25克，上汤1800毫升。

制作：❶ 将以上药物炮制后，洗净，放入纱布袋内，扎紧口；乌龟宰杀后，去头、尾、内脏，留龟板、龟壳；姜切片，葱切段。
❷ 将龟、药包、姜、葱、料酒、上汤同放炖锅内，置武火上烧沸，再用文火炖35分钟，加入盐、味精、鸡油、胡椒粉即成。

功效：滋阴降火。适用于肾阴不足、阴虚火旺导致的血精等症。

龙胆

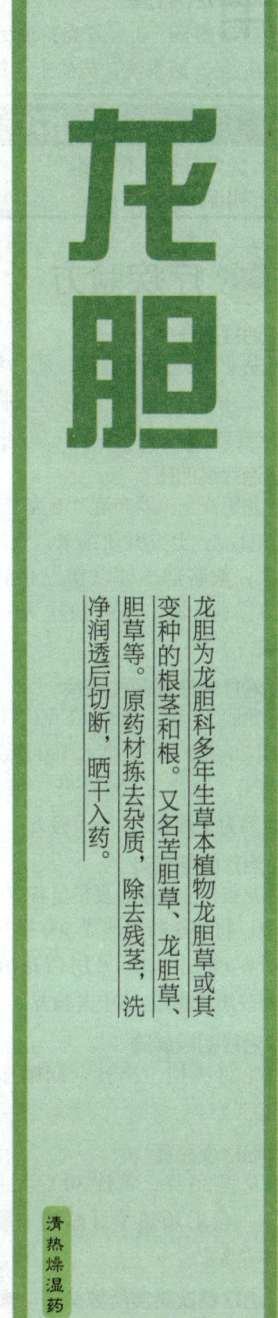

龙胆为龙胆科多年生草本植物龙胆草或其变种的根茎和根。又名苦胆草、龙胆草、胆草等。原药材拣去杂质，除去残茎，洗净润透后切断，晒干入药。

清热燥湿药

【产地溯源】
主产于黑龙江、吉林、内蒙古、江苏等地。

【性味归经】
味苦，性寒。归肝、胆经。

【本草语录】
"主骨间寒热，惊痫，邪气，续绝伤，定五脏，杀蛊毒。"——《神农本草经》

"除胃中伏热，时气温热，热泄下痢，益肝胆气，止惊。"——《名医别录》

"吐血、衄血、二便下血……因肝胆有热而致病者，皆能愈之。"——《医学衷中参西录》

功效主治

本品清热燥湿，泻肝胆火。主要适用于如下病证：

肝胆实热
症见头痛、目赤肿痛、口苦、胁痛、耳聋耳肿等，常与黄芩、山栀、柴胡、菊花等同用。

热盛动风、急惊抽搐
常与羚羊角、石决明、钩藤、黄连等同用。

湿热黄疸
常与茵陈、山栀、大黄等同用。

湿热下注
症见阴囊肿痛、阴痒带下等，常与黄柏、泽泻、苦参等同用。

现代研究

本品含龙胆苦甙、龙胆甙等独特成分。具有以下方面的生理作用：

1. 利尿、降血压。
2. 促进胃液分泌，健胃。
3. 保肝、利胆。
4. 抗炎消肿、松弛肌肉。
5. 抗菌、抗疟、驱蛔。

选购要点

以条粗长、色黄、残茎少者为佳。

贮藏方法

置于通风干燥处，防潮，防霉，防蛀，防污染。

用法用量

煎汤，3～6克；或入丸、散。外用适量，煎水洗，或研末调搽。

注意事项

1. 脾胃虚寒者不宜用。
2. 阴虚津伤者慎用。

疗疾验方

治疗盗汗
龙胆汤：龙胆适量，研为细末，每服3克，猪胆汁90克，空心、临卧点入温酒少许调服。(《杨氏家藏方》)

治疗高血压
龙胆6克，罗布麻叶6克，桂枝3克，川芎2克。上方共研细末，然后以酒调为膏状，敷脐部，外以伤湿止痛膏固定。每日换药1次，连用10次为1疗程。(中医验方)

治疗急性细菌性痢疾
龙胆15克，地榆12克，乌梅30克，山楂20克。上药加水500毫升，煎取400毫升。每次服100毫升，每日4次，连服5剂为1疗程。(中医验方)

治疗眼结膜炎
龙胆、金钱草、夏枯草各30克，菊花100克。将前3药水煎成500毫升，每天1剂，分早晚2次服。另用菊花煎水500毫升，每晚熏洗患眼。(中医验方)

治疗咽喉肿痛
龙胆一把，捣汁，汩嗽服之。(《本草汇言》)

治疗夜盲症
龙胆30克，黄连30克。上2味研为细末，食后用热羊肝蘸药末服。(《履巉岩本草》)

治疗暴饮暴食所致头晕、烦郁等
苦参60克，龙胆20毫升，共研细末，加牛胆汁调药成丸，如梧桐子大，以生麦汁服5丸，每日3次。(《补缺肘后方》)

保健药膳

清火粥

配方：龙胆3克，泽泻5克，柴胡5克，黄芩3克，栀子3克，木通10克，车前子15克，当归尾10克，生地20克，甘草6克，大米150克，白糖30克。

制作：❶ 将以上药物炮制后，洗净，放入瓦锅内，加水500毫升，煎煮25分钟，停火，过滤，去渣留药液。

❷ 将大米淘洗干净，去泥沙，放入锅内，加入药液，另加清水500毫升，置武火上烧沸，再用文火煮35分钟，加入白糖即成。

功效：清泻相火。适用于肝经湿热、下焦相火旺盛导致的血精等症。

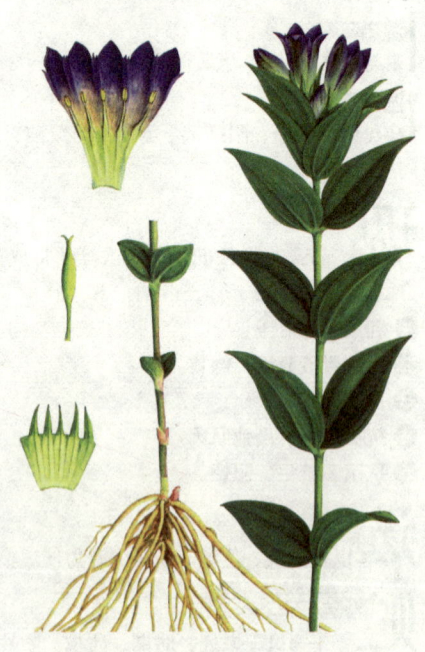

清热解毒药

清热解毒药，仍以苦寒为主，于清热泻火之中能解热毒。此处所指的"毒"，是为火热壅盛所致，通常称为"热毒"或"火毒"。该类药物具有清泻热毒或火毒的作用，主要适用于痈肿疔疮、斑疹丹毒、瘟毒发颐、咽喉肿痛、热毒下痢、虫蛇咬伤，以及其他急性热病等。

本类药物药性寒凉，应中病即止，不可多服、久服，以免损伤脾胃。

牛黄

牛黄为牛科动物黄牛或水牛的干燥胆结石。又名犀黄、西黄、胆黄、肝黄、管黄、果黄、丑宝、西牛黄、京牛黄、碎片黄、空心黄、乌金黄等。全年有产。宰牛时，若发现胆囊、胆管或肝管中有牛黄，应立即滤去胆汁，将牛黄取出，除去外部薄膜，阴干，切忌风吹、日晒或火烘。用时取原药材，除去杂质，研极细粉末服用。

清热解毒药

【产地溯源】
主产于我国西北、东北地区，河南、河北、江苏等地亦产。

【性味归经】
味苦，性凉。归肝、心经。

【本草语录】
"主惊痫寒热，热盛狂痓。"——《神农本草经》

"疗中风失音，口噤，妇人血噤，惊悸，天行时疫，健忘虚乏。"——《日华子本草》

"疗小儿百病，诸痫热，口不开，大人狂癫，又堕胎。"——《名医别录》

"其主小儿惊痫寒热，热盛口不能开，及大人癫狂痫痓者，皆肝、心二经邪热胶痰为病，心热则火自生焰，肝热则木自生风，风火相搏，故发如上等证，此药味苦气凉，入二经除热消痰，则风火熄，神魂清，诸证自瘳矣。"——《本草经疏》

功效主治

本品清热解毒，熄风止痉，化痰开窍。主要适用于如下病证：

温热病，小儿惊风
症见壮热神昏、惊厥抽搐等。多与朱砂、全蝎、钩藤等同用。

痈疽，疔毒，乳岩，瘰疬
多与乳香、没药、麝香等同用。

咽喉病
咽喉肿痛兼口舌生疮，多与黄芩、大黄、雄黄等同用；咽喉肿痛、溃烂，多与珍珠同用，研为末，吹喉。

痰热蒙蔽心窍
症见神昏、口噤、痰鸣等。单用牛黄，研为末，竹沥化服；或与麝香、黄连、栀子等同用。

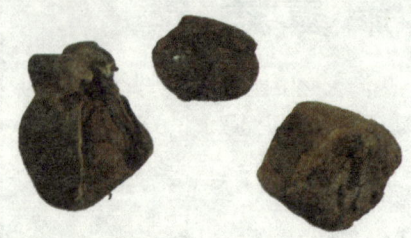

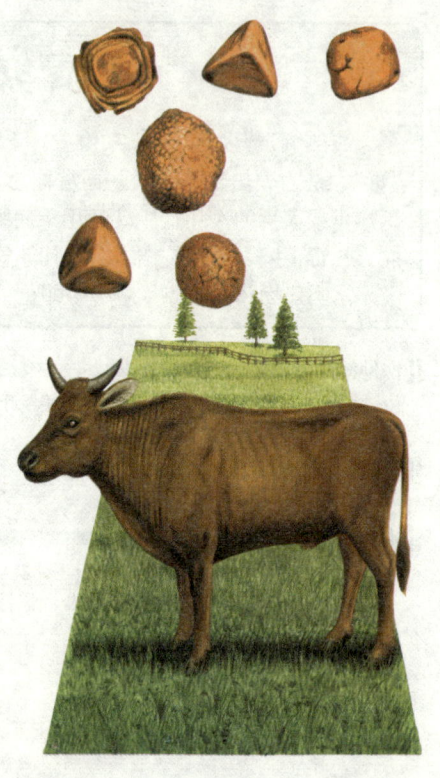

现代研究

本品含胆汁酸、胆汁色素、胆红素、维生素D、多种氨基酸及钠、钙、镁、铁、铜、磷、胡萝卜素等成分。具有以下方面的生理作用：

❶ 强心，保护心肌，降低心律失常发生率。

❷ 减轻血脂异常，抗动脉硬化。

❸ 镇静、镇痉、催眠、抗惊厥。

❹ 抗炎、抗过敏、抗菌、抗病毒。

❺ 提高免疫细胞吞噬功能，抗肿瘤。

❻ 促进胆汁排出，并能抑制肝损伤。

❼ 扩张微血管，并拮抗肾上腺素升高血压的作用，可降血压。

❽ 解热、解毒、降温、镇咳等。

选购要点

以呈卵形、类球形或三角形，表面金黄色或黄褐色，有光泽，质地松脆，断面棕黄色或金黄色，有自然形成层，气清香，味微苦后甘者为佳。

贮藏方法

置于通风干燥处，防潮，防蛀。

用法用量

0.15～0.35克。研末用，入丸、散剂，不入煎剂。

注意事项

1. 脾胃虚弱者及孕妇慎用。
2. 非实热证忌用。

疗疾验方

治疗小儿麻疹

牛黄青石饮：京牛黄0.6～1.2克，生石膏、大青叶各30克。京牛黄研细末，以生石膏、大青叶煎水送服。每日2次分服。（中医验方）

治疗小儿热惊

取牛黄如杏仁大一块，加竹沥、姜汁各100毫升，调匀让患儿服下。（《本草纲目》）

治疗新生儿丹毒

西牛黄0.3克，绿豆衣0.5克，生甘草1.5克，金银花3克。共研细末，均分7包。每日1包，分2次服，7日服完。（中医验方）

治疗胎毒疮疖及一切疮疡

牛黄解毒丸：牛黄9克，甘草、金银花各30克，草河车15克。上药共研为末，炼蜜为丸，每服适量。(《保婴撮要》)

治疗伤寒咽喉痛，心中烦躁，舌上生疮

牛黄散：牛黄（研）、朴硝（研）、甘草（炙，锉）各30克，升麻、栀子（去皮）、芍药各15克。捣研为细散，再同研令匀。每服3克，食后煎姜、蜜汤，放冷调下。(《圣济总录》)

治疗小儿鹅口疮，不能饮乳

牛黄0.3克，研为末，用竹沥调匀，沥在小儿口中。(《圣济总录》)

治疗初生胎热或身体黄者

牛黄一豆大，入蜜调膏，乳汁化开，时时滴儿口中，形色不实者，勿多服。(《小儿药证直诀》)

 保健药膳

牛黄酒

配方：牛黄、钟乳（研）、麻黄、秦艽、人参各2.4克，桂心2克，龙角、白术、甘草、细辛、当归各1.5克，杏仁1.2克，蜀椒、蛴螬虫各9克，白酒500毫升。

制作：❶ 将前14味捣碎，入布袋，置容器中，加入白酒，密封。
❷ 浸泡7日后，过滤去渣即成。
功效：益气助阳，活血祛风，清心镇惊。适用于小儿惊痫，经年小劳辄发，风湿等症。

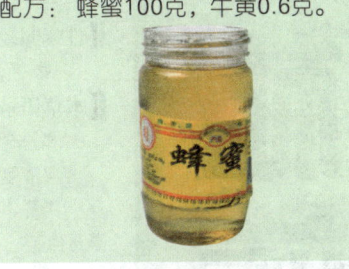

牛黄蜜饮

配方：蜂蜜100克，牛黄0.6克。

制作：将蜂蜜、牛黄混合，兑水服用。隔日服1次，连服数日。
功效：适用于老年性视力衰退、干眼症。

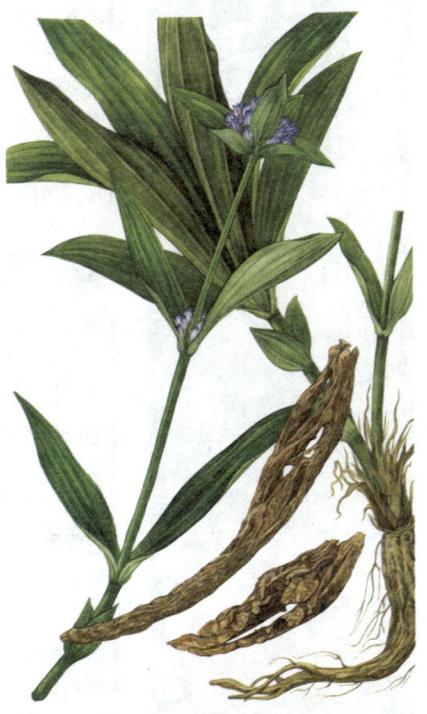

板蓝根

板蓝根为十字花科二年生草本植物菘蓝的干燥根。又名靛根、大青、靛青根、蓝靛根、大蓝根、菘蓝根、北板蓝根。均为栽培。冬季栽培，秋季采挖，除去泥沙，晒干，切片。生用。

清热解毒药

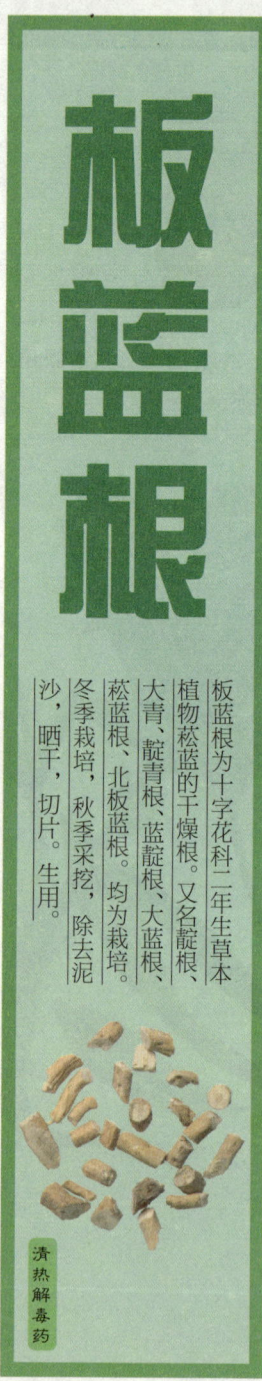

【产地溯源】
主产于河北、江苏、浙江、安徽、河南等地。

【性味归经】
味苦，性寒。归心、胃经。

【本草语录】
"治天行热毒。"——《日华子本草》
"清热解毒，辟疫，杀虫。"——《本草便读》
"解诸毒恶疮，散毒去火，捣汁或服或涂。"——《分类草药性》

功效主治

本品清热解毒，凉血利咽。主要适用于如下病证：

急性热病
症见高热头痛、呕吐烦渴、抽搐等，常与大青叶、石膏、黄芩等同用。

大头瘟毒，痄腮，乳蛾
常与黄连、黄芩、牛蒡子、金银花、玄参等同用。

湿热黄疸，热重于湿
常与茵陈、山栀等同用。

疗疾验方

治疗流行性出血性结膜炎（红眼病）
板蓝根、白茅根各60克。水煎，每日1剂，分早、晚饭后服。小儿则少量频服。忌辛辣。（中医验方）

治疗病毒性肝炎
板蓝根30克，大青叶30克，茶叶15克。上药加水煎煮取汁，每日服2次，连服2周。（中医验方）

治疗急性黄疸型肝炎
板蓝根30克，栀子根45克（干品）。水煎服。（中医验方）

治疗赘疣
板蓝根、香附、木贼、大青叶各30克。上药加水500毫升，煎沸3~5分钟，先熏，待温后用力搽患处，每晚6次，每次20分钟。每服药可用3日。9日为1疗程。（中医验方）

治疗流行性腮腺炎
板蓝根30克，柴胡6克，甘草3克。上药水煎服，每日1剂。（中医验方）

金银花

金银花为忍冬科多年生半常绿缠绕性木质藤本植物忍冬、红腺忍冬、山银花或毛花柱忍冬的干燥花蕾或带初开的花。又名银花、金花、二花、双花、苏花、金藤花、忍冬花、鹭鸶花、二宝花、密银花等。栽培和野生者均有。夏初当花含苞未放时采摘,阴干。生用、炒用或制成露剂使用。

【产地溯源】

我国南、北各地均产,主产于河南、山东等地。密银花(亦称南银花,主产于河南密县一带)品质最优,济银花(亦称东银花,主产于山东济南一带)产量最大。

【性味归经】

味甘,性寒。归肺、心、胃经。

【本草语录】

"主一切风湿气,及诸肿毒、痈疽疥癣、杨梅诸恶疮。散热解毒。"——《本草纲目》

"金银花,善于化毒,故治痈疽、肿毒、疮癣、杨梅、风湿诸毒,诚为要药。毒未成者能散,毒已成者能溃,但其性缓,用须倍加,或用酒煮服,或捣汁掺酒顿饮,或研烂拌酒厚敷。"——《景岳全书·本草正》

"主热毒,血痢,水痢。浓煎服之。"——《本草拾遗》

"清热,解诸疮,痈疽发背,丹流瘰疬。"——《滇南本草》

功效主治

本品清热解毒,疏散风热。主要适用于如下病证:

外感风热及温病初起

常与荆芥、连翘、牛蒡子、薄荷等同用。

疮疡痈毒,红肿热痛

常与连翘、蒲公英、紫花地丁等同用。

热毒泻痢、便脓血

单用或配伍黄连、木香、葛根、白头翁等。

选购要点

以花蕾初开、完整、梗叶少、金黄色、花蕾多、无杂质者为佳。

贮藏方法

贮于有盖容器内,置通风干燥处,防潮,防蛀。

用法用量

煎服,6~15克。金银花露每次60~120毫升(相当于金银花生药3.5~7克)。外用适量。

注意事项

疮疡、痢疾等病证属虚寒者慎用。

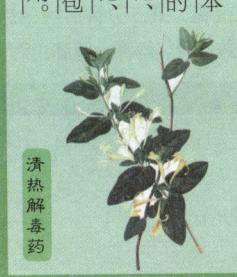

清热解毒药

疗疾验方

治疗痈疮
金银花酒：金银花50克，甘草10克。上药用水2碗，煎取半碗，再入酒半碗，略煎，分3份。早、午、晚各服1份，重者1日2剂。（《医方集解》）

治疗病毒性肝炎
金银花30克，人工犀角2克（或水牛角12克）。先将金银花煎汁去渣，放凉。将人工犀角或水牛角锉成末，每日分2～3次服用，用金银花汁冲服。适用于重症肝炎患者。（中医验方）

治疗乳腺炎
金银花45克，鹿角霜15克，王不留行12克，料酒1杯为引，水煎服。（中医验方）

治疗小儿便秘
金银花、菊花各18克，甘草8克。上药轻煎2次，取汁为茶。每次量：2岁以下100～200毫升，大于2岁300毫升。每日1剂，频饮。（中医验方）

保健药膳

银花莲子羹
配方：金银花25克，莲子50克，白糖适量。

制作：将金银花洗净，莲子用温水浸泡后，去皮、心、洗净，放入砂锅内，用武火烧沸，再用文火煮至莲子烂熟，放入洗净的金银花，煮5分钟后加白糖调匀即成。

功效：清热解毒，健脾止泻。

银花茶
配方：金银花30克，白糖30克。

制作：① 将金银花洗净，放入锅内，加水适量。

② 将锅置武火上烧沸，再用文火煎煮25分钟，停火，滤去渣，加入白糖搅匀即成。

功效：清热解毒，疏散风热。肠伤寒患者饮用尤佳。

金银花肉片汤
配方：金银花20克，猪瘦肉250克，料酒10克，生姜10克，盐3克，味精3克，植物油15克，小白菜100克。

制作：① 将猪瘦肉洗净、切薄片，金银花、小白菜洗净，生姜切片。

② 将炒锅置武火上烧热，加入植物油，烧至六成热，加入生姜爆香，加水适量，烧沸，下入猪瘦肉、金银花、小白菜，煮熟后加入盐、味精即成。

功效：补虚损，清热解毒。肠伤寒康复期食用尤佳。

银花山楂饮
配方：金银花30克，山楂10克，蜂蜜250克。

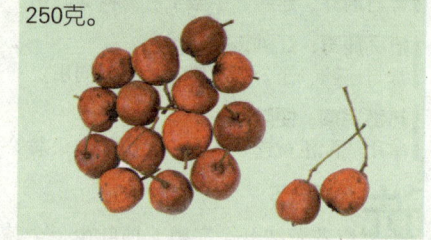

制作：金银花、山楂放入锅内，加水适量，置武火上烧沸，30分钟后将药液滗入小盆内，再煎熬1次滗出药液，将2次液合并，放入蜂蜜，搅拌均匀即成。

功效：辛凉解表。适用于风热感冒，发热头痛，口渴等症。

蒲公英

蒲公英为菊科多年生草本植物蒲公英、碱地蒲公英或多种同属植物的干燥带根全草。又名蒲公草、仆公英、仆公罂、婆婆丁、蒲公丁、奶汁草、耨耨草、黄花草、古古丁、茅萝卜、黄花三七、黄花地丁。均为野生。夏、秋二季采收，除去杂质，洗净晒干，切段。鲜用或生用。

清热解毒药

【产地溯源】
全国各地均产，主产于河北、山东、河南等地。

【性味归经】
味苦、甘，性寒。归肝、胃经。

【本草语录】
"化热毒，消恶肿结核，解食毒，散滞气。"——《本草衍义补遗》

"敷诸疮肿毒，疥癞癣疮；祛风，消诸疮毒，散瘰疬结核；止小便血，治五淋癃闭，利膀胱。"——《滇南本草》

"蒲公英，其性清凉，治一切疔疮、痈疡、红肿热毒诸证，可服可敷，颇有应验，而治乳痈乳疖，红肿坚块，尤为捷效。鲜苦捣汁温服，干者煎服，一味亦可治之，而煎药方中必不可缺此。"——《本草正义》

"主妇人乳痈肿，水煮饮之及封之。"——《新修本草》

"专治乳痈、疔毒，亦为通淋妙品。"——《本草备要》

功效主治

本品清热解毒，消痈散结，利湿通淋。主要适用于如下病证：

痈肿疮疡（既可用于外痈，亦可用于内痈）
外痈，可与金银花、野菊花、紫花地丁等配合应用；肺痈，可与鱼腥草、芦根等配合应用；肠痈，可与大黄、牡丹皮等相配合。

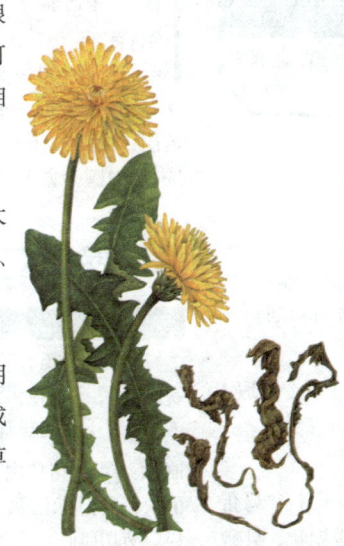

湿热证
黄疸，可加茵陈、大黄；淋证，可加木通、滑石等。

肝火上炎
症见目赤肿痛，单用蒲公英，浓煎内服；或与菊花、黄芩、夏枯草等同用。

咽喉肿痛
多与板蓝根、玄参等同用。

现代研究

本品含蒲公英甾醇、胆碱、肌醇、天门冬酰胺、皂苷、苦味质、有机酸、蛋白质、脂肪、菊糖和果胶等。具有以下方面的生理作用：

❶ 对金黄色葡萄球菌耐药菌株、溶血性链球菌有较强的杀灭作用，对其他多种致病菌、钩端螺旋体亦有抑制作用。

❷ 增强机体免疫功能。

❸ 疏通乳腺管阻塞，促进泌乳。

❹ 利胆、保肝、利尿、健胃、抗溃疡、轻泻、抗肿瘤等。

选购要点

以身干、叶多、色灰绿、根完整、花黄、无杂质者为佳。

贮藏方法

贮存于通风干燥处，防潮，防蛀。

用法用量

9~15克。水煎服或用鲜品捣碎外敷。

注意事项
若用量过大可导致腹泻，故脾胃虚寒者少用。

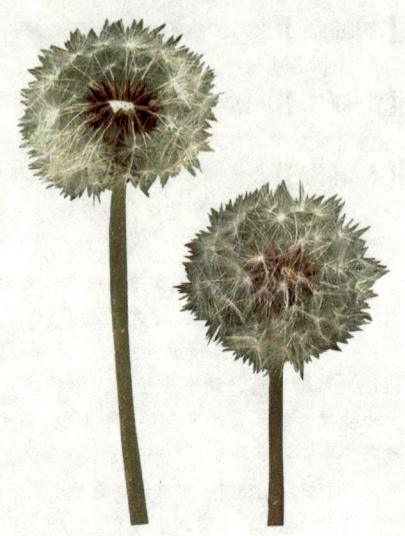

疗疾验方

治疗丹毒
鲜蒲公英30克（干品20克）。上药洗净加水适量，煎汤代茶。（《实用中医外科学》）

治疗乳痈红肿
蒲公英30克，捣烂，加水2碗，煎取1碗，饭前饮服。（《本草纲目》）

治疗流行性腮腺炎
鲜蒲公英30克，捣碎，加入1个鸡蛋清，搅匀，加冰糖适量，捣成糊状，外敷患处。每日换药1次。（中医验方）

治疗小儿便秘
蒲公英80克，加水150毫升，煎至80毫升，加白糖或蜂蜜。每日1剂，顿服。（中医验方）

治疗赘疣
鲜蒲公英1000克，洗净晾干，揉成团状，在患处反复擦拭，每次5分钟，每日数次。（中医验方）

治疗痔疮
鲜蒲公英100~200克（干品50~100克）。每天1剂，水煎服。止血则炒至微黄用，内痔嵌顿及炎性外痔可配合水煎熏洗。（中医验方）

保健药膳

蒲公英瘦肉汤

配方：蒲公英15克，猪瘦肉150克，料酒10克，姜5克，葱10克，盐5克，大枣5枚，上汤100毫升。

制作：❶ 把猪瘦肉洗净，切成4厘米见方的块；蒲公英洗净；大枣洗净，去核；姜拍松，葱切段。

❷ 把猪瘦肉、蒲公英、姜、葱、料酒、

盐、大枣同放入炖锅内,加入上汤,武火烧沸,文火煲 40 分钟即成。

功效:清肺热,止烦渴。适用于上消型糖尿病患者。

蒲公英粥

配方:蒲公英20克(鲜品50克),大米100克。

制作:❶ 将蒲公英洗净,放入锅内,加水适量,煎煮 20 分钟,停火,去渣留汁液。

❷ 将大米淘洗干净,放入锅内,再放入药汁和适量清水,置武火上烧沸,再用文火煮 30 分钟即成。

功效:清热解毒,利湿消肿。对大肠溃疡有一定疗效。

蒲公英煮羊肚

配方:蒲公英(鲜品)150克,羊肚1个,姜10克,葱10克,料酒15克,盐6克,味精3克,胡椒粉3克。

制作:❶ 将羊肚洗净,切成 4 厘米见方的块;姜切片,葱切段;蒲公英洗净,去根。

❷ 将羊肚和姜、葱、料酒同放炖锅内,加水适量,置武火上煮 50 分钟,投入蒲公英、胡椒粉、盐、味精,搅匀即成。

功效:温胃,止痛。

蒲公英芦根粥

配方:蒲公英30克,芦根40克,杏仁10克,粳米60克,冰糖适量。

制作:❶ 前 3 味药加水煎取药汁,去渣。
❷ 粳米加入药汁煮成稀粥,下冰糖调味。每日 1 剂,可作小儿饭食,连用 7 日。

功效:清热解毒,肃肺止咳。适用于各类细菌性肺炎、病毒性肺炎,患儿发热、咳嗽、纳食不佳。

注意:病久体虚,小便清长者不宜食用。

公英橄榄萝卜粥

配方:蒲公英15克,萝卜100克,橄榄、粳米各50克。

制作:❶ 蒲公英、萝卜、橄榄共捣碎,装入小布袋,加水适量,水煎 20 分钟后,弃去药包。

❷ 将淘净的粳米加入药汁中,加温水适量,共煮粥。供早餐食用。

功效:清热宣肺,解毒利咽。适用于糖尿病并发扁桃体炎属风热者。

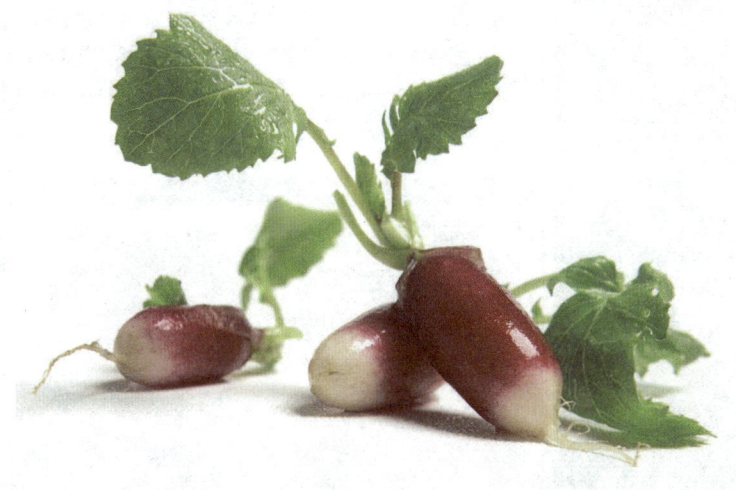

第七章 解表药

凡以发散表邪,解除表证为主要作用的药物,称为"解表药",又称"发表药"。

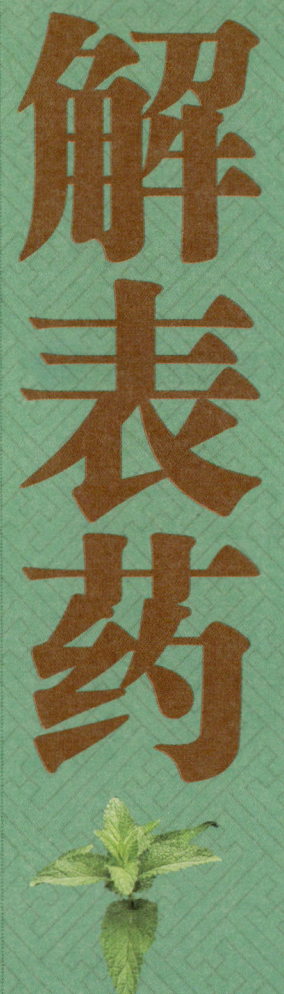

分类

发散风寒药:以发散风寒,治疗外感风寒表证为主的药物。亦称辛温解表药。

发散风热药:以发散风热,治疗外感风热表证为主的药物。亦称辛凉解表药。

功效

中医论点:解表药多数具有辛味,发散表邪;主入肺与膀胱经。肺合皮毛,膀胱主一身之表。发散使在表的病邪解除,或使表邪通过汗出而解,达到治疗表证的目的。即《内经》所言"其在表者,汗而发之"之义。

现代药理:解表药一般具有不同程度的发汗、解热、镇痛、抑菌、抗病毒、祛痰、镇咳、平喘、利尿等作用,部分药物还有降压以及改善心脑血液循环的作用。

应用

1.使用解表药,应根据四时气候变化及患者体质的不同,选用相宜的解表药并作适当的配伍,如冬多风寒,春多风热,夏多暑湿,秋多兼燥,分别要与温里药、清热药、化湿药或润燥药配伍。表证夹湿,宜以祛风胜湿的解表药为主,并合用化湿之药;温热病邪在卫分,宜用发散风热药,并辅以清热解毒药。若体虚之人外感,应辨别不同的正气虚衰,分别与益气、助阳、养血、滋阴药配伍,以扶正解表。

2.可依据兼有症,进行必要的配伍。如见咳喘痰多,或气滞胀闷、呕恶者,可与化痰止咳平喘药或行气和中药同用。

3.使用本类药应注意因时因地而异,如温暖季节易出汗,用量宜小;寒冷季节不易出汗,用量可稍大;同样,严寒地区用量宜重;炎热地区用量宜轻。本类药多为辛散之品,入汤剂不宜久煎,以免有效成分挥发而降低疗效。

禁忌

1.中医有"津血同源"之说,故凡平素津血亏耗之人,如多汗、久患疮疡、淋证、失血者及孕妇、产妇、年老体虚者等,虽有表证,亦应慎用解表药。

2.使用发汗力较强的解表药时,不宜用量过大,以免发汗太过,损耗阳气和津液,造成"亡阳""伤阴"。

发散风寒药

发散风寒药，性味以辛、温为主，主归肺、膀胱经，以发散风寒为主要作用。适用于外感风寒者，症见恶寒、发热、头身疼痛、无汗或有汗不畅、口不渴、舌苔薄白、脉浮等。部分药物对兼表证的咳喘、水肿、疮疡初起及风寒湿痹等也有疗效。

发散风寒药性偏温燥，多能开腠发汗，故燥热内盛者不宜。平素阴虚津亏，表虚不固而外感风寒者，亦当慎用。

防风

防风为伞形科多年生草本植物防风的干燥根。又名铜芸、茴草、屏风、风肉、关防风、川防风、云防风。春、秋二季采挖未抽花茎植株的根，除去杂质及泥沙，晒干。生用或炒炭用。

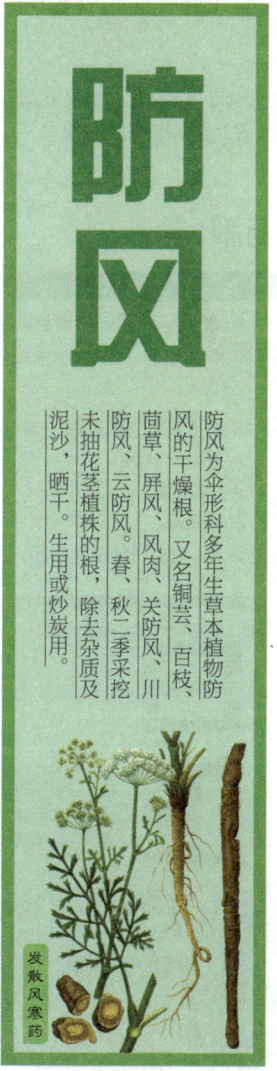

【产地溯源】
主产于我国东北、内蒙古、河北、四川、云南等地。产于我国东北、内蒙古地区的防风称为"关防风"；产于四川者称为"川防风"；产于云南者称"云防风"。习惯认为关防风品质最佳。

【性味归经】
味辛、甘，性微温。归膀胱、肝、脾经。

【本草语录】
"用防风辛温轻散，润泽不燥，能发邪从毛窍出，故外科疮疡肿毒，疮瘀风癞诸证亦必需也。"——《本草汇言》

"主大风头眩痛，恶风，风邪，目盲无所见，风行周身，骨节痛痹。"——《神农本草经》

"若随实表补气诸药，亦能收汗。"——《本草正》

"解乌头、芫花、野菌毒。"——《千金方》

功效主治
本品发表散风，胜湿止痛，止痉止泻。主要适用于如下病证：

风寒感冒
症见发热恶寒、头痛身痛，常与荆芥、羌活、白芷等同用。

风寒湿痹
症见肢体骨节疼痛等，常与羌活、独活、细辛等同用。

破伤风
症见牙关紧闭、四肢抽搐、角弓反张等，常与全蝎、南星、白附子等同用。

肝郁侮脾
症见腹痛泄泻、肠风下血等，本品炒炭能止泻，常配陈皮、白术、白芍等，为止痛泻之要方。

现代研究
本品含挥发油、色原酮类、香豆素类、聚炔类及脂肪酸、β-谷甾醇、胡萝卜苷、多糖类等成分。具有以下方面的生理作用：

❶ 对痢疾杆菌、枯草杆菌及某些皮肤真菌有抑制作用。

❷ 防风水煎剂有解热、解毒、镇痛、镇静等作用。

③ 抗实验性胃溃疡、抗凝血、抗疲劳、增强免疫功能。
④ 抗炎、抗过敏、抗惊厥。
⑤ 止血、通便、止泻。

选购要点
以条粗壮、皮细而紧、无毛头、断面有棕色环、中心色淡黄者为佳。

贮藏方法
贮于通风干燥处，防潮、防蛀。

用法用量
煎汤，5～10克；或入丸、散。外用适量，煎水熏洗。一般生用，止泻炒用，止血炒炭用。

注意事项
本品主要用于外风，凡血虚发痉及阴虚火旺者慎用。

疗疾验方

治疗自汗
玉屏风散：防风、黄芪各30克，白术60克，姜3片。加水适量煎服，每服9克。《丹溪心法》

解乌头、附子毒
远志膏：远志、防风各15克，共研为细末，以饴糖500克，同熬成膏，滤去滓，食前、临卧服弹子大1丸，含化。《本草纲目》

治疗上呼吸道感染
防风、荆芥各12克，苍耳子、大枣各8克，生姜10克。水煎服。（中医验方）

治疗崩漏下血
防风散：防风研为末。每服3克，白汤调下。《校注妇人良方》

治疗偏正头风（头痛经久不愈）
防风、白芷各等分，研为末，炼蜜为丸如弹子大。每次嚼1丸，以清茶送下。《本草纲目》

治疗老人便秘
防风、枳壳（麸炒）各30克，甘草15克，共研为末。每次服6克，饭前以开水送下。《本草纲目》

保健药膳

防风酒
配方：防风、当归、秦艽、肉桂、葛根各20克，麻黄15克，羌活、川芎各10克，白酒250毫升。

制作：❶ 将前8味切碎，入布袋，置容器中，加入白酒，密封。
❷ 浸泡7天后，过滤去渣即成。

功效：祛风通络，散寒除湿。适用于风痹，肢体关节酸痛，游走不定，关节屈伸不利等症。

【产地溯源】
主产于黑龙江、四川、浙江、云南等地。

【性味归经】
味辛，性温。归肺、胃经。

【本草语录】
"主女人漏下赤白，血闭阴肿，寒热，风头侵目泪出，长肌肤，润泽。"——《神农本草经》

"（主）肠风痔瘘，排脓，疮痍疥癣，止痛，生肌，去面皯……"——《日华子本草》

"祛皮肤游走之风，止胃冷腹痛寒痛、周身寒湿疼痛。"——《滇南本草》

功效主治
本品解表散风，通窍止痛，燥湿止带，消肿排脓。主要适用于如下病证：

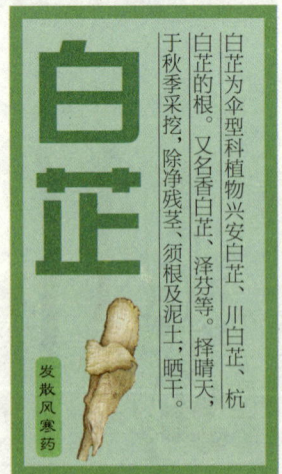

白芷为伞型科植物兴安白芷、川白芷、杭白芷的根。又名香白芷、泽芬等。择晴天，于秋季采挖，除净残茎、须根及泥土，晒干。

发散风寒药

风寒感冒
症见头痛、鼻塞等,常与防风、川芎、羌活、生姜等同用。

头痛、鼻渊、齿痛等
配黄芩、菊花治风热头痛;配苍耳子、辛夷治鼻渊。治牙痛,属寒者可配细辛;属热者可配石膏。

妇女寒湿带下
常与苍术、白术、茯苓、乌贼骨等同用。

痈肿疮疡初起
常与金银花、蒲公英、天花粉、穿山甲等同用。

现代研究
白芷主要含挥发油,并含多种香豆素类化合物、白芷毒素、花椒毒素、甾醇、硬脂酸等。具有以下方面的生理作用:

① 川白芷煎剂对大肠杆菌、伤寒杆菌、霍乱杆菌有抑制作用,对人结核杆菌、嗜血杆菌也有抑制作用。

② 川白芷水浸剂对皮肤真菌有抑制作用。

③ 活性成分白芷素具有显著的扩张动脉的作用。

④ 镇痛、抗炎、解热。

⑤ 兴奋呼吸中枢、血管运动中枢和迷走神经。

选购要点
以根条粗大、皮细、粉性足、香气浓者为佳。

贮藏方法
置阴凉干燥处,防潮,防蛀。

用法用量
可制成散剂、粉剂,外用者多,内服亦可。煎汤内服,3～10克;外用适量。

注意事项
本品温燥辛散,有耗气伤阴之弊,故凡阴虚火旺、肝阳上亢、肝肾阴虚者与温热性表证均忌用。

疗疾验方

治疗伤风流涕
白芷30克,荆芥穗3克,研细。每次服6克,茶送下。(《本草纲目》)

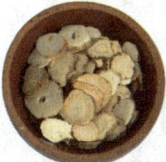

治疗偏正头风
白芷(炒)75克,川芎(炒)、甘草(炒)、川乌(半生半熟)各30克,共研为末。每服3克,以细茶、薄荷汤送下。(《本草纲目》)

治疗风热牙痛
白芷3克,朱砂1.5克,共研为末,炼蜜为丸,如芡子大。常取以擦牙,有效。(《本草纲目》)

保健药膳

白芷薄荷酒
配方: 白芷、薄荷各50克,白酒500毫升。

制作: ① 将前2味捣碎,置容器中,加入白酒,密封。

② 浸泡5～7天后,过滤去渣,即成。

功效: 祛风,通窍,止痛。

白芷鲜藕汤
配方: 白芷15克,鲜藕300克,料酒10克,香油20克,姜、葱、盐、味精各适量。

制作: ① 将白芷润透,切片;鲜藕去皮,洗净,切薄片;姜切片,葱切段。

② 将鲜藕、白芷、姜、葱、料酒同放炖锅内,加水1800毫升,置武火上烧沸,再用文火炖35分钟,加入盐、味精、香油即成。

功效: 生血,活血,养颜。

白芷枸杞鱼头汤
配方: 鱼头1个(约500克),白芷10克,枸杞子15克,香油20克,料酒10克,姜5克,葱10克,盐、味精、胡椒粉各适量。

制作: ① 鱼头去鳃,洗净,剁成4块;白芷润透,切薄片;枸杞子去果柄、杂质,洗净;姜切片,葱切段。

② 将鱼头、白芷、枸杞子、姜、葱、料酒同放炖锅内,加水2800毫升,武火烧沸,再用文火炖30分钟,加入盐、味精、胡椒粉、香油即成。

功效: 适用于肝肾虚损、视物不清等症。

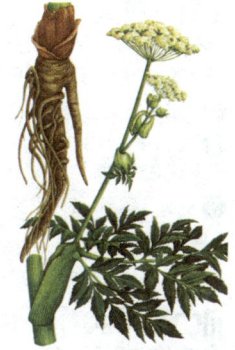

白芷黄芪炖乌鸡

配方：黄芪30克，白芷15克，乌鸡1只（约500克），葱花、盐各适量。

制作：
① 乌鸡去毛桩、内脏，洗净。
② 黄芪、白芷装入纱布袋中。
③ 将乌鸡肉与纱布袋一起放入砂锅，用文火炖，至乌鸡烂熟，去药袋，加盐调味，撒上葱花即成。喝汤吃乌鸡肉。

功效：补脾益气，滋阴养血。主治气血亏虚之头痛、眩晕。

苍耳子
发散风寒药

苍耳子为菊科一年生草本植物苍耳带总苞的果实，又名菜耳实、牛虱子、苍子、胡虱子等。秋季果实成熟时采收，除去梗、叶等杂质，干燥。炒去硬刺用。

【产地溯源】
主产于山东、江西、湖北、江苏等地。

【性味归经】
味辛、苦，性温。有小毒。归肺经。

【本草语录】
"主风头寒痛，风湿周痹，四肢拘挛痛。"——《神农本草经》

"善发汗，散风湿，上通脑顶，下行足膝，外达皮肤；治头痛，目暗，齿痛，鼻渊。"——《本草备要》

"治鼻渊鼻息，断不可缺，能使清阳之气上行巅顶也。"——《要药分剂》

"治一切风气，填髓暖腰膝，治瘰疬，疥癣及瘙痒。"——《日华子本草》

"消肿开痹，泄风去湿，治疥疬风瘙瘾疹。"——《玉楸药解》

功效主治
本品散风除湿，通窍止痛。主要适用于如下病证：

头痛
用于鼻渊头痛，常加辛夷、白芷、薄荷等；用于风寒头痛，常加防风、藁本、羌活等。

风湿痹痛
可单用，亦可配合秦艽、蚕沙使用。

皮肤湿疹、瘙痒
可加地肤子、白鲜皮等同用。

现代研究
本品含挥发油、苍耳苷、脂肪油蛋白质、生物碱等成分。具有以下方面的生理作用：
① 降血压，降血糖。
② 抗氧化，增强机体对自由基的清除能力，减少自由基对机体的损害。
③ 抗炎、镇痛、抑菌、抗癌等。

选购要点
以粒大饱满、色黄绿者为佳。

贮藏方法
置干燥处。

用法用量
煎服，3～10克。本品宜炒后碾去刺用，不仅便于配方，又利于有效成分煎出，并可降低毒性。

注意事项
1. 血虚头痛不宜用。
2. 苍耳子有一定毒性，成人服用量超过100克可致中毒，主要症状为头晕、嗜睡、昏迷、全身强直性痉挛等。

疗疾验方

治疗扁平疣
苍耳子10克，浸入75%乙醇50毫升内，密封7日。用棉球蘸药液涂患处，每日数次。（中医验方）

治疗鼻炎
苍耳子12克，辛夷、白芷各9克，薄荷4.5克，葱白2根，茶叶2克。上药共研为粗末。每日1剂，当茶频饮。（中医验方）

治疗妇人风瘙瘾疹
苍耳子、花、叶等分，共研细为末。每次服用6克，以酒吞服，每日3次。（中医验方）

细辛

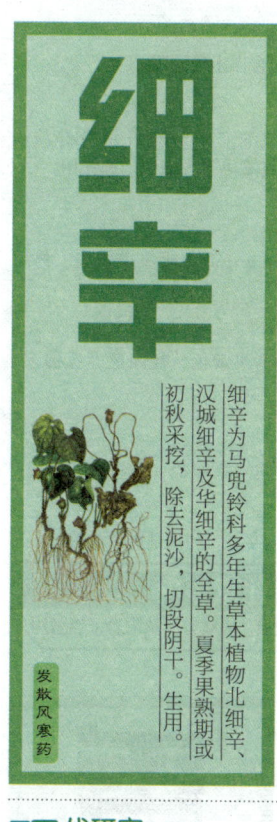

发散风寒药

细辛为马兜铃科多年生草本植物北细辛、汉城细辛及华细辛的全草。夏季果熟期或初秋采挖，除去泥沙，切段阴干。生用。

【产地溯源】
北细辛、汉城细辛习称"辽细辛"，主产于我国东北地区；华细辛主产于陕西等地。

【性味归经】
味辛，性温。有小毒。归肺、肾、心经。

【本草语录】
"主咳逆，头痛脑动，百节拘挛，风湿痹痛，死肌。"——《神农本草经》

"细辛，芳香最烈，故善开结气，宣泄郁滞，而能上达巅顶，通利耳目，旁达百骸，无微不至，内之宣络脉而疏通百节，外之行孔窍而直透肌肤。"——《本草正义》

功效主治

本品祛风散寒，通窍止痛，温肺化饮。主要适用于如下病证：

外感风寒
常与防风、羌活等同用。

阳虚外感
症见恶寒，发热等，可配合麻黄、附子等同用。

鼻渊、头痛、牙痛
治鼻渊，常配合苍耳子、辛夷；治头痛，常配合川芎、白芷；治牙痛，常配合白芷、荜拨。

风湿痹痛
常与独活、桑寄生等同用。

寒饮伏肺
症见咳嗽气喘、痰液清稀，常与麻黄、干姜、桂枝同用。

现代研究

本品含挥发油，另含去甲乌药碱、谷甾醇、豆甾醇等。具有以下方面的生理作用：
1. 消炎、抗菌。
2. 抗惊厥，局部麻醉。
3. 镇痛、镇静、解热。
4. 强心，兴奋心肌，增加心率，升血压。
5. 抑制组胺，扩张血管，抗变态反应及抗肾病变。
6. 兴奋呼吸中枢。
7. 松弛平滑肌。

选购要点
以根灰黄、叶绿、干燥、味辛辣而麻舌者为佳。

贮藏方法
置阴凉干燥处，防潮、防蛀。

用法用量
煎服，1~3克。散剂每次服0.5~1克。

注意事项
1. 热盛及阴血不足者忌用。
2. 不宜与藜芦配伍。
3. 细辛有小毒，应用时请严格按照规定确定用量。

疗疾验方

治疗口舌生疮
细辛、黄连各等分，共研为末，搽患处，漱去涎汁。治小儿口疮，可用醋调细辛末贴敷于肚脐处。(《本草纲目》)

治疗鼻息肉
细辛、白芷各等分，共研为末，以生地汁、猪胆汁合成膏。每用少许点之，以消为度。(中医验方)

治疗耳聋
聪耳丸：取细辛末与熔化的黄蜡混合，团成小丸。以棉包裹1丸塞耳中。(《本草纲目》)

【产地溯源】
主产于江西、河北、河南等地。以江西产量大、质优。

【性味归经】
味辛,性微温。归肺、脾、膀胱经。

【本草语录】
"香薷,辛散温通,故能解寒郁之暑气。"——《本草经疏》

"主霍乱,腹痛吐下,散水肿。"——《名医别录》

"下气,除烦热,疗呕逆冷气。"——《日华子本草》

功效主治
本品发汗解表,化湿和中,利水消肿。主要适用于如下病证:

伤于暑湿
出现呕吐、腹泻,可配合扁豆、厚朴等治疗。

夏日外感风寒
症见发热、恶寒、头痛、无汗,可配合藿香、佩兰等使用。

水肿,小便不利
可单用,也可配合白术等同用。

现代研究
本品含挥发油,另含甾醇、黄酮苷及多种微量元素等。具有以下方面的生理作用:
① 利尿作用。
② 镇咳祛痰作用。
③ 现代临床可用于小儿上呼吸道感染、暑泻等症。

选购要点
以质嫩、茎淡紫色、叶绿色、花穗多、香气浓烈者为佳。

贮藏方法
置阴凉干燥处,防热,防潮。

用法用量
煎服,3~9克。利水消肿须浓煎。

注意事项
本品发汗之力较强,表虚有汗及阳暑证当忌用

疗疾验方

治疗伤暑(暑天卧湿受风,或食生冷之物不节所致)
香薷饮:香薷500克,厚朴(姜汁炙过)、白扁豆(微炒)各250克,锉散。每次取15克,加水2碗,酒半碗,煎取1碗,放水中待冷却后服下。方中的扁豆可用黄连(姜汁炒)代替。《本草纲目》

治疗水肿
深师薷术丸:香薷叶500克,水10升,熬烂去渣,再熬成膏,加白术末210克制成丸,如梧桐子大。每服10丸,米汤送下,日服5次,晚上服1次。《本草纲目》

治疗鼻衄不止
香薷研末,水冲服3克。《本草纲目》

心烦胁痛
香薷捣汁1~2升服。《本草纲目》

治疗腋臭
取香薷鲜品适量,捣烂敷于腋下,每日1次,连用1周。(中医验方)

治疗夏季感冒
取香薷、扁豆花、丝瓜花各6克,金银花、滑石各10克,薏苡仁15克。上药置于热水瓶中,冲入沸水大半瓶,盖焖15~20分钟。频频饮用,一日内饮尽。如头痛、身痛、恶寒重者,可加香薷至9克,金银花至15克。(中医验方)

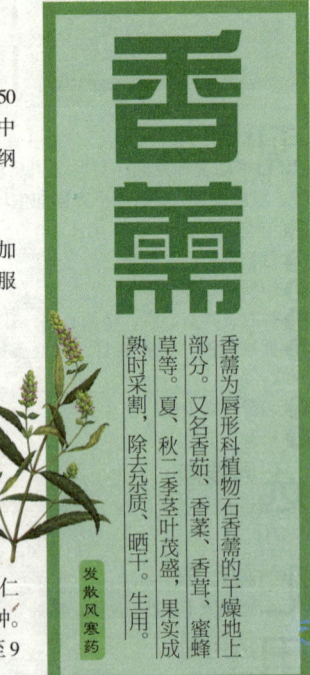

香薷为唇形科植物石香薷的干燥地上部分。又名香茹、香菜、香茸、蜜蜂草等。夏、秋二季茎叶茂盛,果实成熟时采割,除去杂质、晒干。生用。

发散风寒药

生姜

发散风寒药

生姜为姜科多年生草本植物姜的新鲜根茎。冬、春二季采挖，除去须根和杂质，切片生用是为"生姜"；纸裹煨后为"煨姜"。

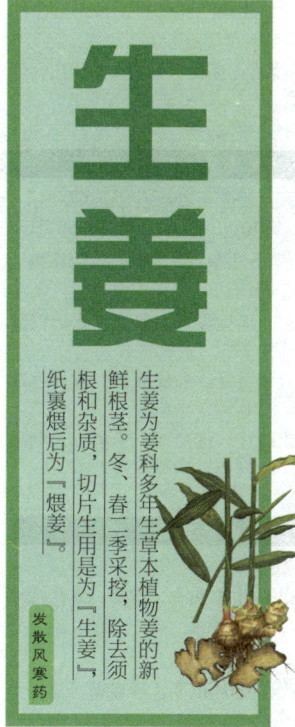

【产地溯源】
全国各地均产，为栽种品种。

【性味归经】
味辛，性温。归肺、脾、胃经。

【本草语录】
"主伤寒头痛鼻塞，咳逆上气，止呕吐。"——《名医别录》

"生用发散，熟用和中。"——《本草纲目》

"姜汁，开痰，治噎膈反胃，救暴卒……煨姜，和中止呕。"——《本草从新》

"汁解毒药……破血调中，去冷除痰，开胃。"——《本草拾遗》

功效主治

本品发汗解表，温中止呕，温肺止咳。有"呕家圣药"之称。主要适用于如下病证：

风寒感冒之表实轻证
单煎加红糖服；或与葱白同用煎服；或作辅药与其他辛温解表药同用。

呕吐
治胃寒呕吐，与半夏同用；治胃热呕吐，亦可与竹茹、枇杷叶等清胃止呕药配伍。

风寒客肺
症见痰多咳嗽，恶寒头痛。多与杏仁、紫苏、半夏、陈皮等同用。

现代研究

本品含挥发油，并含姜油酮、生姜二醇等多种成分。具有以下方面的生理作用：

❶ 对伤寒杆菌、霍乱弧菌、阴道滴虫等皆有不同程度的抑杀作用。

❷ 对消化道有轻微刺激，可使蠕动增强，促进消化液分泌，减轻腹胀。

❸ 镇吐、镇痛、抗炎消肿、增强免疫等。

❹ 某些止呕药用姜汁制., 可增强止呕作用。

❺ 口嚼生姜可使血压上升，还能兴奋心脏、扩张血管、促进血液循环。

选购要点

以块大、丰满、质嫩、无杂质者为佳。

贮藏方法

置于阴凉干燥处，可埋于湿沙中，以防腐、防蛀。

用法用量

煎服，3～10克；急救昏厥捣汁服，可用10～20克。生姜汁长于止呕和昏厥急救，宜用于呕吐重证及昏厥者，冲服或鼻饲，每次3～10滴。煨姜专于温中止呕，多用于胃寒呕吐。

注意事项

本品辛温，阴虚内热及热盛之证忌用。

疗疾验方

治疗噎膈
姜附散：香附480克，生姜1440克。生姜捣汁，浸香附一宿，晒干再浸，再晒，以姜汁尽为度。为末，每服6克，米饮调下。（《赤水玄珠》）

治疗淋巴结炎、乳腺炎、腮腺炎
仙人掌20克，生姜10克。上药洗净，去刺去皮，共捣为稀泥，将药泥均匀摊在塑料薄膜或凡士林布上，外覆敷料，贴患处，用宽胶带沿周边固定，使其保持湿润。每日换药1次，一般用药在5日以内。（中医验方）

治疗痛经
姜黄散：生姜（切）120克，生地（切）240克。为散。每服3克，温酒调下，不拘时候。（《圣济总录》）

治疗面神经炎
鲜生姜1块。上药剖开，取剖面反复向左向右交替揉擦患侧（口角向左斜为右侧病，口角向右斜为左侧病）上下齿龈，至齿龈有烧灼或发热感时为止。每日2~3次，7日为1疗程。（中医验方）

治疗腰部扭伤
生姜汁加入适量大黄粉，调成软膏，平摊扭伤处，覆盖油纸或塑料布，再盖纱布固定。12~24小时未愈可再敷。（中医验方）

保健药膳

生姜羊肉粥
配方：生姜20克，羊肉100克，粳米100克，料酒10克，盐3克。

制作：❶ 将生姜洗净切片；羊肉洗净，用沸水余血水，切2厘米见方的块；粳米淘洗干净。
❷ 将粳米、生姜、料酒、羊肉同放铝锅内，加水适量，置武火上烧沸，再用文火煮成粥，加入盐搅匀即成。

功效：暖脾胃，散风寒，增食欲。对胃酸过少、脾胃虚寒、食欲不振者尤佳。

姜附烧狗肉
配方：熟附片30克，生姜150克，狗肉1000克，大蒜、菜油、葱各适量。

制作：❶ 狗肉洗净，切成小块；将生姜煨熟备用。
❷ 将熟附片放入砂锅内，先熬煎2小时，然后将狗肉、大蒜、生姜放入，加水适量炖煮，至狗肉烂熟即可。
❸ 可分多餐服食，一次不宜过饱。

功效：温肾散寒，壮阳益精。适用于阳痿、夜尿频数、畏寒、四肢冰冷等阳虚证，对身体虚寒的慢性支气管炎、慢性肾炎也有一定疗效。

注意：患感冒者禁食。

姜韭牛奶羹
配方：韭菜250克，生姜25克，牛奶250毫升，红糖30克。

制作：❶ 将韭菜、姜洗净，韭菜切成4厘米长的段，姜切薄片。
❷ 将韭菜、生姜放在一起捣烂，再用洁净纱布绞汁。
❸ 将牛奶、韭菜、生姜汁、红糖放入锅内，烧沸即成。

功效：暖脾胃，止疼痛。

生姜萝卜饼
配方：生姜10克，白萝卜250克，面粉300克，猪瘦肉100克，葱10克，盐3克，植物油50克。

制作：❶ 将白萝卜洗净，切成细丝，用植物油煸炒至五成熟，待用。
❷ 将肉剁成泥，加生姜末、葱花、盐、白萝卜丝，调成白萝卜馅。
❸ 将面粉加清水适量，和成面团，软硬程度与饺子皮一样，分成若干小团。
❹ 将面团擀成薄片，将白萝卜馅填入，制成夹心小饼，放入油锅内，烙熟即成。

功效：开胃健脾，消滞行气。

生姜桑葚饮
配方：桑葚20克，生姜10克。

制作：将老一点的生姜洗净，切丝；桑葚洗净放入大茶杯内，冲入开水，盖上盖子，泡5分钟左右即成。

功效：发汗解表，祛风散寒，降血糖。适用于感冒风寒、糖尿病等症。

姜橘椒鱼汤
配方：鲫鱼1条（约250克），生姜30克，橘皮10克，胡椒3克，盐少许。

制作：❶ 鲫鱼刮鳞去内脏，洗净。
❷ 生姜、橘皮分别洗净，切碎，与胡椒一同装入纱布袋内，填进鱼腹。
❸ 上述食材放入锅内，加适量水以文火煨熟，以盐调味即可。

功效：发汗解表，温中止呕，增进食欲。

附 干姜、生姜皮

干姜
生姜、干姜同出一源，前者取其新鲜根茎，后者为干燥根茎。生姜性味缓和，长于发散表邪，温胃止呕，解半夏、南星及鱼蟹毒；干姜辛热燥烈，功专温中散寒，祛在里之寒邪，温回欲脱之阳气。

生姜皮
生姜皮为生姜根茎切下之外表皮。其性味辛，凉。主要功效为利水退肿，常用于水肿小便不利者。

荆芥

发散风寒药

荆芥为唇形科一年生草本植物荆芥的地上部分。又名假苏、鼠实、姜芥、线荠、稳齿草、荆芥穗、四棱杆蒿。以秋季花开穗绿时割取地上部分，或分别采收花穗与梗入药。生用或炒炭用。

【产地溯源】
主产于江苏、浙江、江西、河北、湖南、湖北等地。

【性味归经】
味辛，性微温。归肺、肝经。

【本草语录】
"主寒热，鼠瘘，瘰疬，生疮，破结聚气，下瘀血，除湿痹。"——《神农本草经》

"散风热，清头目，利咽喉，消疮肿。"——《本草纲目》

功效主治

本品发表散风，透疹消疮，炒炭止血。主要适用于如下病证。

外感表证
荆芥温而不燥，风寒、风热均可应用。风寒症常与防风、苏叶、生姜等同用；风热症常与金银花、薄荷、牛蒡子等同用。

疮疡初起
常与金银花、连翘、白芷等同用。

麻疹初期透发不畅及风疹、湿疹瘙痒
常配伍蝉蜕、葛根、牛蒡子等。

出血证及产后血晕
便血配地榆、槐花；鼻衄配黑山栀、茅根、藕节等；产后血晕，可单用本品6克，研末冲服，或随证与其他药配伍。

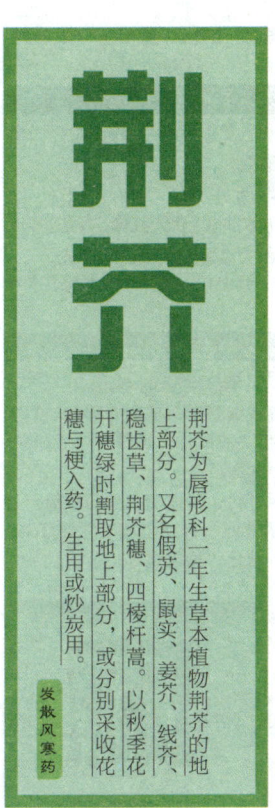

现代研究

本品主要含挥发油，另含荆芥苷、荆芥醇、黄酮类化合物，花梗中还有苯并呋喃类化合物等。具有以下方面的生理作用：

① 炒炭后能缩短出血和凝血时间。
② 促进汗腺分泌，解热。
③ 增强皮肤血液循环，有利于皮肤病变组织的破坏和吸收。
④ 抑菌、消炎、镇痛、兴奋肠管平滑肌、抑制癌细胞等。

选购要点

以浅紫色、茎细、穗多而密者为佳。

贮藏方法

贮于通风干燥处，防潮、防蛀。

用法用量

3～10克。发表宜生用，止血宜炒炭。荆芥穗的辛散之性强于荆芥，其用量可稍轻。

注意事项

1. 本品属温散祛邪之品，故表虚自汗及阴虚火旺者当忌用。
2. 因其有效成分主要为挥发油，因此不宜久煎。
3. 服药期间应忌食虾、蟹、驴肉等腥膻食物。
4. 服药后如有过敏应立即停药，必要时进行抗过敏治疗。

疗疾验方

治疗痔疮
荆芥12克，刘寄奴12克，蝉蜕3克。上药加水约3000毫升，浸泡2小时，煎煮至沸后半小时去渣取药液，盛入盆中，先熏洗3～5分钟，再坐浴30分钟。每日2次，第二次用时再加热。一般3日1剂，夏天1～2日1剂。（中医验方）

治疗尿血
荆芥、砂仁各等分，共研为末，每服9克，

糯米饮送下，每日3次。(《本草纲目》)

治疗产后血晕
荆芥穗30克，炒至微黄，研细，每次6克，加童便30毫升服。(中医验方)

治疗眼疾
何首乌丸：何首乌、荆芥、甘草各等分，共研为细末，用砂糖和为丸，如弹子大。每服1丸，食后薄荷茶调下。(《普济方》)

保健药膳

荆芥粥

配方：荆芥穗30克，薄荷30克，豆豉30克，粳米50克。
制作：❶将荆芥穗、薄荷洗净，一同和豆豉放入锅内，加水适量，置武火上烧沸，再用文火熬煮15分钟，去渣留汁。
❷将粳米淘洗干净，放入锅内，加入药汁，置武火上烧沸，再用文火煮熟即成。

功效：散风，理血，通络。适用于口眼㖞斜、言语謇涩等症。

五神汤

配方：荆芥10克，苏叶10克，茶叶10克，生姜10克，红糖30克。
制作：❶将荆芥、苏叶洗净，与茶叶、生姜一并放入大盅内，用开水冲泡，倒入红糖，搅匀。
❷将盛装中药的大盅置文火上煎沸即成。
功效：发汗解表，降血糖。适用于风寒感冒及糖尿病等症。

葛粉荆芥羹

配方：葛粉250克，荆芥穗50克，淡豆豉150克。
制作：将葛粉碎成细粉末；把荆芥穗和淡豆豉用水煮15分钟后去渣取汁，再将葛粉做面条，放入淡豆豉汁中煮熟。
功效：滋肝祛风开窍，降血糖，预防中风。适用于中风、言语謇涩、神志昏聩、手足不遂、中老年人脑血管硬化、糖尿病等症。

【产地溯源】
主产于河北、山西、内蒙古等地。

【性味归经】
味辛、微苦，性温。归肺、膀胱经。

【本草语录】
"主中风，伤寒头痛，温疟。发表出汗，去邪热气，止咳逆上气，除寒热。"——《神农本草经》
"散目赤肿痛，水肿，风肿……"——《本草纲目》
"麻黄疗伤寒，解肌第一药。"——《名医别录》
"麻黄……轻扬之味，而兼辛温之性，故善达肌表，走经络，大能表散风邪，祛除寒毒。"——《本草正》

功效主治
本品发汗解表，宣肺平喘，利水消肿。主要适用于如下病证：

外感风寒
症见恶寒发热、头痛无汗等表实证，常与桂枝、杏仁等同用。

咳喘
治疗咳喘，常与杏仁同用。肺热咳喘，配伍生石膏或黄芩、知母等；肺寒咳喘，与干姜、细辛、五味子等同用。

水肿
偏寒者常与防风、生姜等同用；偏热者可配伍石膏等。

现代研究
本品主要含麻黄碱、伪麻黄碱、挥发油及黄酮、多糖、鞣质、有机酸等成分。具有以下方面的生理作用：

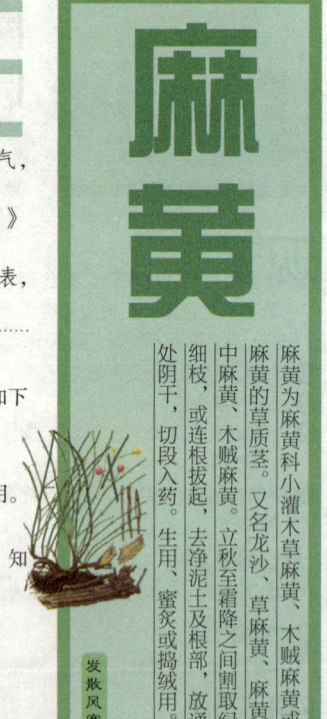

麻黄

麻黄为麻黄科小灌木草麻黄、木贼麻黄或中麻黄的草质茎。又名龙沙、草麻黄、麻黄草。立秋至霜降之间割取绿色细枝，或连根拔起，去净泥土及根部，处阴干，切段入药。生用、蜜炙或捣绒用。

发散风寒药

① 松弛支气管平滑肌，兴奋中枢神经系统。
② 刺激交感神经，使血管收缩、血压升高。
③ 对流感病毒有抑制作用。
④ 抗病毒，消炎，抗过敏。
⑤ 解热、平喘、镇咳、利尿等。

选购要点

以干燥、茎粗、色淡绿或黄绿、内心色红棕、手拉不脱节、味苦涩者为佳。

贮藏方法

贮于阴凉干燥处，防潮，防蛀。

用法用量

煎服，3～10克。本品生用发汗力较强，宜用于外有风寒之证；蜜炙麻黄长于平喘，尤宜用于喘咳而不宜发汗之证。

注意事项

1. 表虚自汗、气虚喘咳、脾虚水肿、肝阳上亢、阳虚火旺者忌用。
2. 生麻黄的主要副作用是多汗、心慌，蜜炙麻黄可以减少其副作用。
3. 麻黄在复方中，毒副作用可以得到缓和，但用量也须注意。

 疗疾验方

治疗黄疸
麻黄醇酒汤：麻黄90克，以醇酒5000毫升，煮取1500毫升。尽服之，温覆，汗出即愈。冬月寒时用清酒，春月宜用水。适应证：伤寒热出，表发黄疸。(《备急千金要方》)

治疗小便不利
甘草麻黄汤：甘草60克，麻黄120克。以水5升，先煮麻黄，去上沫，纳甘草，煮取3升。温服1升，重复汗出；不汗再服。(《金匮要略》)

治疗急性腰扭伤
麻黄15克，黄芩、车前子（包煎）、甘草各10克。上药水煎2次，取汁500毫升，分2次温服。每日1剂。服药后微汗，以助药力发散。连用4剂为1个疗程。(中医验方)

治疗停饮心悸
药用半夏、麻黄各等分。上2味为末，炼蜜为丸，如小豆大。每次饮服3丸，每日服3次。(中医验方)

治疗顽癣
麻黄15克。上药加清水一小碗，武火煎沸5分钟，温服。每日2次，连服10剂。(中医验方)

治疗小儿腹泻
麻黄2～4克，前胡4～8克。水煎，加白糖顿服，每日1剂。(中医验方)

治疗小儿遗尿
生麻黄3～10克（5～7岁3克，8～15岁5克，16岁以上10克）。以冷水浸药1小时，煎取汁2次，合并药汁，临睡顿服。连用1个月。(中医验方)

治疗流行热病（初起阶段）
麻黄30克，以800毫升水煮取400毫升，去沫去渣，加米一汤匙及豆豉适量煮成粥。患者先用热水洗澡，然后食粥，盖厚被以取汗，汗出即愈。(《本草纲目》)

治疗风痹冷痛
麻黄（去根）150克，肉桂60克，共研为末，加酒400毫升，以慢火熬成糖稀状。每次服一匙，热酒调下，汗出见效。注意避风。(《本草纲目》)

治疗产后腹痛，血下不止
麻黄去节研ითა末。每次服一匙，一日服2～3次，血下尽即止。(《本草纲目》)

治疗中风
将适量麻黄（去根）在慢火上加水煎熬，去沫，再逐步少量加水，熬成膏后收存备用。每次服一二匙，热汤送下。(《本草纲目》)

 保健药膳

葛根麻黄饮

配方：葛根10克，麻黄10克，白芍15克，桂枝9克，生姜15克，甘草5克，大枣3粒，白糖20克。

制作：❶ 将前7味药物装入炖杯内，加水适量，煎煮25分钟，去渣留汁。
❷ 在药汁中加入白糖搅匀即成。

功效：清热解毒，止痢止痛。对有恶寒、发热、下痢肠炎患者尤佳。

发散风热药

发散风热药,辛味发散,凉以清热,主归肺经、肝经,以发散风热为主要作用。适用于外感风热表证或温病初起,症见发热,微恶风寒,咽干口渴,头痛目赤,舌苔薄黄,脉浮数等。部分药物兼有清利头目、利咽、透疹等功效,还可治疗风热或肝经有热所致的目赤肿痛,羞明多泪,咽喉肿痛,麻疹不透和风热咳嗽等。

发散风热药的发散作用较发散风寒药缓和,多数无明显发汗作用。

柴胡

柴胡为伞形科多年生草本植物柴胡或狭叶柴胡的根。前者称北柴胡,后者称南柴胡。柴胡又名地熏、茈胡、山菜、茹草、柴草、萌胡、津柴胡、山柴胡等。以春、秋二季采挖之根入药。生用或醋炙用。

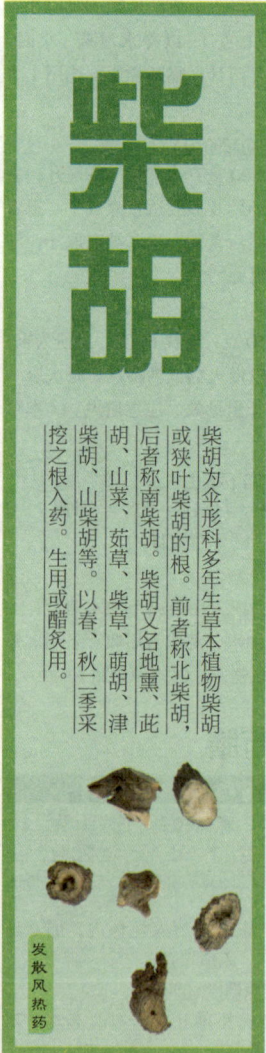

【产地溯源】
北柴胡主产于辽宁、甘肃、河北等地;南柴胡主产于湖北、四川等地。一般而言,北柴胡品质较优。

【性味归经】
味苦,性微寒。归肝、胆经。

【本草语录】
"主心腹,去肠胃中结气,饮食积聚,寒热邪气,推陈致新。"——《神农本草经》

"主时疾内外不解。"——《药性论》

"去往来寒热,胆痹,非柴胡梢子不能除。"——《珍珠囊》

"伤寒发汗解表要药……行肝经逆结之气。"——《滇南本草》

"定喘嗽,通畅血脉,泻阴火,滋补元阳。"——《本草蒙筌》

功效主治
本品和解退热,疏肝解郁,升举阳气。主要适用于如下病证:

少阳病
症见寒热往来,胸胁苦满,口苦咽干等。常与黄芩、半夏等配合使用。

感冒发热,热邪较甚
多与葛根、黄芩、石膏等同用。

肝气郁结
症见胸胁胀满,头晕目眩,月经不调等。常加用白芍、当归、茯苓等药物。

气虚下陷
症见神疲发热,食少便溏,久泻脱肛,胃下垂,子宫下垂等。可与升麻、黄芪、人参等配合使用。

现代研究
柴胡与狭叶柴胡均含多种柴胡皂苷、挥发油、甾醇、黄酮类、有机酸等成分。具有以下方面的生理作用:

① 镇静,镇痛,镇咳。

② 减轻肝损害,增加胆汁和胆固醇排泄。

③ 增强肠蠕动。
④ 抑制细菌、病毒，调节免疫。
⑤ 抗炎、抗应激。
⑥ 解热、降血压、降血脂、抑制心肌等。

选购要点
以主根粗大、少支根、黄褐色、气微香、味淡者为佳。

贮藏方法
置于通风干燥处，防潮、防蛀。

用法用量
煎服，3～9克。和解退热宜生用，疏解肝郁宜醋炙，骨蒸劳热当用鳖血拌炒。

注意事项
1. 本品性能升发，故真阴亏损，肝阳上亢之证忌用。
2. 大叶柴胡有毒，不可作柴胡用。
3. 注意与银柴胡区别使用。

 疗疾验方

治疗积热下痢
柴胡、黄芩各等分，用酒、水各半煎至七成，待冷却后空腹服下。(《本草纲目》)

治疗伤寒余热（伤寒之后，体瘦肌热）
柴胡120克、甘草30克，每次取6克，煎服。(《本草纲目》)

治疗虚劳发热
柴胡、人参各等分，每次服9克，加姜、枣水煎服。(《本草纲目》)

治疗耳聋
柴胡500克，香附、川芎各250克。上药共研细末，制成水丸。早晚各服5克，10日为1个疗程。(中医验方)

治疗湿热黄疸
柴胡30克、甘草7.5克、白茅根一小把，加水一碗，煎取七成，适当分次服完。(《本草纲目》)

 保健药膳

柴胡煮冬瓜
配方：柴胡30克，冬瓜300克，姜、葱、盐、鸡精、鸡油各适量。

制作：❶ 将柴胡用水煎取50毫升药液；冬瓜洗净，去皮，切4厘米长2厘米宽的块；姜切片，葱切段。
❷ 将柴胡药液、冬瓜同放锅内，加入料酒、姜、葱、水800毫升，置武火上烧沸，文火煮35分钟，加入盐、鸡精、鸡油即成。
功效：疏风退热，疏肝解郁。适用于阴虚发热，肝气郁结，咳嗽等症。

柴胡甘草炖甲鱼
配方：柴胡6克，生甘草6克，酒黄柏6克，升麻6克，泽泻10克，当归尾10克，羌活6克，麻黄根6克，汉防己6克，龙胆草6克，茯苓15克，红花3克，五味子6克，甲鱼1只，料酒10克，盐4克，味精3克，胡椒粉3克，姜5克，葱10克，上汤2800毫升。

制作：❶ 将前13味药物洗净，装入纱布袋内，扎紧袋口；甲鱼宰杀后，去头、尾、内脏，留鳖甲；姜拍松，葱切段。
❷ 将甲鱼、鳖甲、药包、姜、葱、料酒、上汤同放炖锅内，置武火上烧沸，再用文火炖45分钟，加入盐、味精、胡椒粉即成。
功效：清利湿热，滋补气血。适用于阴囊湿痒，睾丸阴冷等症。

柴胡饮
配方：柴胡20克，黄芩15克，半夏15克，白芍15克，枳实10克，生姜10克，大枣4枚，大黄10克，白糖30克。

制作：❶ 将前7味药物洗净，放入炖锅内，加入清水适量，置武火上煎煮25分钟，停火，过滤去渣，留药液。
❷ 在药液中加入白糖搅匀即成。
功效：疏肝解郁，止泄泻，止呕吐。适用于胸胁苦满，心下痞，下痢肠炎患者。

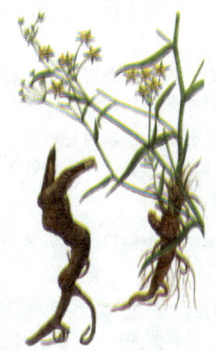

薄荷

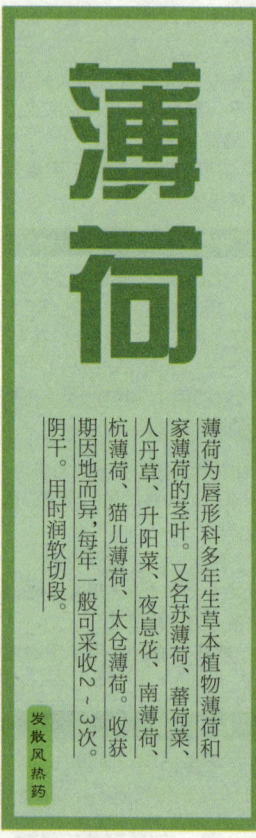

薄荷为唇形科多年生草本植物薄荷和家薄荷的茎叶。又名苏薄荷、蕃荷菜、人丹草、升阳菜、夜息花、太仓薄荷、杭薄荷、猫儿薄荷、南薄荷。收获期因地而异，每年一般可采收2～3次。阴干。用时润软切段。

发散风热药

【产地溯源】
我国南北均产，主产于江苏、江西、浙江等地。一般认为江苏太仓的薄荷质量最优。

【性味归经】
味辛，性凉。归肺、肝经。

【本草语录】
"薄荷，味辛能散，性凉而清，通利六阳之会首，祛除诸热之风邪。"——《药品化义》

"薄荷，不特善解风邪，尤善解忧郁。"——《本草新编》

"利咽喉口齿诸病。治瘰病、疮疥、风瘙瘾疹。"——《本草纲目》

"消散风热，清利头目，头风头痛，失音痰嗽，眼耳咽喉口齿诸病，皮肤瘾疹，瘰病疮疥。"——《本草备要》

"主贼风伤寒，发汗，治恶气心腹胀满。"——《新修本草》

功效主治

本品疏散风热，清利头目，利咽，透疹，疏肝解郁。主要适用于如下病证：

外感风热表证
症见发热头痛、目赤、咽喉疼痛等。常与金银花、荆芥、桔梗等同用。

麻疹不透或风热所致的风疹、痒疹
常与牛蒡子、蝉蜕、升麻等同用。

肝郁化火
症见目赤肿痛、视物模糊、头痛、头晕。常与桑叶、菊花、黄芩等同用。

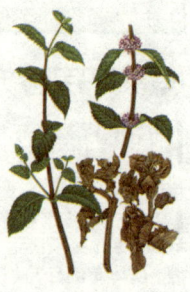

现代研究

本品主要含挥发油，油中有薄荷酮、薄荷脑、薄荷酯类多种成分；另含异端叶灵、薄荷糖苷、多种游离氨基酸、迷迭香酸、树脂、鞣质等。具有以下方面的生理作用：

① 对结核杆菌、伤寒杆菌有抑制作用，并能杀灭阴道滴虫。

② 内服可使皮肤毛细血管扩张，促进汗腺分泌，故有发汗解热的作用。

③ 外用能使皮肤、黏膜血管收缩，麻痹神经末梢，故有消炎止痛、清凉止痒的作用。

选购要点
以无根、叶多、色深绿、味清凉、香气浓者为佳。

贮藏方法
贮于有盖容器内，置于阴凉干燥处。

用法用量
煎服，3～6克，本品芳香之气较浓，宜后下。外用适量。薄荷叶发汗解表之力较强，其梗作用缓和，多用于行气和中。

注意事项
本品芳香辛散，发汗耗气，故表虚自汗、阴虚发热者忌用。

疗疾验方

治疗鼻血不止
薄荷汁滴入鼻中，或以干薄荷煎水，以棉球裹汁塞鼻。(《本草纲目》)

治疗急性乳腺炎未溃脓者
薄荷、橘叶各60克。水煎，过滤，用毛巾浸汤热敷患处。每日1剂，早、晚各敷1次。(中

医验方）

治疗痤疮
薄荷5克、丹参20克，制成溶剂。洗脸后，将药涂于患处，每日3次。（中医验方）

治疗血痢不止
薄荷叶适量，煎汤常服。《本草纲目》

治疗瘰疬
新薄荷480克、皂荚1个（水浸去皮），捣烂取汁，置于器皿内熬成膏，加黑牵牛（半生半炒）60克、连翘末15克、皂荚仁45克，一起捣烂调匀制丸，如梧桐子大。每服30丸，煎连翘汤送下。《本草纲目》

 ## 保健药膳

薄荷粥
配方：鲜薄荷30克，粳米100克。

制作：❶ 将薄荷洗净，放入锅内，加水适量，煎熬5～10分钟，去渣留汁。
❷ 将粳米淘洗干净，加入盛有薄荷汁的锅中，加入清水适量，置武火上烧沸，再用文火熬至熟即成。
功效：清热解暑，清利咽喉。适用于风热感冒，头痛目赤，咽喉肿痛，骨质疏松等症。

薄荷绿豆粥
配方：绿豆50克，薄荷10克，粳米250克，冰糖适量。

制作：❶ 绿豆、薄荷、粳米淘洗干净；薄荷用纱布袋装好。
❷ 绿豆、薄荷、粳米放入锅内，加清水适量，用武火烧沸后，转用文火炖至米烂成粥。
❸ 将冰糖放入锅内，加少许水，用文火熬成冰糖汁，倒入粥内，搅拌均匀即成。
功效：清热止渴，消水肿，预防中暑。适用于暑热烦渴，疮毒疔肿，骨质疏松等症。

薄荷苹果沙司
配方：苹果2个，鲜薄荷叶、白醋、精盐、胡椒粉各适量。

制作：❶ 苹果洗净，去皮、核，放入开水锅中煮熟，捞出，放入碗中，捣碎。
❷ 薄荷叶洗净，剁碎。
❸ 将白醋、精盐、胡椒粉加入苹果泥中，拌匀，最后加入薄荷叶即成。
功效：醒脾开胃。适用于骨质疏松等症。

二荷鳙鱼煲
配方：薄荷5克，荷叶5克，鳙鱼500克，香菇10克，冬笋25克，火腿肉50克，鸡精5克，味精5克，胡椒粉5克，盐5克，姜5克，葱5克，棒子骨汤2500毫升。

制作：❶ 将鳙鱼宰杀后，去内脏，洗净；薄荷、荷叶洗净；香菇洗净，一切两半；冬笋发好，切片；火腿肉切片。
❷ 将鳙鱼放在煲内，加入药物、食物、调料、棒子骨汤，置武火上烧沸，用文火煲熟即可，既可烫其他菜食用，又可直接佐餐。
功效：清热解暑，利水消肿。适用于诸多水肿，虚劳骨蒸，更年期综合征等。

青果薄荷汁
配方：猕猴桃3个，苹果1个，薄荷叶3片。

制作：❶ 猕猴桃去皮取瓤，切成小块；苹果洗净后去核去皮，也切成小块。
❷ 薄荷叶洗净，放入榨汁机中打碎，过滤干净后倒入杯中。
❸ 猕猴桃块、苹果块也放入榨汁机中搅打成汁，倒入装薄荷汁的杯中拌匀，即可直接饮用。
功效：生津止渴，健胃消食。用于口渴，食欲不振。

玉竹薄荷蜜饮
配方：玉竹3克，薄荷叶2片，白蜜5克，生姜1片。

制作：以上各味共同煎汤。每日1剂，饭后临睡前饮用。
功效：清热去火，平肝潜阳，提高视力。

薄荷白粱米粥
配方：薄荷叶30克，白粱米150克，荆芥、豆豉各20克，冰糖15克。

制作：❶ 将白粱米淘洗干净，用冷水浸泡半小时，捞起，沥干水分。
❷ 锅中加入约1500毫升冷水，放入荆芥、薄荷叶、豆豉煮沸，熄火等待10分钟，过滤取汁。
❸ 将白粱米加入汁液中，先用旺火烧沸，然后转小火熬成粥，下入冰糖拌匀即可。
功效：调理肠胃，治疗便秘，预防暗疮。

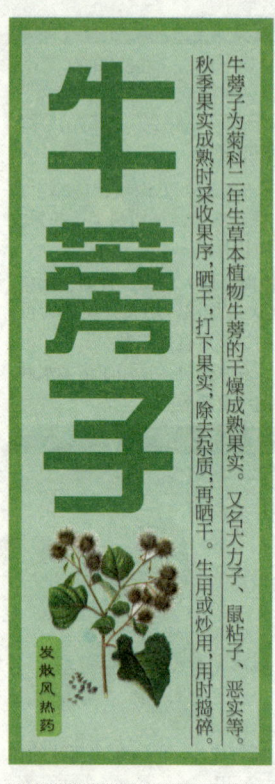

牛蒡子

发散风热药

牛蒡子为菊科二年生草本植物牛蒡的干燥成熟果实。又名大力子、鼠粘子、恶实等。秋季果实成熟时采收果序，晒干，打下果实，除去杂质，再晒干。生用或炒用，用时捣碎。

【产地溯源】

主产于河北、吉林、浙江等地。浙江桐乡产者质佳，称为"杜大力"。

【性味归经】

味辛、苦，性寒。归肺、胃经。

【本草语录】

"牛蒡子能升能降，力解热毒。味苦能清火，带辛能疏风，主治上部风痰，面目浮肿，咽喉不利，诸毒热壅……时行疹子，皮肤瘾疹，凡肺经郁火，肺经风热，悉宜用此。"——《药品化义》

"消斑疹毒。"——《本草纲目》

功效主治

本品疏散风热，透疹利咽，解毒散肿。主要适用于如下病证：

外感风热或温病初起

症见咳嗽、咯痰不爽、头痛等，常与荆芥、薄荷、桔梗、金银花等同用。兼便秘者尤宜。

麻疹初起疹出不畅或风疹等

常与荆芥、蝉蜕、葛根、连翘等同用。

咽喉红肿疼痛

常与板蓝根、玄参、桔梗、甘草等同用。

现代研究

本品含牛蒡子苷、脂肪酸、联噻吩及其衍生物、萜类、牛蒡甾醇、胡萝卜苷及维生素等。具有以下方面的生理作用：

❶ 对金黄色葡萄球菌、肺炎双球菌有显著抗菌作用。
❷ 对多种致病性皮肤真菌有不同程度的抑制作用。
❸ 抗肿瘤。
❹ 解热、利尿、降血糖等。

选购要点

以果实均匀、饱满、富含油性、无杂质者为佳。

贮藏方法

置通风干燥处，防潮，防蛀。

用法用量

6~12克。入煎剂，或入丸散剂。炒用寒性略减。

注意事项

本品性寒滑利，气虚便溏者忌用。

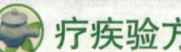 疗疾验方

治疗风热头痛

牛蒡子、石膏各等分，共研为末，茶清调服。（《本草纲目》）

治疗水肿

牛蒡子60克微炒，研为细末。每服6克，温水调下，每日3~4次。（《太平圣惠方》）

治疗风热痹痛

鼠粘子酒：牛蒡子以酒研烂，再浸酒服。每服1小盏，早晚空腹各1次。适应证：风热所致的历节风，肢体顽麻，腰脚疼痛。（《太平圣惠方》）

治疗面瘫

牛蒡子30~40克，白芷6~10克。上药用量由小到大。先煎牛蒡子，煮沸后1小时加入白芷，同煎3次，每次30分钟，煎取药液大于600毫升。每次200毫升，每日3次温服。（中医验方）

蝉蜕

蝉蜕为蝉科昆虫黑蚱羽化后的蝉壳。又名蝉壳、枯蝉、蝉退、蝉衣、热皮、知了皮、唧唧皮、蝉退壳、金蝉蜕、土蝉蜕、金牛儿、麻儿鸟皮、唧唧猴皮、催米虫壳。皆为野生。夏、秋二季采收，去净泥土，晒干。生用。

发散风热药

【产地溯源】
主产于山东、河南、江苏等地。

【性味归经】
味甘，性寒。归肺、肝经。

【本草语录】
"治头风眩晕，皮肤风热，痘疹作痒，破伤风及疔肿毒疮，大人失音，小儿噤风天吊，惊哭夜啼，阴肿。"——《本草纲目》

"主小儿痫。"——《名医别录》

"主小儿浑身壮热，惊痫，兼能止渴。"——《药性论》

功效主治
本品疏散风热，透疹止痒，明目退翳，止痉。主要适用于如下病证：

风热表证及温病卫分证
症见发热、头痛等，宜与薄荷、牛蒡子等药同用。对以上病证而兼风热郁肺，声音嘶哑或咽喉痒痛、咳嗽者，尤为适宜。

风邪外郁所致的皮肤瘙痒
治风热瘙痒，与薄荷同用；属风寒者，可与麻黄、防风、荆芥等药同用。

目赤翳障
对于肝热上攻所致的目赤流泪、翳膜遮睛之症，常与菊花、车前子、决明子等清肝明目药同用。

麻疹初起，疹出不透
与薄荷、荆芥穗、牛蒡子等解表透疹药同用。

肝风内动，痉挛抽搐
肝热动风者，常与牛黄、钩藤等清肝熄风药同用；治慢惊风，与全蝎、天南星等止痉药同用；治破伤风，可与天南星、全蝎、天麻等祛风止痉药同用。

现代研究
本品含大量甲壳质，并含异黄质蝶呤、赤蝶呤、蛋白质、氨基酸、有机酸、酚类化合物、壳聚糖、组胺、腺苷三磷酸酶等成分。具有以下方面的生理作用：

① 镇痛，镇静，止痉，抗惊厥作用。
② 免疫抑制作用。
③ 有较弱的解热作用，其中蝉蜕头足较身体的解热作用强。
④ 能选择性抑制癌细胞生成而不影响正常细胞。

选购要点
以色红黄、体轻、完整、无泥沙者为佳。

贮藏方法
贮于有盖容器中，置于通风干燥处，防潮，防蛀。

用法用量
煎服，3～6克，或单味研末冲服。一般病证用量宜小，止痉则需大量。

注意事项
古籍中有"主妇人生子不下"的记载，故孕妇当慎用。

疗疾验方

治疗破伤风（发热）
追风散：将蝉蜕研为末，加葱汁调匀，涂于破处，流出恶水，立效。(《本草纲目》)

治疗脱肛
蝉蜕晒干，研极细末，调敷患处。(中医验方)

治疗小儿高热
蝉蜕、夏枯草各9克，煎汤代茶饮。(中医验方)

菊花

菊花为菊科多年生草本植物菊的头状花序。又名节华、金精、甘菊、真菊等。由于产地、花色、加工方法的不同，又分为白菊花、黄菊花、杭菊花、滁菊花等品种。于霜降花开时采摘，花期采收，阴干。

发散风热药

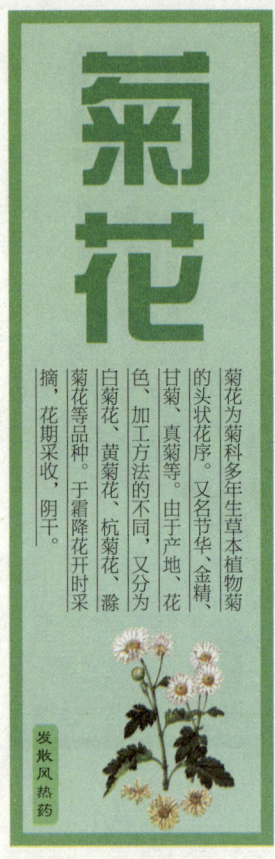

产地溯源

主产于浙江、安徽、河南及四川等地。其中白菊花主产于安徽亳州，滁菊花主产于安徽滁州，真菊花主产于安徽歙县，杭菊主产于浙江。一般认为，白菊花和滁菊花品质最优。

性味归经

味甘、苦，性微寒。归肺、肝经。

本草语录

"主诸风头眩，肿痛，目欲脱，泪出，皮肤死肌。"——《神农本草经》

"治头目风热，风眩倒地，脑骨疼痛，身上一切游风，令消散，利血脉。"——《药性论》

"去翳膜，明目。"——《用药心法》

功效主治

本品疏散风热，平肝明目，清热解毒。主要适用于如下病证：

外感风热
症见发热、头痛等，常与桑叶、连翘、薄荷同用。

肝经风热
症见目赤疼痛、多泪，常与白蒺藜、蝉蜕、木贼等同用。

肝阳上亢
症见头眩、头痛，常与石决明、夏枯草、钩藤等同用。

肝肾精血不足
症见头晕眼花、目干涩等，配伍枸杞子、山茱萸、熟地等。

现代研究

菊花含挥发油，包括龙脑、樟脑、菊油环酮等，同时又含三萜类化合物和黄酮类化合物。黄酮类化合物有槲皮苷、大波斯菊苷、刺槐苷、百里香酚以及花色素、菊苷氨基酸、多糖、香豆精、维生素A、维生素B_1等。具有以下方面的生理作用：

① 对金黄色葡萄球菌、溶血性链球菌、痢疾杆菌、伤寒杆菌等均有抑制作用。

② 大剂量菊花有明显的解热和降压作用。

③ 增强毛细血管壁弹性，并能抑制毛细血管的通透性而有抗炎作用。

④ 扩张冠状动脉，增加冠脉血流量。

⑤ 提高心肌耐缺氧能力，降血压等。

选购要点

以花朵完整、颜色鲜艳、气味清香、无杂质者为佳。

贮藏方法

贮于有盖容器内，置阴凉干燥处，防蛀，防潮。

用法用量

煎服，5~9克；可单味泡服，代茶饮；或入丸、散剂。白菊花味多甘，清肝明目功效较好；黄菊花味多苦，疏风清热之力较强；野菊花则用以清热解毒。

注意事项

凡阳虚或头痛而恶寒者，均忌用。

疗疾验方

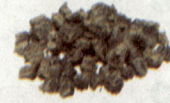

治疗流行性感冒
菊花、枸杞子各6克，料酒200毫升。菊花、枸杞子用料酒浸泡10~20天，去渣，加蜂蜜少许，早晚各饮1小杯。（中医验方）

防治高血压、冠心病
取白菊花、金银花各5克，用沸水冲泡当茶

饮，连用3～7日。（中医验方）

治疗脓肿
鲜菊花500克捣烂，或干菊花50克煎液，外敷患处，每日数次。（中医验方）

治疗湿疹
野菊花全草250克。上药切碎置砂锅中，加水2000毫升，文火煎至800毫升，过滤，趁热熏洗患处15分钟，然后用洁净的陈石灰粉扑之，每日2次。（中医验方）

治疗青春痘、粉刺
鲜菊花1000克捣烂，或野菊花500克水煎液浓缩，敷面部，20分钟后洗净，每周2次。（中医验方）

治疗眩晕
绿茶、菊花、槐花各3克。上3味放入杯中，沸水冲泡，频频饮用，每日数次。（中医验方）

治疗风热头痛
用菊花、石膏、川芎各9克，共研为末。每次服4.5克，茶调下。（《本草纲目》）

治疗膝风痛
用菊花、陈艾叶制作成护膝，敷在膝部，长期应用有效。（《本草纲目》）

治疗病后生翳
白菊花、蝉蜕各等分，共研为末。每用6～9克，加蜂蜜少许，水煎服。（《本草纲目》）

治疗妇女阴肿
甘菊花捣烂煎汤，趁热先熏后洗。（《本草纲目》）

治疗眼目昏花
甘菊花240克、红椒（去子）180克。共研为末，加鲜地黄汁和丸，如梧桐子大。每服50丸，临睡时以茶送下。（《本草纲目》）

保健药膳

菊花香菇炒墨鱼
配方：鲜菊花50克，香菇30克，墨鱼100克，姜5克，葱10克，盐5克，鸡汤400毫升，植物油50克。

制作：❶鲜菊花洗净，去杂质；香菇发透，去根蒂，一切两半；墨鱼洗净，切3厘米见方的块；姜切丝，葱切段。

❷把炒锅置武火上，加植物油，烧至六成热时，加入姜、葱爆香，下入墨鱼块、香菇、菊花、盐、鸡汤，用文火煲10分钟即成。

功效：疏风清热，明目降压。

菊花芹菜煲兔肉
配方：菊花20克，芹菜50克，兔肉150克，姜5克，葱10克，蒜10克，盐3克，植物油30克。

制作：❶菊花洗净，去杂质；芹菜洗净，切4厘米长的段；兔肉洗净，切4厘米见方的块；姜切片，葱切段，蒜去皮切片。

❷把炒锅置武火上烧热，加入植物油，油六成热时加入姜、葱、蒜爆香，随即加入兔肉、芹菜、菊花、盐炒匀，加水300毫升，用文火煲30分钟即成。

功效：补气血，美容颜，降血压。

菊花核桃粥
配方：菊花15克，核桃仁15克，大米100克。

制作：❶菊花洗净，去杂质；核桃仁洗净；大米淘洗干净。

❷把大米、菊花、核桃仁一同放锅内，加入清水800毫升。

❸把锅置武火上烧沸，再用文火煮45分钟即成。

功效：散风热，补肝肾，降血压。

红枣菊花烧龟肉
配方：大枣10枚，鲜菊花30克，龟1只（200克），姜5克，葱10克，盐5克，鸡汤300克，植物油50克。

制作：❶把大枣、菊花洗净；龟宰杀后，去头、尾、爪及内脏，切成4大块，留下龟板；姜切片，葱切段。

❷把炒锅放在武火上，加入植物油，烧至六成热时，加入姜、葱爆香，下入龟肉炒2分钟，加入鸡汤、盐、菊花、大枣，烧至汁浓稠龟肉熟即成。

功效：滋阴补血，平肝明目，降低血压。

芸豆菊花糕
配方：菊花3克，芸豆500克，大枣250克，红糖50克。

制作：❶将芸豆用水泡发后，放在锅内，加水适量，煮至烂熟，待冷，放在洁净的笼布里揉搓成泥。

❷大枣洗净，水泡后去核，煮至烂熟，趁热加红糖、菊花，拌至成泥，待冷。

❸把芸豆泥摊在案板上，用铲或菜刀抹为约1厘米厚的长片，上面再摊抹一层枣泥，纵向卷起，再用刀与糕条成垂直方向切成正方形糕块即成。

功效：补脾消肿，清热明目。

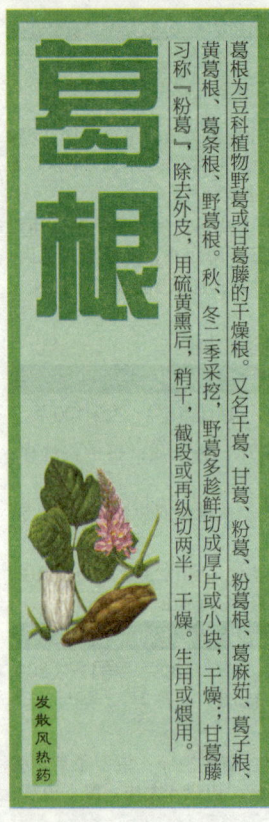

葛根

葛根为豆科植物野葛或甘葛藤的干燥根。又名干葛、甘葛、粉葛、粉葛根、葛麻茹、葛子根、黄葛根、葛条根、野葛根。秋、冬二季采挖，野葛多趁鲜切成厚片或小块，干燥；甘葛藤习称"粉葛"，除去外皮，用硫黄熏后，稍干，截段或再纵切两半，干燥。生用或煨用。

发散风热药

【产地溯源】
野葛主产于湖南、河南、浙江等地；甘葛主产于广东、广西等地。

【性味归经】
味甘、辛，性凉。归脾、胃经。

【本草语录】
"清风寒，净表邪，解肌热，止烦渴，泻胃火之药也。"——《本草汇言》

"疗伤寒中风头痛，解肌发表，出汗，开腠理，疗金疮，止痛，胁风痛。"——《名医别录》

"止血痢。"——《日华子本草》

"主消渴，身大热，呕吐，诸痹，起阴气，解诸毒。"——《神农本草经》

功效主治
本品解肌退热，透发麻疹，生津止渴，升阳止泻。主要适用于如下病证：

外感表证兼项背强痛
属风寒者，可加用麻黄、桂枝；属风热者，可与柴胡、黄芩等配合使用。

麻疹透发不畅
可与升麻、菊花等配合使用。

泄泻
湿热泄泻者，可加用黄连、黄芩等药物；脾虚泄泻者，可与党参、白术、木香等配合使用。

热病口渴，消渴
可与天花粉、麦冬、乌梅等配合使用。

用法用量
煎服，9~15克。退热生津宜生用，升阳止泻宜煨用。

注意事项
表虚多汗、斑疹已透者不宜服。

现代研究
本品含多种黄酮类化合物、香豆素类、尿囊素、胡萝卜苷、β-谷甾醇、羽扇豆酮、三萜皂苷等成分。具有以下方面的生理作用：
1. 对平滑肌有解痉或松弛作用。
2. 扩张冠状动脉和脑血管，增加冠脉血流量和脑血流量。
3. 降低心肌耗氧量，增加氧供应。
4. 直接扩张血管，使外周阻力下降，有明显降压作用，能较好缓解高血压患者的"项紧"症状。
5. 解热，降血糖。
6. 葛根水煎剂对痢疾杆菌有抑制作用。

选购要点
以片大、质坚实、粉性足、色洁白、纤维少者为佳。

贮藏方法
贮于有盖容器内，置阴凉干燥处，防潮，防蛀。

疗疾验方

治疗糖尿病
糖尿病伴泄泻、口渴者，可用葛根20克、白术12克水煎服。(中医验方)

防止醉酒
葛根50克。水煎，取汁100毫升，饮酒前服。(中医验方)

治疗足癣
葛根、白矾、千里光各等分。上药烘干，研为细末，分袋包装，每袋40克，密封。每次1

袋，倒入盆中，加温水约 3000 毫升混匀，每晚浸脚 20 分钟。7 日为 1 个疗程。用药期间不用其他药物。(中医验方)

治疗小儿风热呕吐、惊悸夜啼
葛根粥：用葛根 30 克，以水 1500 毫升，煎取汁，去滓，下米 100 克，煮粥食之。(《食医心鉴》)

治疗伤寒（初觉头痛，内热脉洪）
葛根 120 克，加水 400 毫升、豆豉 200 毫升，同煮取汁 100 毫升饮服。加生姜汁更好。(《本草纲目》)

治疗烦躁热渴
水浸粟米，一夜后取水 100 毫升，拌入葛根粉 120 克，煮熟，加米汤同服。(《本草纲目》)

治疗心热吐血
生葛根捣汁 100 毫升，一次服完。(《本草纲目》)

治疗热毒下血
生葛根 480 克，捣汁 200 毫升，加入藕汁 200 毫升，调匀服下。(《本草纲目》)

 ## 保健药膳

党参葛根蒸鳗鱼
配方：党参 15 克，葛根 15 克，鳗鱼 1 尾（500 克），料酒 10 克，葱 10 克，姜 5 克，盐 5 克，酱油 10 克，味精 3 克。

制作：❶ 把鳗鱼洗净、去内脏，党参、葛根切薄片，葱切段，姜切片。
❷ 把鳗鱼放在蒸盆内，加入盐、葱、姜、酱油、料酒，拌匀腌渍 30 分钟，放入党参、葛根，加入上汤 300 毫升。
❸ 把蒸盆置蒸笼内，用武火大气蒸 25 分钟即成。
功效：滋阴补气。适用于三消型糖尿病患者。

山药葛根粥
配方：山药 20 克，葛根 30 克，大米 100 克。

制作：❶ 将山药用清水浸泡一夜，切 3 厘米见方的片；葛根用水润透，切成薄片；大米淘洗干净。
❷ 将大米、葛根、山药同放锅内，加水 800 毫升，置武火上烧沸，再用文火煮 35 分钟即成。
功效：健脾，止渴，减肥。

葛根粉粥
配方：葛根粉 30 克，粳米 60 克。

制作：❶ 将葛根洗净切片，加水磨成浆，取淀粉晒干。

❷ 将粳米淘洗干净，放入锅内，加水适量，用武火烧沸，再用文火煮至半熟，加入葛根粉，继续煮熟即成。
功效：清热，生津，降血压。适用于高血压，冠心病，糖尿病，口干烦渴，骨质疏松等症。

葛根山楂炖牛肉
配方：葛根 10 克，山楂 5 克，牛肉 100 克，料酒 10 克，盐 5 克，白萝卜 200 克，姜 5 克。

制作：❶ 葛根洗净切片，山楂切片，牛肉洗净、切 3 厘米见方的块，白萝卜洗净、切 3 厘米见方的块，姜拍松。
❷ 把葛根、山楂、牛肉、料酒、白萝卜、盐放入炖锅内，加水 800 毫升，用武火烧沸，再用文火炖 1 小时即成。
功效：养脾胃，清肺热。

赤豆葛根蒸鲤鱼
配方：葛根 50 克，赤小豆 50 克，陈皮 6 克，草果 6 克，活鲤鱼 1 尾（1000 克），姜 5 克，葱 10 克，胡椒 2 克，盐 4 克，鸡汤 1500 毫升，绿叶蔬菜 250 克。

制作：❶ 将鲤鱼宰杀后，去鳞、鳃及肠杂，洗净。
❷ 把赤小豆、葛根、陈皮、草果洗净后，塞入鲤鱼腹内，再放入盆内，另加适量姜、葱、胡椒、盐，灌入鸡汤，上笼蒸制。
❸ 蒸制时间约 1 小时，待鲤鱼蒸熟后，即可出笼。另将葱丝或绿叶蔬菜用汤略烫，投入鱼汤中即成。
功效：利水消肿，调节血糖。

葛根桂枝酒
配方：葛根 50 克，桂枝、丹参各 30 克，炒白芍 50 克，甘草 10 克，白酒 500 毫升。

制作：❶ 将前 5 味粗碎，置容器中，加入白酒，密封。
❷ 浸泡 5～7 日后，过滤去渣即成。
功效：祛风通络，舒筋缓急。

葛根饮
配方：葛根 9 克，麦冬 9 克，牛奶 5 克。

制作：❶ 把葛根、麦冬洗净，用 100 毫升水煎煮 25 分钟，滗出汁液，再加入 50 毫升水煎煮 25 分钟，除去葛根和麦冬。
❷ 把药液与牛奶搅匀，上中火烧沸即成。
功效：滋阴补肾，生津止渴。适用于下消型糖尿病患者。

第八章 化痰止咳平喘药

化痰药和止咳平喘药的合称。化痰药多兼止咳、平喘之功,止咳平喘药常兼化痰之效,因此将两者合称为化痰止咳平喘药。

分类

化痰药:能祛除或减少痰涎,以治疗痰证为主要功效的药物。

止咳平喘药:以减轻或制止咳嗽和喘息为主要功效的药物。

功效

中医论点:化痰药因药性的不同有温燥与凉润之别,分为温化寒痰药与清化热痰药。止咳平喘药,适用于外感、内伤所致各种咳嗽和喘息。

现代药理:本类药物主要具有化痰和镇咳平喘作用,有些药物还有镇吐和抑菌消炎等作用。适用于外感、内伤所致各种咳喘痰多、咳嗽气喘、咯痰不爽及因痰所致的惊厥、癫痫、眩晕、中风、瘰疬、瘿瘤、阴疽流注等证。

应用

临证应用本类药物时,除应根据各药的特点加以选择外,还须根据病因、病证不同,针对性选择不同的化痰药及止咳、平喘药,再则应根据治病求本,标本兼顾的原则,灵活配伍:如兼有外感表证者,当配以解表散邪药;兼里热者,应配清热泻火药;兼有里寒者,配温里药;虚劳内伤者,当配补益药。此外,如癫痫、惊厥、眩晕、昏迷者,则当配伍平肝熄风、开窍、安神药;瘿瘤、瘰疬、痰核者,宜配伍软坚散结药。

禁忌

1. 本类药物中有些温燥之性强烈的化痰药,凡痰中带血等有出血倾向者,宜慎用。
2. 对麻疹初期有表邪之咳嗽者,宜疏解清宣为主,不宜单投止咳药,以免碍邪而致久咳不已,影响麻疹透发。

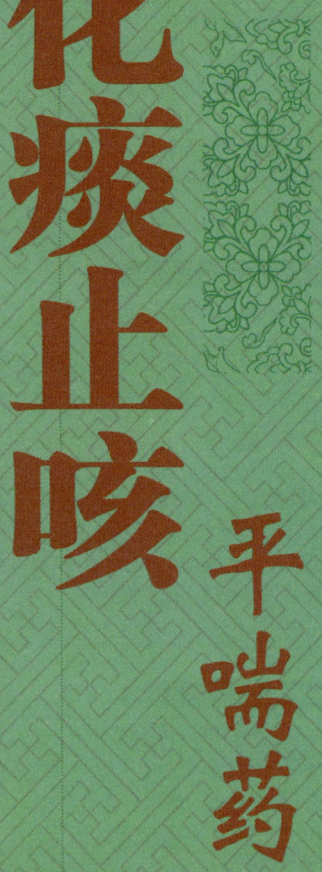

化痰药

温化寒痰药，药性多温燥，有温肺祛寒、燥湿化痰之功；清化热痰药，药性多寒凉，以清化热痰为主，部分药物甘味质润，能润燥化痰，或有咸味，能软坚散结。化痰药主要用于痰多咳嗽、咳痰不爽、痰饮眩悸，以及病机上与痰有关的癫痫惊厥、瘿瘤、瘰疬、阴疽流注、中风痰迷等证。

温燥之性的化痰药，不宜于热痰、燥痰证；药性寒凉的化痰药，不宜于寒痰与湿痰证。

半夏

半夏为天南星科多年生草本植物半夏的块茎。又名地交、水玉、三叶半夏等。2～9月间采挖，洗净泥土，除去外皮，晒干或烘干。

【产地溯源】

主产于四川、湖北、江苏等地。以四川产者量大、质量好。

【性味归经】

味辛，性温。有毒。归脾、胃、肺经。

【本草语录】

"消心腹胸膈痰热满结，咳嗽上气，心下急痛，坚痞，时气呕逆，消痈肿。"——《名医别录》

"治面上黑气，焙研醋调服。"——《本草纲目》

"以生姜等分制而用之，能消痰涎，开胃健脾，止呕吐，去胸中痰满，下肺气，主咳结。"——《药性论》

功效主治

本品内服燥湿化痰，降逆止呕，消痞散结；外用消肿止痛。主要适用于如下病证：

寒痰，湿痰
常与陈皮、茯苓同用。

各种呕吐症
胃寒呕吐，常与生姜同用；胃热呕吐，常与黄连、竹茹同用；妊娠呕吐，常与生姜、灶心土同用。

痰湿内阻所致胸脘痞闷
若属寒热互结，常与黄连、干姜同用；若为

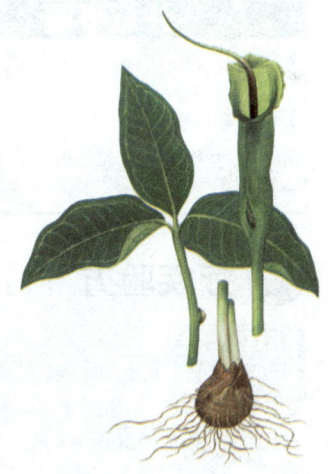

痰气互结之梅核气，常与紫苏、厚朴、茯苓、生姜同用。

痈疽发背，无名肿毒，毒蛇咬伤
以半夏之生品研末调敷或鲜品捣敷。

现代研究

半夏的化学成分包括挥发油、少量脂肪、淀粉、烟碱、黏液质、天门冬氨酸、谷氨酸、精氨酸、β－谷甾醇、胆碱，又包括类似原白头翁素刺激皮肤的物质。具有以下方面的生理作用：

❶ 抑制呕吐中枢，起镇吐作用。
❷ 抑制咳嗽中枢，解除支气管痉挛，并能使支气管分泌物减少。
❸ 降压、解毒、抗早孕等。
❹ 抗肿瘤。

选购要点

以个大、皮净、色白、质坚实、粉性足者为佳。

贮藏方法

置于通风干燥处，防潮，防蛀。

用法用量

煎服，3～9克。内服宜炮制后用。生品外用适量。

注意事项

1. 半夏有毒，内服切不可用生品（生半夏）。
2. 不宜与乌头配伍。
3. 本品性温燥，阴虚燥咳、血证、痰热者慎用。

疗疾验方

治疗暑疟
玉龙丸：制半夏不拘多少，研为细末，生姜自然汁为丸，如梧桐子大。每服30丸，于未发之先以白汤送下。(《海上方》)

治疗痰热咳嗽
小黄丸：制半夏、天南星各30克，黄芩30克半，共研为末，加姜汁浸，蒸饼做成丸，如梧桐子大。每服50～70丸，饭后以姜汤送下。(《本草纲目》)

治疗鸡眼
生半夏10克，研成粉末，敷患处，用胶布固定7日。(中医验方)

治疗眉毛不生
生半夏、芥子各15克，研成细末，用生姜汁调敷眉毛部。每日数次。(中医验方)

治疗眶上神经痛
制半夏、白芷各10克。水煎服，每日2次。(中医验方)

治疗重症妊娠恶阻
清半夏、山药末各30克。先用文火煎半夏45分钟，然后去渣调入山药末，再煎三四沸后调入适量白糖服，每日1剂。亦可随证加减。

保健药膳

山药半夏粥

配方：生山药30克，制半夏30克，白糖适量。

制作：❶ 将制半夏用温水洗5次，去矾味，倒入锅内，置文火上煎熬，取汁2杯；生山药切碎，研成细末，然后将半夏汁倒入山药粉中，拌匀。
❷ 将拌匀的山药粉放入锅中，加水适量，置文火上熬煮3～5分钟即成。

功效：健胃和中，降逆止呕。适用于脾胃虚弱、气逆上冲、呕吐、骨质疏松等症。

半夏粥

配方：制半夏6克，黄芩6克，干姜5克，大枣6枚，炙甘草5克，黄连5克，人参5克，白糖20克，大米100克。

制作： ❶ 将前7味药物放入药罐内，加水适量，煎煮20分钟，去渣留汁液。
❷ 将药液放入锅内，大米淘洗干净，放入药汁内，再加清水适量，置武火上煮30分钟，加入白糖即成。
功效： 止呕吐，止下痢，消炎。适用于恶心、呕吐、下痢肠炎患者。

栝楼半夏蒸乳鸽

配方： 制半夏6克，栝楼10克，薤白10克，乳鸽1只，料酒10克，葱10克，姜5克，盐3克，鸡汤300毫升。

制作： ❶ 把制半夏、栝楼、薤白洗净，放入炖杯内，加清水500毫升，在中火上煮沸25分钟，去渣留汁。
❷ 乳鸽宰杀后，去毛桩、内脏和爪；姜拍松，葱切段。
❸ 把乳鸽放入蒸杯内，加入料酒、盐、葱、药汁和鸡汤。
❹ 把乳鸽蒸杯置蒸笼内，用武火大气蒸35分钟即成。
功效： 活血化瘀，祛痰通络。适用于痰瘀互阻型冠心病患者。

天南星

天南星为天南星科草本植物天南星、异叶天南星或东北天南星的块茎。秋、冬二季茎叶枯萎时采挖，除去须根及外皮，晒干，即生南星；用姜汁、明矾炮制，为制南星。

化痰药

【产地溯源】
天南星主产于河南、河北、四川等地；异叶天南星主产于江苏、浙江等地；东北天南星主产于辽宁、吉林等地。

【性味归经】
味苦、辛，性温。有毒。归肺、肝、脾经。

【本草语录】
"主中风，除痰，麻痹，下气，破坚积，消痈肿，利胸膈，散血堕胎。" ——《开宝本草》

"治惊痫，口眼㖞斜，喉痹，口舌疮糜，结核，解颅。" ——《本草纲目》

"南星专主经络风痰，半夏专主肠胃湿痰，功虽同而用有别。但阴虚燥痰服之为切忌耳。" ——《本草求真》

功效主治
本品内服燥湿化痰，祛风解痉；外用消肿止痛。
主要适用于如下病证：

顽痰阻肺，壅塞不去
多加半夏、陈皮、茯苓等治疗。若痰多质稀，兼有寒象，多加干姜、细辛等药物；若痰黄质稠，兼有热象，多加黄芩、知母等药物。

风痰证
风痰上扰，头晕目眩，可配伍半夏、天麻；风痰阻络，半身不遂，口眼㖞斜，可配伍半夏、白附子；破伤风，可配伍天麻、防风等。

痈疽，瘰疬，毒蛇咬伤等
生天南星亦类似于生半夏，外用有攻毒消肿、散结止痛之效，可单用或配伍应用。

现代研究

本品主要含皂苷、安息香酸、生物碱及多种氨基酸等成分。具有以下方面的生理作用：

1. 抗惊厥。
2. 镇静与镇痛。
3. 祛痰，抗心律失常。
4. 抑制肿瘤。
5. 现代临床还可用于宫颈癌、冠心病、面肌痉挛、血管神经性头痛等。

选购要点

以身干、色白、体坚实、粉性大、有侧芽者为佳。

贮藏方法

置通风干燥处，防霉，防蛀。

用法用量

制天南星煎服，3～9克。外用生品适量。

注意事项

1. 本品温燥毒烈之性强，故阴虚燥咳者及孕妇忌用。
2. 本品皮肤接触、误食或过量可致不良反应，甚则中毒。

 ## 疗疾验方

治疗口眼㖞斜
将天南星（生）研为末，用姜汁调匀。病在左，敷右侧；病在右，敷左侧。（《本草纲目》）

治疗吐泻不止，四肢厥逆
回阳散：将制天南星研为末，每次取9克，加枣2枚，水2盅，煎取八成，温服。无效可再服。（《本草纲目》）

治疗乳痈将成
消毒膏：妇人乳赤肿，欲作痈者，天南星为末，以生姜汁调涂之，有预防之功。（《魏氏家藏方》）

治疗身面疣子
用醋调天南星末涂搽患处。（《本草纲目》）

治疗带状疱疹
生南星10克，山慈姑12克，蚤休10克。将上等好酒200毫升放入粗碗内，再用上药磨酒，磨完后用药汁搽患处。每日3次，连用3～7日。

 ## 保健药膳

皂荚南星酒

配方：皂荚、制天南星各50克，白酒500毫升。

制作：
1. 将前2味切碎，置容器中，加入白酒，密封。
2. 隔水煮沸后，浸泡7日，过滤去渣即成。

功效： 祛风痰，利湿毒。适用于中风口眼㖞斜、头痛、头风、咳嗽痰喘、肠风便血、风湿等症。

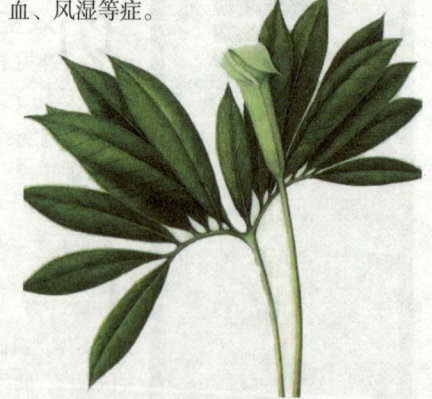

白芥子

白芥子为十字花科草本植物白芥的种子。又名辣菜子等。夏末秋初果实成熟时采收，晒干后打下种子。生用或炒用。

化痰药

【产地溯源】
主产于安徽、河南等地。

【性味归经】
味辛，性温。归肺、胃经。

【本草语录】
"利气豁痰，除寒暖中，散肿止痛，治喘嗽反胃，痹木脚气，筋骨腰节诸痛。"——《本草纲目》

"白芥子味极辛，气温，能搜剔内外痰结及胸膈寒痰，冷涎壅塞者殊效。然而肺经有热，与夫阴虚火炎咳嗽生痰者，法在所忌。"——《本草经疏》

功效主治
本品温肺化痰，利气散结。主要适用于如下病证：

寒痰壅盛
寒痰壅肺，咳嗽气短，痰多清稀，多加苏子、莱菔子等；痰饮停滞胸膈，胸满胁痛，多加甘遂、大戟等。

痰湿阻络，阴疽流注
前者可见肢体麻木，关节肿痛，可与没药、肉桂、马钱子配伍；若为痰湿流注，阴疽肿毒，可与肉桂、炮姜等配伍；肿毒初起，也可单用本品研末，醋调外敷。

现代研究
本品含芥子苷、芥子酶、芥子碱及脂肪酸、氨基酸、生物碱等成分。具有以下方面的生理作用：

❶ 祛痰，助消化。

❷ 抑制真菌。

❸ 芥子苷水解后生成的白芥子油有较强刺激作用，可致皮肤充血、发泡。

❹ 小剂量止呃，大剂量可致呕吐。

❺ 现代临床亦可用于慢性支气管炎、支气管哮喘、百日咳、肺结核、面神经麻痹、小儿口疮、肥胖、近视眼等。

选购要点
以个大、饱满、色白、纯净者为佳。

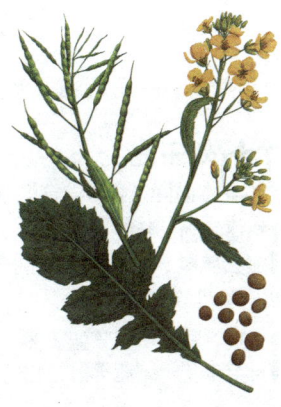

贮藏方法

置干燥处，密封保存。

用法用量

煎服，3~6克。外用适量，研末调敷。本品曾有"煎汤不宜太熟，熟则力减"之说。现代研究亦认为，沸水能抑制芥子酶的活性，而使芥子苷不能释出，影响疗效。可见本品不宜久煎。

注意事项

1. 肺虚久咳、消化道溃疡、出血者忌用。
2. 内服对胃黏膜亦有刺激作用，过量易致腹痛、腹泻、呕吐等，故用量不宜过大。
3. 外敷能使皮肤起泡，皮肤过敏者不宜使用。

疗疾验方

治疗风寒型感冒
白芥子末适量，将药填脐内，以热水袋隔衣熨之，取汗。(中医验方)

治疗二便不通
白芥子30克，研末以白酒调成糊状，敷脐，胶布固定。(中医验方)

治疗腹痛
取白芥子末15克，以温开水调成糊状，直接敷于脐上，胶布固定，再将盐炒热，用布包裹，趁热熨于脐上。(中医验方)

治疗腰痛、四肢关节痛
白芥子50克，研末，用凉开水调湿，加醋调成糊状，摊于洁布上，敷盖患处，3小时取下。3~5日做1次。(中医验方)

治疗支气管哮喘
白芥子、麻黄、吴茱萸各15克，生姜汁适量。先将前3味药共研末，装瓶备用。用时取药末，用姜汁调敷脐孔，以胶布固定，2日换1次，6次为1疗程。(中医验方)

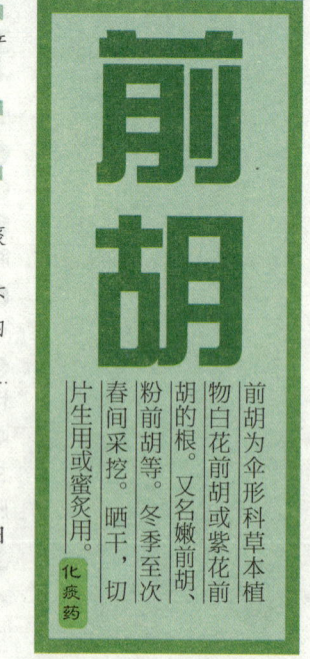

前胡

前胡为伞形科草本植物白花前胡或紫花前胡的根。又名嫩前胡、粉前胡等。冬季至次春间采挖，晒干，切片生用或蜜炙用。

化痰药

【产地溯源】

白花前胡主产于浙江、湖南、四川等地；紫花前胡主产于江西、安徽等地。

【性味归经】

味苦、辛，性微寒。归肺经。

【本草语录】

"清肺热，化痰热，散风邪。"——《本草纲目》

"主疗痰满，胸胁中痞，心腹结气，风头痛，去痰实，下气，治伤寒寒热。"——《名医别录》

"其功长于下气，故能治痰热喘嗽，痞膈诸疾，气下则火降，痰亦降矣，为痰气之要药。治伤寒寒热及时气内外俱热。"——《本经逢原》

功效主治

本品降气化痰，宣散风热。主要适用于如下病证：

热痰阻肺，肺气上逆
症见咳嗽、痰黄稠黏、胸闷气急等，常与杏仁、桑白皮、贝母等同用。

湿痰、寒痰所致咳喘痰多
可与半夏、紫菀等温肺化痰、燥湿化痰之品配伍。

第八章　化痰止咳平喘药

外感风热
症见发热、咳嗽，常与牛蒡子、薄荷、桔梗等疏散风热药同用。

外感风寒
症见咳嗽咯痰，宜与羌活、紫苏等发散风寒药配伍。

选购要点
以身干、饱满、质嫩而坚、断面黄白色、香气浓者为佳。

贮藏方法
置阴凉干燥处，防霉、防蛀。

用法用量
内服水煎，6~10克。风热咳嗽多痰者多生用，燥邪伤肺之咳嗽宜蜜炙用。

注意事项
阴虚咳喘者忌用。

疗疾验方

治疗伤风咳嗽
前胡、苏叶、薄荷各9克，金钱草15克。水煎服。（中医验方）

治疗烂疮
野前胡适量。加甜酒捣烂，敷患处。（中医验方）

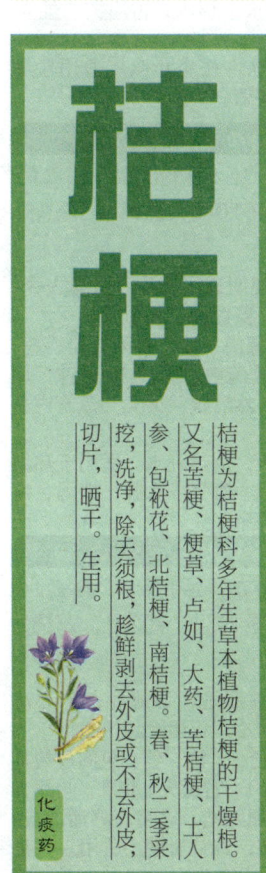

桔梗为桔梗科多年生草本植物桔梗的干燥根。又名苦梗、梗草、卢如、大药、苦桔梗、南桔梗、北桔梗、白药、包袱花、梗参。挖，洗净，除去须根，趁鲜剥去外皮或不去外皮，切片，晒干。生用。春、秋二季采

【产地溯源】
主产于安徽、湖北、辽宁等地。习惯认为以华东地区所产之南桔梗质量最佳。

【性味归经】
味苦、辛，性平。归肺经。

【本草语录】
"利五脏肠胃，补血气，除寒热、风痹，温中消谷，疗喉咽痛，下蛊毒。"——《名医别录》

"治下痢，破血，去积气，消积聚痰涎，主肺气，气促嗽逆，除腹中冷痛，主中恶及小儿惊痫。"——《药性论》

功效主治
本品宣肺祛痰，利咽排脓。主要适用于如下病证：

各种咳嗽痰多症
风寒咳嗽，常与紫苏、杏仁、半夏等同用；风热咳嗽，常与桑叶、菊花、杏仁等同用。

咽痛失音
常与牛蒡子、薄荷、蝉蜕、甘草等同用。

肺痈
症见胸痛、咳吐脓血，常与薏苡仁、鱼腥草、芦根等同用。

选购要点
以身干、条长肥大、质坚实、色白、味苦者为佳。

贮藏方法
置于通风干燥处，防潮、防蛀。

用法用量
煎汤，3~10克；或入丸、散剂。外用适量，烧灰研末敷。

注意事项

1. 气机上逆、呕吐、呛咳、眩晕,以及阴虚火旺咳血等不宜用。
2. 本品含皂苷,对胃黏膜有刺激作用,用量不宜过大,过量易致恶心呕吐。

 疗疾验方

治疗痰嗽喘急
桔梗30克,研细,用童便500毫升,煎取400毫升,去渣后温服。(《本草纲目》)

治疗肺痈咳嗽
桔梗汤:桔梗30克,甘草60克,加水3升,煮取1升,分次温服。吐出脓血,是病渐愈之象。(《金匮要略》)

治疗细菌感染型肺炎
桔梗15克,鱼腥草36克。水煎至200毫升,每日3～4次。(中医验方)

治疗急性腰扭伤
单味桔梗30克,研为细末,分2次用料酒冲服。每日1次,重症每日2次。服后卧床休息,使局部微汗出。(中医验方)

治疗鼻衄不止或吐血下血
将桔梗研细,加水调匀。每服1茶匙,每日4次。药中加入生犀牛角屑亦可。(《本草纲目》)

 保健药膳

桔梗粥
配方:桔梗25克,大米150克。
制作:❶ 将桔梗润透,切片;大米去泥沙,淘洗干净。
❷ 将桔梗、大米同放锅内,加入清水800毫升,置武火上烧沸,再用文火煮35分钟即成。
功效:宣肺祛痰,祛脂减肥。适用于口干、口渴、肠胃不和、暑月吐泻、小便不畅、烦渴等症。

桔梗蒸鱼肚
配方:桔梗20克,鱼肚250克,料酒10克,姜3克,葱10克,鸡汤150毫升,鸡油25克,盐5克,鸡精3克。
制作:❶ 将桔梗润透,切片;鱼肚发好,切2厘米宽4厘米长的条块;姜切片,葱切段。
❷ 桔梗、鱼肚放入蒸盘内,加入姜、葱、盐、鸡精、料酒、鸡油、鸡汤,置武火大气蒸笼内蒸30分钟即成。
功效:宣肺祛痰,补肾益精。适用于肾虚、遗精、吐血、崩漏、创伤出血等症。

桔梗大枣炖鹌鹑
配方:桔梗15克,大枣7枚,鹌鹑2只,料酒10克,姜5克,葱10克,盐3克。
制作:❶ 桔梗洗净、切片;大枣去核;鹌鹑宰杀后,去毛桩、内脏及爪;姜切片,葱切段。
❷ 把鹌鹑放入炖杯内,加入料酒、盐、姜、葱,再加清水400毫升,放入桔梗和大枣。
❸ 把炖杯置武火上烧沸,再用文火炖45分钟即成。
功效:宣肺化饮,祛痰止咳。适用于肺心病饮邪恋肺患者。

桔梗蒸田螺
配方:桔梗20克,田螺300克,料酒10克,姜5克,葱10克,盐3克,鸡精3克,香油30克。
制作:❶ 将桔梗润透,切片;田螺去壳,取出肉,洗净;姜切片,葱切段。
❷ 将桔梗、田螺肉、盐、料酒、姜、葱、鸡精、香油同放碗内,腌渍30分钟,取出姜、葱不用,然后置武火大气蒸笼内蒸28分钟即成。
功效:宣肺祛痰,清热利水。适用于热结小便不通、黄疸、脚气、水肿、消渴、痔疮便血、目赤肿痛等症。

桔梗煮羊心
配方:桔梗50克,羊心2个,料酒10克,姜5克,葱10克,盐2克,鸡精2克,鸡油25克。
制作:❶ 将桔梗润透,切薄片;羊心洗净,切片;姜切片,葱切段。
❷ 将羊心、桔梗、料酒、姜、葱同放炖杯内,加水600毫升,置武火上烧沸,再用文火煮30分钟,加入盐、鸡精、鸡油即成。
功效:强心止咳,调节血糖。适用于三消型糖尿病患者。

【产地溯源】
主产于四川、甘肃、青海、云南、西藏等地。

【性味归经】
味苦、甘,性微寒。归肺、心经。

【本草语录】
"疗腹中结实,心下满,洗洗恶风寒,目眩项直,咳嗽上气,止烦热渴,出汗。"——《名医别录》

"主胸胁逆气,疗时疾黄疸,与连翘同主项下瘤瘿疾。"——《药性论》

"能散心胸郁结之气,治心中气不快,多愁郁者,殊有功。"——《本草别说》

功效主治
本品清热化痰,润肺止咳,散结消肿。主要适用于如下病证:

肺热、肺燥
症见咳嗽、咯痰黄稠等,常与知母同用。

阴虚劳热
症见咳嗽、痰少咽干等,常与沙参、麦冬等同用。

痰热郁结所致瘰疬
常与玄参、牡蛎配伍。

热毒壅结所致疮痈、乳痈
常与蒲公英、天花粉、连翘等同用。

选购要点
以质坚实、粉性足、色白者为佳。

贮藏方法
贮于有盖容器内,置于干燥通风处,防潮、防蛀。

用法用量
煎服,3~6克;研末服,1~2克。

注意事项
1. 川贝母反乌头。
2. 寒痰、湿痰者不宜用。

疗疾验方

治疗哮喘
二母丸:川贝母、知母各60克,百药煎30克。共研

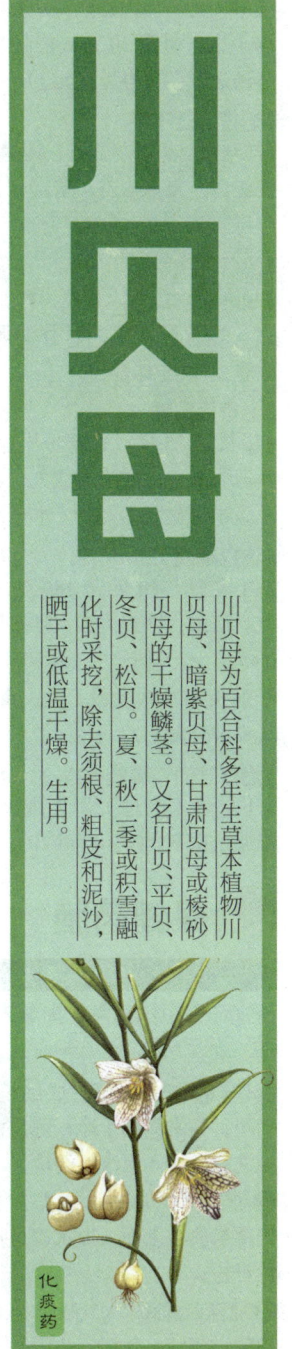

川贝母

川贝母为百合科多年生草本植物川贝母、暗紫贝母、甘肃贝母或梭砂贝母的干燥鳞茎。又名川贝、平贝、冬贝、松贝。夏、秋二季或积雪融化时采挖,除去须根、粗皮和泥沙,晒干或低温干燥。生用。

化痰药

细末,将乌梅肉蒸熟捣烂和之为丸,如梧桐子大。每服30丸,临卧或饭后用连皮姜汤送下。(《寿世保元》)

治疗乳汁不下
二母散:贝母、知母、牡蛎粉各等分,共研细末。每服6克,猪蹄汤调服。(《本草纲目》)

治疗乳头皲裂
川贝母10克,黑芝麻、白芝麻各20克。炒黄研细末,以香油调成糊状,外涂患处。(中医验方)

治疗百日咳
川贝母15克、甘草(半生半炙)6克,共研为末,加红糖调成丸,如芡子大。每次以米汤化服1丸。(《本草纲目》)

治疗疟疾
白雪丹:川贝母180克,生半夏120克。研末,铜锅内微火炒至嫩黄色。每服0.45克,生姜汁二三匙调和,隔水炖热,于疟疾未发时先服1次,重者再服1次。(《良方合璧》)

治疗吐血、鼻衄不止
川贝母(炮过)研为细末。每服6克,温浆水送下。(《本草纲目》)

保健药膳

川贝炖雪梨
配方:川贝母5克,雪梨2个,糯米50克,陈皮5克,冬瓜30克。

制作:❶ 把川贝母打成细粉;雪梨去皮,切块;糯米淘洗干净;陈皮洗净切丝;冬瓜洗净,切4厘米长的块。

❷ 把冬瓜、陈皮、雪梨放入蒸碗底部,把糯米放在上面,加水淹过糯米,加入川贝母粉。

❸ 把蒸碗置武火大气蒸笼内蒸50分钟即成。

功效:润肺,生津,止渴。适用于上消型糖尿病患者。

丹参川贝炖鸡
配方:川贝母10克,丹参10克,鸡肉200克,冬菇20克,料酒10克,盐3克,葱10克,姜5克,上汤400毫升。

制作:❶ 把鸡肉洗净,切成4厘米见方的块;冬菇润透,洗净,切成两瓣;丹参润透,切成3厘米长的段;姜拍松,葱切段。

❷ 把鸡肉、丹参、川贝母、冬菇、料酒、盐、姜、葱放入锅内,加入上汤,用武火烧沸,再用文火炖1小时即成。

功效:活血通阳,止咳化瘀。适用于痰瘀互阻型冠心病患者。

川贝鱼翅
配方:川贝母10克,鱼翅50克,大枣10枚,杏仁10克,姜5克,葱10克,盐5克,料酒10克,菜胆50克,鸡汤500毫升。

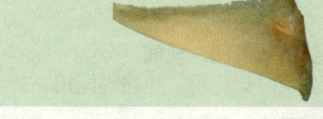

制作:❶ 把川贝母打粉;杏仁去皮、尖,打粉;大枣去核;鱼翅发透,撕条;姜切片,葱切花;菜胆洗净,切成4厘米长的段。

❷ 把鱼翅、料酒、葱、姜、川贝母粉、杏仁粉、红枣放入炖杯内,加入鸡汤,再加入菜胆。

❸ 把炖杯置武火上烧沸,再用文火煮35分钟即成。

功效:祛痰止咳,润肺化饮。适用于肺心病身体虚弱者。

川贝沙参炖心肺
配方:川贝母10克,沙参20克,猪心、猪肺各1个,白萝卜100克,料酒10克,盐3克,味精2克,姜3克,葱6克,鸡油25克。

制作： ❶ 将沙参润透，切成3厘米长的段；川贝母洗净，去杂质；猪心洗净，切成薄片；猪肺用水反复冲洗干净，切成2厘米宽、4厘米长的块；白萝卜洗净，去皮，切成块状；姜拍松，葱切段。
❷ 将川贝母、沙参、白萝卜、猪心、猪肺、姜、葱、料酒同放炖锅内，加清水2800毫升，置武火上烧沸，再用文火炖35分钟，加入盐、味精、鸡油，搅匀即成。
功效： 润肺止咳。适用于肺心病咳喘患者。

川贝杏仁燕窝

配方： 川贝母10克，杏仁10克，燕窝10克，冰糖15克。

制作： ❶ 把川贝母、杏仁打粉；燕窝发透，用镊子除去燕毛；冰糖打碎。
❷ 把燕窝、川贝母、杏仁、冰糖同放炖杯内，加清水100毫升。
❸ 把炖杯置中火上烧沸，再用文火炖50分钟即成。
功效： 滋阴润肺，祛痰止咳。适用于肺心病咳嗽患者。

【产地溯源】
主产于辽宁、山东、福建、浙江、广东等沿海地区。

【性味归经】
味咸，性寒。归肝、肾经。

【本草语录】
"主瘿瘤气，颈下核，破散结气，痈肿，癥瘕坚气，腹中上下鸣，下十二水肿。"——《神农本草经》
"疗疝气下坠疼痛，核肿。"——《药性论》

功效主治

本品性能、功效均与昆布类似，可消痰软坚，利水消肿。主要适用于如下病证：

瘰疬、瘿瘤
可与夏枯草、玄参等配伍。

脚气浮肿、水肿
常与茯苓、车前子等配伍，以利水渗湿。

睾丸肿痛
可与橘核、昆布、川楝子等疏肝行气、解郁散结之品同用。

现代研究

本品含藻胶酸、甘露醇、碘及多糖等成分。具有以下方面的生理作用：
❶ 抑制病毒、杆菌及真菌等。
❷ 抗凝，外用可止血。

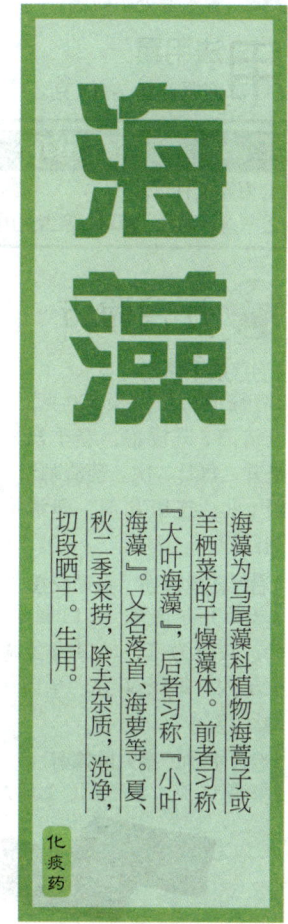

海藻

海藻为马尾藻科植物海蒿子或羊栖菜的干燥藻体。前者习称『大叶海藻』，后者习称『小叶海藻』。又名落首、海萝等。夏、秋二季采捞，除去杂质，洗净，切段晒干。生用。

化痰药

❸ 抗甲状腺肿，抑制甲状腺功能亢进和基础代谢率增高。
❹ 降血脂、降血压。
❺ 抗肿瘤。
❻ 海藻及其制剂现代还用于治疗单纯性肥胖、颈淋巴结结核、甲状腺良性肿瘤等。

选购要点
以干燥、色黑褐、盐霜少、枝嫩、无泥沙等杂质者为佳。

贮藏方法
置干燥处，防潮。

用法用量
煎服，10~15克。

注意事项
1. 海藻反甘草。
2. 气虚、阴虚、脾胃虚寒者忌用。

疗疾验方

治疗项下瘰疬
海藻酒：用海藻500克，装薄布袋中，以清酒2升浸泡，春季浸3日。每服20毫升，每日3次。药渣晒干，研为末，每服1匙。连服几剂，即消瘰疬。(《本草纲目》)

治疗蛇盘瘰疬，头项交接
海藻（荞面炒）、白僵蚕（炒）各等分，共研为末，加白梅汤调成丸，如梧桐子大。每服60丸，米汤送下。(《本草纲目》)

治疗水肿、睾丸肿痛等
海藻15克，水煎服，1日2次，或用海藻晒干研末为丸，每服5克，1日2次。(中医验方)

防治高血压、动脉硬化
海藻适量，水煎服。(中医验方)

治疗疝气
海藻30克，炒橘核12克，小茴香10克，水煎或制丸服。又方：海藻、海带各15克，小茴香30克，水煎服。(中医验方)

治疗淋巴结核
海藻、生牡蛎各30克，玄参15克，夏枯草10克；或海藻、夏枯草、香附、浙贝母各10克，水煎服。(中医验方)

治疗甲状腺肿
海藻、昆布各15克，黄药子、柴胡各10克，夏枯草18克，生牡蛎30克，水煎服。(中医验方)

辅助治疗食道癌、直肠癌
海藻、黄药子各30克，水蛭6克，共研细末。每次6克，每日两次，料酒冲服。(中医验方)

保健药膳

海藻粥
配方：海藻30克，大米100克。
制作：❶ 将海藻洗净，去泥沙。
❷ 大米淘洗干净，放入锅内，加入海藻，加水800毫升，置武火上烧沸，再用文火煮35分钟即成。
功效：软坚消痰，利水降压。适用于痰多咳嗽、肠胃不和、暑月吐泻、小便不畅、烦渴等症。

海藻煮冬瓜
配方：海藻30克，冬瓜300克，料酒10克，姜5克，葱10克，盐3克，鸡精3克，鸡油30克。

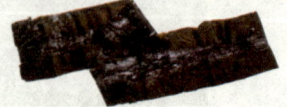

制作： ❶ 海藻洗净，去泥沙；冬瓜去皮，洗净，切2厘米宽4厘米长的块；姜切片，葱切段。

❷ 将海藻、冬瓜、姜、葱、料酒同放锅内，加水1200毫升，置武火上烧沸，再用文火煮30分钟，加入盐、鸡精、鸡油即成。

功效： 软坚消痰，利水降压，清热解毒。适用于慢性胃炎、肾炎小便不利、中暑高烧昏迷等症。

淡菜海藻豆芽汤

配方： 淡菜50克，海藻50克，黄豆芽200克，姜5克，葱10克，盐5克，植物油50克。

制作： ❶ 淡菜洗净；海藻洗净；黄豆芽洗净，去须根；姜切片，葱切段。

❷ 把炒锅置武火上，加入植物油，烧至六成热时，加入姜、葱爆香，加入淡菜、海藻、黄豆芽、盐，加清水1000毫升，用武火烧沸，文火煮45分钟即成。

功效： 滋阴补肾，降低血压。适用于高血压属阴阳两虚者。

海藻浸酒

配方： 海藻、赤茯苓、防风、独活、制附子、白术各90克，鬼箭羽、当归各60克，大黄（醋炒）120克，白酒3000毫升。

制作： ❶ 将前9味捣碎，入布袋，置容器中，加入白酒，密封。

❷ 浸泡5~7日后，过滤去渣即成。

功效： 补脾肾，祛风湿，活血散结，理气消肿。适用于风湿等症。

海鲜炖黑豆

配方： 海藻50克，海带50克，海参50克，黑豆200克，盐5克。

制作： ❶ 把海藻洗净；海带切丝；海参发透，顺切长条；黑豆洗净，去泥沙。

❷ 把海藻、海带、海参、黑豆共置炖锅内，加入清水1000毫升。

❸ 把炖锅置武火上烧沸，再用文火炖90分钟，加盐即可。

功效： 补气血，降血压。为高血压患者常食菜肴。

百合海藻汤

配方： 百合50克，海藻30克，海带15克，葱、姜丝适量，盐、味精各少许。

制作： ❶ 百合用温水浸泡回软后，洗净切成片；海藻用温水浸泡后洗净，用手撕成碎块。

❷ 海带洗净，入笼屉内用武火蒸约30分钟，再捞出放入水中浸泡4小时，洗净，切成小碎片。

❸ 锅内加入清水适量，倒入百合、海藻、海带，用武火烧沸，撇去浮沫，再改用文火煮30分钟，加盐、味精、葱、姜丝调味即成。

功效： 清热解毒，明目，养颜，祛痘。

参藻乌鸡汤

配方： 乌鸡肉450克，水发海参150克，海藻100克，猴头菇50克，绿豆100克，蜜枣4枚，香油、盐各适量。

制作： ❶ 乌鸡宰杀干净后，斩成大块；海参洗净，切成中块，连同乌鸡肉一同用开水烫煮一下，漂洗干净。

❷ 猴头菇、海藻、绿豆、蜜枣分别用温水洗净。

❸ 煲内倒入3000毫升清水，烧至水开，将以上用料放入，至煲内水再开后用小火煲3小时即可。

❹ 煲好后，去除药渣，加入适量香油、盐即可服用。

功效： 疏风清热，可疏通脑部血液、松弛肌肉、缓解压力，并可镇痛止疼。

注意： 脾胃虚弱、腹泻患者不宜服用。

止咳平喘药

止咳平喘药，多为辛宣苦降之品，分别具有宣肺祛痰、润肺止咳、降气平喘等功效。主要用于外感内伤，肺失宣降，症见气喘咳嗽、呼吸困难的病证。

咳喘之证，有外感内伤之别，寒热虚实之异，病情复杂多变，临证时应审证求因，随证选用与配伍相应的药物。个别麻醉镇咳定喘药，因易成瘾，易恋邪，用之宜慎。

苦杏仁

苦杏仁为蔷薇科落叶小乔木杏或山杏等味苦的干燥种子。又名杏子、山杏仁、北杏仁、光杏仁、杏核仁、杏梅仁、木落子。夏季果实成熟时采摘，除去果肉及核壳，取种仁，晾干。生用或炒用，用时捣碎。

止咳平喘药

【产地溯源】
主产于我国东北、华北、西北以及长江流域。

【性味归经】
味苦，性微温。有小毒。归肺、大肠经。

【本草语录】
"止咳嗽，消痰润肺，润肠胃，消面粉积，下气。"——《滇南本草》

"主咳逆上气，雷鸣，喉痹，下气，产乳，金疮，寒心，奔豚。"——《神农本草经》

"除肺热，治上焦风燥，利胸膈气逆，润大肠气秘。"——《珍珠囊》

功效主治
本品止咳平喘，润肠通便。主要适用于如下病证：

各种原因引起的咳嗽
治风热咳嗽，多与菊花、桑叶同用；治风寒咳嗽，多与麻黄、甘草同用；治肺热咳嗽，多与石膏等同用；治燥热咳嗽，多与贝母、桑叶、沙参同用。

肠燥便秘
多与柏子仁、郁李仁等同用。

选购要点
以颗粒均匀、饱满肥厚、味苦、不发油者为佳。

贮藏方法
贮于有盖容器内，防蛀，防泛油。

用法用量
煎服，4.5～9克。宜打碎入煎。苦杏仁炒用，可去小毒。制霜后（去油脂），无滑肠作用，且可破坏酶活性，便于贮存。

注意事项

1. 苦杏仁有小毒，内服用量不宜过大，否则容易引起中毒，成人服60克便可能致死。
2. 婴幼儿慎用。

疗疾验方

治疗支气管炎
苦杏仁10克，大鸭梨1个，冰糖少许。先将苦杏仁去皮、尖，打碎。鸭梨去核，切块，加适量水同煎。待熟入冰糖令溶，代茶饮用，不拘时。

治疗受寒所致咳嗽气喘
苦杏仁9克，麻黄3克，甘草6克。用水煎服，每日1剂，分2次服下。（中医验方）

治疗脓疱疮
苦杏仁（去皮、尖）60克，烧炭后研末，加香油调成稀糊，涂患处，每日2次。（中医验方）

【产地溯源】
主产于安徽、河南、浙江等地。

【性味归经】
味甘，性寒。归肺经。

【本草语录】
"去肺中水气，唾血，热渴，水肿腹满胪胀，利水道，去寸白。"——《名医别录》
"治肺气喘满，水气浮肿。"——《药性论》

功效主治

本品泻肺平喘，利水消肿。主要适用于如下病证：

肺热喘咳
常与黄芩、地骨皮等同用。

痰热阻肺，喘息胸闷
宜与杏仁、葶苈子、栝楼等化痰、行气、止咳平喘之品同用。

咳喘痰鸣兼有风寒表证
宜与麻黄、杏仁、苏子等解表散寒、宣肺平喘药同用。

水肿
症见面目肌肤浮肿、上气喘急、小便不利等，常与茯苓、大腹皮同用。

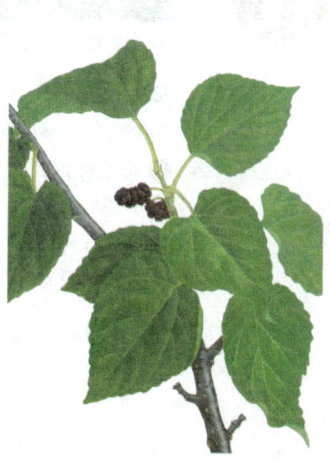

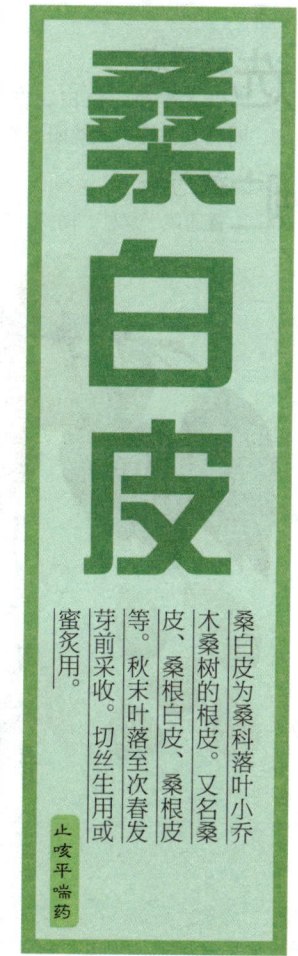

桑白皮

桑白皮为桑科落叶小乔木桑树的根皮。又名桑皮、桑根白皮、桑根皮等。秋末叶落至次春发芽前采收。切丝生用或蜜炙用。

止咳平喘药

皮等利水消肿药配伍。

现代研究

本品含多种黄酮衍生物、东莨菪素、挥发油、谷甾醇、果胶、软脂酸等成分。具有以下方面的生理作用：

① 利尿和导泻。
② 降压。
③ 镇静、镇痛、安定、降温。
④ 抗惊厥、抑菌、抗癌。
⑤ 现代临床可用于支气管扩张、肺炎、糖尿病、慢性肾炎合并胸腔积液、鼻衄等。

选购要点

以无栓皮、色白、皮肉厚、质柔韧、嚼之有黏性可成丝团者为佳。

贮藏方法

置通风干燥处，防潮，防蛀。

用法用量

煎服，5～15克。利水及清肺平喘宜生用；肺虚咳喘宜蜜炙用。

注意事项

1. 风寒咳嗽和水肿属寒者不宜用。
2. 小便清长频数者忌用。

疗疾验方

治疗哮喘
桑白皮、苦杏仁各15克，猪肺250克。先将猪肺切片，挤洗干净，与桑白皮、杏仁加水同炖至烂熟。饮汤食猪肺。（中医验方）

治疗流行性乙型脑炎
桑白皮15克，赤小豆50克。上药水煎，代茶饮。（中医验方）

治疗肾炎
桑白皮、桑葚、糯米各150克。将桑白皮切碎，以水2000毫升，煮汁1000毫升，入桑葚再煮，取500毫升，与糯米同酿酒。适量饮用。（《普济本事方》）

保健药膳

米花桑白皮汤

配方：桑白皮30克，糯米花50克。

制作：① 把糯米花放入烧杯内，加水300毫升；桑白皮洗净，也放入烧杯内。
② 把烧杯置武火上烧沸，再用文火煎煮25分钟即成。

功效：清肺止渴。适合上消型与下消型糖尿病患者多尿期饮用。

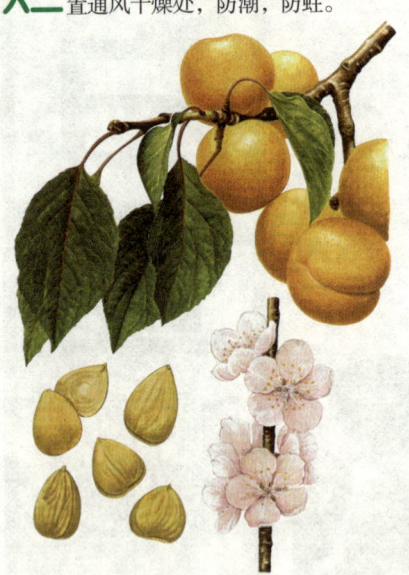

枇杷叶

枇杷叶为蔷薇科常绿小乔木枇杷的干燥叶。又名杷叶、苏杷叶、广杷叶、芦橘叶、无忧扇。全年均可采收，晒干，刷去绒毛，切丝。生用，或蜜炙用。

【产地溯源】
主产于广东、江苏、浙江等地。

【性味归经】
味苦，性微寒。归肺、胃经。

【本草语录】
"和胃降气，清热解暑毒，疗脚气。"——《本草纲目》
"主咳逆不下食。"——《新修本草》
"治肺气热嗽及肺风疮，胸面上疮。"——《食疗本草》

功效主治

本品清肺化痰止咳，降逆止呕。主要适用于如下病证：

各种咳喘

治肺热咳喘，多与桑叶、前胡等同用；治燥热咳喘，多与知母、沙参、桑白皮等同用；治肺虚久咳，多与阿胶、百合等养阴润肺药同用。

胃热呕吐

胃热口渴，呕哕，多与橘皮、竹茹等同用；湿热中阻之呕吐者，可与黄连等清热燥湿类药配伍；中寒呃逆者，宜与生姜、陈皮等温胃散寒药同用。

现代研究

本品主含皂苷、熊果酸、苦杏仁苷、鞣质、维生素、山梨醇、挥发油等成分，有止咳平喘、祛痰等作用。具有以下方面的生理作用：

❶ 止咳、平喘、祛痰。
❷ 对革兰氏阳性球菌有抑制作用。
❸ 消炎、降血糖。
❹ 现代临床可用于百日咳、慢性支气管炎、痤疮、酒渣鼻等。

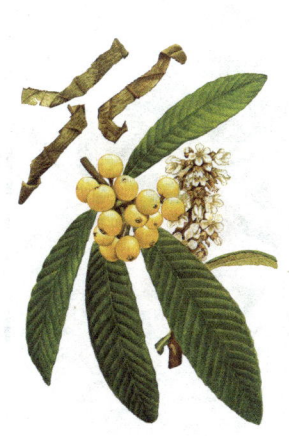

选购要点

以叶大、色灰绿、不破碎者为佳。

贮藏方法

贮于有盖容器内，

防潮，防蛀。

用法用量

煎服，5～10克。止咳宜炙用；止呕宜生用。枇杷叶蜜炙之后，可以增强润肺止咳的作用。

注意事项

枇杷叶清泄苦降，故寒咳及胃寒呕逆者慎用。

疗疾验方

治疗粉刺

枇杷叶240克，黄芩120克，甘草30克，天花粉120克，共研为细末。每服用4.5克，饭后睡前用茶汤送下。忌食酒、煎炒等食品。（中医验方）

治疗酒渣鼻

枇杷叶去毛，焙后研末。每次3～6克，用茶送服，每日2次。（中医验方）

治疗痘疮溃烂

枇杷叶500克，煎汤，药液洗患处。每日数次。（中医验方）

治疗上呼吸道感染之感冒咳嗽

枇杷叶、车前子、甘草各500克，南天竹400克。加水6000毫升，煎取2000毫升。每次15毫升，小儿每次3～5毫升，每日3次。（中医验方）

治疗痤疮

枇杷叶、桑白皮、黄柏各9克，黄连、人参、甘草各6克，水煎服。每次20毫升，每日2次。（中医验方）

白果

止咳平喘药

白果为银杏科落叶大乔木银杏的干燥成熟种子。学名银杏，又名佛指甲。秋季种子成熟时采收，除去肉质外种皮，洗净，稍蒸或略煮后烘干。除去硬壳，生用或炒用，用时捣碎。

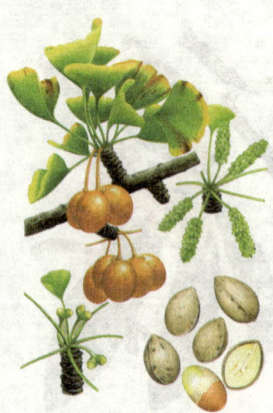

【产地溯源】

主产于广西、四川、河南等地。

【性味归经】

味甘、苦、涩，性平。有毒。归肺经。

【本草语录】

"清肺胃浊气，化痰定喘，止咳。"——《医学入门》

"白果熟食温肺益气，定喘嗽，缩小便，止白浊。生食降痰，消毒杀虫。"——《本草纲目》

功效主治

本品敛肺定喘，止带缩尿。主要适用于如下病证：

咳喘痰多

可与麻黄、甘草等合用；若发热痰黄者，可加黄芩、桑白皮等药物治疗。

带下量多，小便白浊

带下清稀，可与莲子、芡实等合用；带下色黄，可与黄柏、车前子等合用。

第八章 化痰止咳平喘药

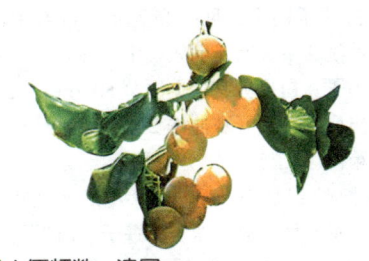

小便频数，遗尿
多与熟地、山茱萸、覆盆子等同用。

现代研究
本品含蛋白质、脂肪、淀粉、氰苷、维生素及多种氨基酸。具有以下方面的生理作用：
❶ 祛痰、平喘。
❷ 对多种革兰氏阴性菌及革兰氏阳性菌有抑制作用。
❸ 抗癌。

选购要点
以粒大、壳色黄白、种仁饱满、断面色淡黄者为佳。

贮藏方法
贮于有盖容器中，置于通风干燥处，防潮、防蛀。

用法用量
捣碎煎服，4.5～9克。炒用可降低其毒性，故宜炒用。

注意事项
本品有毒（含银杏毒），若服用过量，轻者出现消化道症状，重者致呼吸麻痹而死亡，故不可过量。小儿慎用。

疗疾验方

治疗哮喘痰嗽
鸭掌散：白果5颗，麻黄7.5克，炙甘草6克。加水一杯半，煎取八分，临睡前服。（《本草纲目》）

治疗赤白带下
白果、莲肉、糯米各15克，胡椒4.5克。共研为末，以乌骨鸡1只，去肠填药，瓦器煮烂，空腹服下。（《本草纲目》）

治疗遗尿
白果煨熟后，去皮、心。每岁服1颗，最多不超过20颗。每晚1次，10日为1疗程。（中医验方）

治疗神经性头痛
带壳生白果60克，捣裂放入砂锅里，加水500毫升，文火煎至300毫升，取药液于1日内分2次服完。1剂可连煎3次，服3日。（中医验方）

治疗手足皲裂
将生白果嚼烂，每夜涂搽患处。（《本草纲目》）

治疗虫牙
取生白果每餐饭后嚼1～2个，有效。（《本草纲目》）

保健药膳

白果绿豆煮猪肺
配方：白果15克，绿豆50克，猪肺1个，料酒10克，姜5克，葱10克，盐5克，上汤1500毫升。

制作：❶ 白果去壳及心；绿豆洗净去杂质；猪肺洗净，切成4厘米见方的小块；姜拍松，葱切段。
❷ 把猪肺放入炖锅内，加入上汤1500毫升，放入料酒、姜、葱、盐、白果、绿豆。
❸ 把炖锅置武火上烧沸，打去浮沫，再用文火煮1小时即成。

功效：敛肺气，定痰喘，化水饮。适用于肺心病饮邪恋肺患者。

白果炒鸡蛋

配方: 白果15克,鸡蛋2个,盐3克,味精3克,植物油50克。

制作: ❶ 将白果去壳,用温水浸泡一夜,捞起,除去白果心(因白果心含有毒物质),剁成细末。
❷ 鸡蛋打入碗内,放入白果末、味精、盐,搅匀。
❸ 将炒锅置武火上,下入植物油,烧至六成热时,改用中火,然后用筷子边搅动鸡蛋,边徐徐往锅内倒入蛋液,待一面煎黄后,翻转过来,再将另一面煎黄即成。

功效: 敛肺气,止带浊。适用于高血压、哮喘、痰嗽、白带、白浊、遗精、淋病、小便频数等症。

白果莲子羹

配方: 白果30克,干莲子300克,京糕25克,桂花1克,碱2克,盐2克。

制作: ❶ 在锅内放入碱,加开水少许,将莲子、白果倒入锅内,白果去心,用刷子将莲子刷净,见亮光为止,接着用清水冲洗2～3次,倒入碗中,加开水以淹过莲子、白果为宜,上屉蒸50分钟左右,取出后,再用开水冲洗2次,放凉后放入冰箱待用。
❷ 把炖锅置武火上,注入清水750毫升,水开后,放入盐;将莲子、白果倒入海碗;将京糕切成小丁,撒在莲子、白果上,加入桂花,再把盐水倒在海碗内即成。

功效: 清心安神,降低血糖。适用于各型糖尿病患者。

附 银杏叶

银杏叶

　　银杏叶为银杏树的叶。味苦、涩,性平。功能敛肺平喘,活血止痛。用治肺虚咳喘,以及高血压、血脂异常、冠心病心绞痛、脑血管痉挛等。煎服,5～10克;或制成片剂。

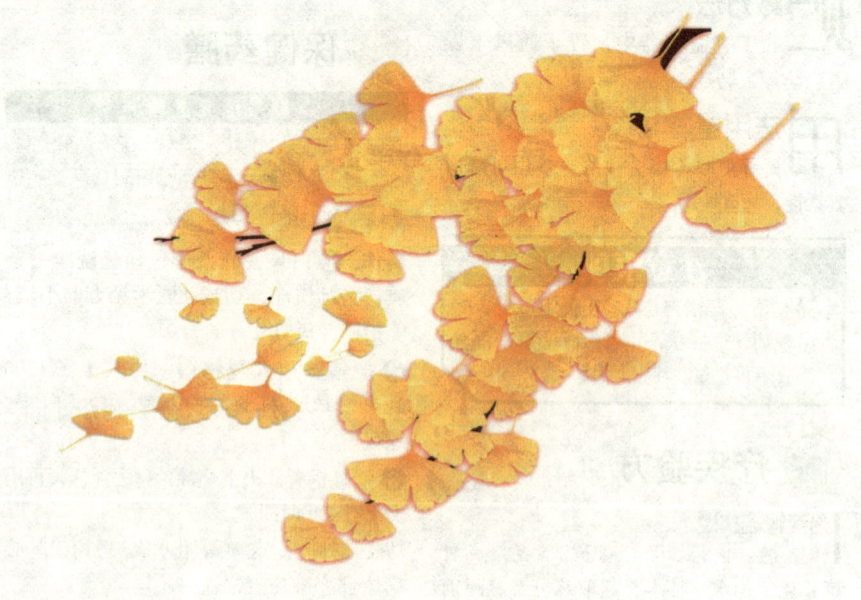

第九章 祛风湿药

凡能祛除肌肉、经络、筋骨间的风湿，以解除痹痛为主要作用的药物，称为"祛风湿药"。

分类

祛风湿散寒药：有明显的祛风除湿、散寒止痛之功，主要用治风寒湿痹证的药物。

祛风湿清热药：有祛风湿、清热通络之功，主要用治风湿热痹证的药物。

祛风湿强筋骨药：以祛风湿作用为主，兼有一定的补肝肾、强筋骨作用的药物。（限于篇幅，从略）

功效

中医论点：祛风湿药多辛苦味，性有温凉之异，能祛除留于肌肉、经络、筋骨间的风寒湿邪或风湿热邪，其中部分药物还兼有舒筋通络、止痛、强筋骨等作用，适用于风寒湿邪所致的痹证。

现代药理：本类药物具有明显的抗炎与镇痛作用。适用于风寒湿痹、肢体疼痛、关节不利、麻木不仁、筋脉拘急、腰膝酸痛、下肢痿弱、半身不遂等证。

应用

1. 使用祛风湿药，首先须注意因证选药，应根据痹证的邪气轻重、病程长短及邪正盛衰等不同情况，选择相应的祛风湿药，并作适当配伍。
2. 痹证一般均因邪气闭阻气血而为病，故各型痹证均宜配伍活血化瘀药，以增强疗效，故素有"治风先治血"之说。
3. 痹证多属慢性疾病，为服用方便，可制成酒剂或丸剂服用。酒所具有的辛温之性还能增强祛风湿药的功效。但患有消化道溃疡者不宜选用酒剂。现代还有胶囊剂、片剂、口服液等多种新剂型可供选择。

禁忌

1. 本类药物药性多燥，易耗伤阴血，故阴亏血虚者应慎用。
2. 少数有毒的祛风湿药，不宜过量或使用过久，以免造成中毒。

祛风湿散寒药

祛风湿散寒药，性味多辛苦温，辛以祛风，苦以燥湿，温以胜寒，具有祛风除湿、散寒止痛、舒筋通络等作用，适用于风湿痹证偏寒者，症见肢体疼痛、酸楚、重着、麻木、关节屈伸不利等。多数祛风湿散寒药，还分别兼有止痛、舒筋活络、祛风止痒、祛风止痉等不同功效，又可主治其他痹痛证、中风手足不遂、口眼㖞斜、瘾疹、顽癣等皮肤病以及小儿惊风、破伤风之痉挛抽搐等证。

因本类药物药性多偏温燥，故热盛或阴虚血亏者应慎用。

独活

独活为伞形科多年生草本植物重齿毛当归的干燥根。又名独滑、独摇草、长生草、川独活、香独活、九眼独活等。秋末或春初采挖。晒干或烘干，切片。生用。

【产地溯源】
主产于四川、湖北、安徽等地。以四川产者品质为优。

【性味归经】
味辛、苦，性微温。归肝、膀胱经。

【本草语录】
"主风寒所击，金疮，止痛，贲豚，痫痓，女子疝瘕。"——《神农本草经》

"理下焦风湿，两足痛痹，湿痒拘挛。"——《景岳全书·本草正》

"治中诸风湿冷，奔喘逆气，皮肌苦痒，手足挛痛，劳损，主风毒齿痛。"——《药性论》

功效主治
本品祛风湿，止痹痛，解表。主要适用于如下病证：

风寒湿诸痹
症见腰膝、腿足关节疼痛等。治风痹，可与防风、羌活等长于祛风止痛的祛风湿药配伍；治湿痹，可与苍术、薏苡仁等祛湿除痹药配伍；治寒痹，可与附子、乌头等祛风湿药配伍。

肾气虚弱，当风受冷
症见偏枯冷痹、缓弱疼痛等，多与桑寄生、防风、杜仲等同用。

外感风寒夹湿证
多与羌活、防风、荆芥等同用。

现代研究

本品含挥发油、甲氧基欧芹素、伞形花内酯、毛当归醇、佛手柑内酯、花椒毒素、欧芹酚甲醚及呋喃香豆精等。具有以下方面的生理作用：

❶ 抗心律失常，降血压。
❷ 镇痛、镇静及催眠作用。
❸ 抗关节炎。
❹ 兴奋呼吸中枢的作用。
❺ 现代临床可用于软组织损伤、白癜风等。

选购要点

以条粗壮、油润、香气浓郁者为佳。

贮藏方法

置于通风干燥处，防潮、防蛀。

用法用量

煎服，3～9克；或浸酒；或入丸、散。外用适量。

注意事项

本品药性温燥，阴虚血亏及实热内盛者不宜。

疗疾验方

治疗中风口噤（浑身发冷，不省人事）
独活120克，好酒1000毫升，煎取500毫升服。（《本草纲目》）

治疗关节痛
独活、羌活、松节各等分，酒煮过。每天空腹饮1杯。（《本草纲目》）

治疗风牙肿痛
独活、地黄各90克，共研为末。每取9克，加水1碗煎服，连渣服下，睡前再服1次。（《本草纲目》）

治疗眩晕
独活30克，鸡蛋6个。二料加水适量一起烧煮，待蛋熟后敲碎蛋壳再煮15分钟，使药液渗入蛋内。去汤与药渣，单吃鸡蛋。每次2个，每日1次，3日为1疗程。（中医验方）

保健药膳

独活酒

配方：独活、石斛、生姜、白茯苓（或赤茯苓）、白术各90克，牛膝、丹参、侧子（炮裂，去皮、脐）、萆薢各60克，薏苡仁、防风、肉桂、当归、山茱萸、人参、天雄（炮裂，去皮、脐）、秦艽、菊花、川芎各45克，生地120克，白酒22000毫升。

制作：❶ 将前20味细锉，入布袋，置瓷瓮中，加入白酒，密封。
❷ 浸泡5～7日，过滤去渣即成。

功效：补肾健脾，祛风除湿，舒筋壮腰，活血通络。

独活人参酒

配方：独活45克，白鲜皮15克，羌活30克，人参20克，白酒适量。

制作：❶ 将前4味共研粗末，和匀备用。
❷ 加入白酒适量，浸泡5～7日，过滤去渣即成。

功效：祛风湿，益气血。适用于产后中风、困乏多汗、体热头痛、风湿等症。

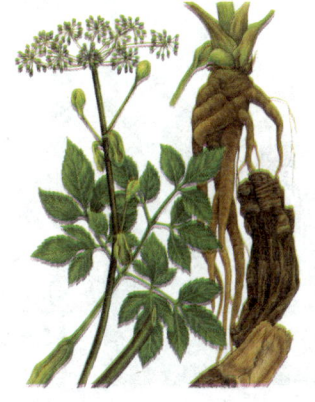

威灵仙

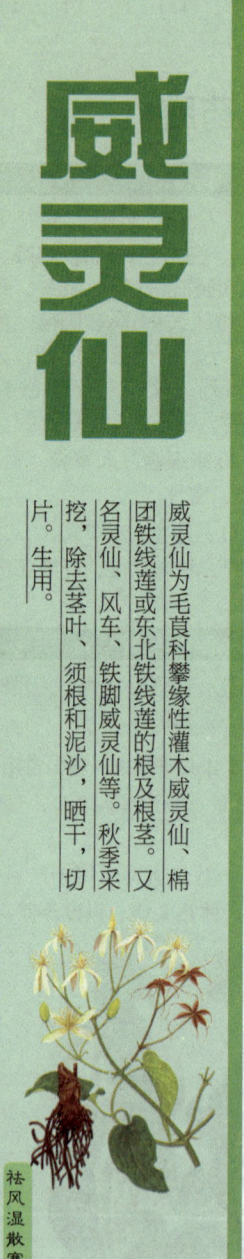

祛风湿散寒药

威灵仙为毛茛科攀缘性灌木威灵仙、棉团铁线莲或东北铁线莲的根及根茎。又名灵仙、风车、铁脚威灵仙等。秋季采挖,除去茎叶、须根和泥沙,晒干,切片。生用。

【产地溯源】
主产于江苏、浙江、安徽等地。

【性味归经】
味辛、咸,性温。归膀胱经。

【本草语录】
"威灵仙,气温,味微辛咸。辛泄气,咸泄水,故风湿痰饮之病,气壮者服之有捷效,其性大抵疏利,久服恐损真气,气弱者亦不可服之。"——《本草纲目》

"主诸风,宣通五脏,去腹内冷滞,心膈痰水久积,癥瘕痃癖气块,膀胱宿脓恶水,腰膝冷疼及疗折伤。"——《开宝本草》

"腰、肾、脚膝、积聚、肠内诸冷病,积年不瘥者,服之无不立效。"——《新修本草》

功效主治

本品祛风湿,通经络,消骨鲠。主要适用于如下病证:

风湿痹痛
单用或复方均可,复方可加独活、秦艽等,风湿腰痛可加当归、桂心等。

跌打损伤
可与桃仁、红花等同用。

各种骨鲠咽
单用威灵仙,煎汤;或加砂糖、醋煎汤,缓慢咽下。

现代研究

威灵仙根含原白头翁素、白头翁内酯、甾醇、糖类、皂苷等。棉团铁线莲和东北铁线莲含铁线莲皂苷乙、铁线莲皂苷丙和常春藤皂苷元等。具有以下方面的生理作用:

❶ 兴奋平滑肌,增强食管蠕动。
❷ 镇痛。
❸ 引产、利尿。
❹ 对革兰氏阳性菌、革兰氏阴性菌和霉菌都有较强的抑制作用。
❺ 威灵仙现代还用于治疗胆石症、急性乳腺炎、淋巴结核及跟骨骨刺引起的足跟疼痛等。

选购要点

以条长、皮黑、肉白、质坚实者为佳,切片以片大、片面粉白色者为佳。

贮藏方法
置于通风干燥处，防潮，防蛀。

用法用量
煎服，6～9克。治骨鲠可用30克。

注意事项
1. 气虚血弱者慎用。
2. 威灵仙所含原白头翁素为有毒成分，服用过量会引起中毒。

 疗疾验方

治疗腰脚诸痛
威灵仙500克，洗净，在好酒中浸泡7日，取出研为末，加面糊成丸，如梧桐子大。每服20丸，用泡药的酒送下。(《本草纲目》)

治疗手足麻痹
威灵仙（炒）150克、生川乌头、五灵脂各120克，共研为末，以醋糊丸，如梧桐子大。每服7丸，盐汤送下。忌茶。(《本草纲目》)

治疗胆石症
威灵仙60克，煎水内服，每日1剂。(中医验方)

治疗痔疮肿痛
威灵仙90克，水10升，煎汤先熏后洗痛处。(《本草纲目》)

治疗呃逆
威灵仙、蜂蜜各30克，煎水内服。(中医验方)

 保健药膳

威灵仙煮樱桃
配方：威灵仙15克，樱桃250克，冰糖15克。

制作：❶将威灵仙煎取汁液50毫升；樱桃洗净，去杂质；冰糖打碎成屑。
❷药液、樱桃放入炖杯内，加水300毫升，置武火上烧沸，再用文火煮25分钟，加入冰糖屑即成。

功效：祛风湿，通经络。适用于风湿疼痛、瘫痪、四肢不仁、风湿腰腿疼痛等症。

威灵仙炒芹菜
配方：威灵仙20克，芹菜500克，料酒10克，姜5克，葱10克，盐3克，鸡精3克，植物油30克。

制作：❶威灵仙用水煎煮，取药液50毫升；芹菜去叶留梗，切3厘米长的段；姜切片，葱切段。
❷将炒锅置武火上烧热，加入植物油，烧至六成热时，下入姜、葱爆香，再下入芹菜、药汁，炒熟，加入盐、鸡精即成。

功效：祛风湿，平肝热。适用于风湿疼痛、高血压、眩晕头痛、面红目赤、血淋、痈肿等症。

威灵仙蒸乳鸽
配方：威灵仙20克、乳鸽1只、料酒10克、姜5克、葱10克、盐3克、鸡精3克、鸡油30克、胡椒粉3克、清汤250毫升。

制作：❶将威灵仙洗净，切碎，放入锅内，加水100毫升，置武火上烧沸，再用文火煮25分钟，停火，过滤，收取药液；姜切片，葱切段；乳鸽宰杀后，去毛、内脏及爪。
❷将乳鸽、药液、姜、葱、料酒、盐、鸡精、鸡油、胡椒粉同放蒸杯内，加清汤，置武火大气蒸笼内，蒸25分钟即成。

功效：祛风解毒，补益精血。适用于风湿疼痛、虚羸、消渴、肢体麻木等症。

木瓜

祛风湿散寒药

木瓜为蔷薇科落叶灌木贴梗海棠和木瓜（楙楂）的干燥近成熟果实。前者称"皱皮木瓜"，后者称"光皮木瓜"。又名木瓜实、铁脚梨、川木瓜、资木瓜、宣木瓜等。夏、秋二季果实绿黄时采摘。皱皮木瓜置于水中烫至果皮灰白色，对半纵剖晒干，光皮木瓜则纵剖成2或4瓣，置于沸水中烫后晒干，切片。生用。

【产地溯源】

主产于安徽、湖北、四川等地。安徽宣城所产的宣木瓜质量最优。

【性味归经】

味酸，性温。归肝、脾经。

【本草语录】

"主湿痹邪气，霍乱大吐下，转筋不止。"——《名医别录》

"下冷气，强筋骨，消食，止水痢后渴不止，作饮服之。又脚气冲心，取一颗去子，煎服之，嫩者更佳。又止呕逆，心膈痰唾。"——《本草拾遗》

"治脚气上攻，腿膝疼痛，止渴消肿。"——《家传日用本草》

功效主治

本品舒筋活络，除湿和胃。主要适用于如下病证：

风湿痹痛，筋骨无力，手足拘挛
可与地龙、当归等药配伍。

筋急项强，转侧不利
可与乳香、没药等药配伍。

湿困脾胃
症见呕吐、腹泻等，可与薏苡仁、蚕沙等配伍治疗。

现代研究

木瓜含有皂甙、黄酮类、苹果酸、酒石酸、枸橼酸等有机酸以及维生素C等成分。具有以下方面的生理作用：

❶ 对各型痢疾杆菌等有较明显的抑制作用。
❷ 降血压。
❸ 抗肿瘤。
❹ 催乳，助消化。
❺ 保护肝脏，降低转氨酶。
❻ 现代临床可用于乙型肝炎、小儿尿频、肠粘连、急性菌痢、破伤风等。

选购要点

以质坚实、肉厚、紫红色、皮皱味酸、气香者为佳。

贮藏方法

贮于有盖容器内，置于阴凉通风干燥处，防霉，防蛀。

用法用量

内服煎汤，6～9克。外用适量，煮熟捣敷或鲜品捣敷。

注意事项

胃酸过多、内有郁热、小便短赤者忌用。

疗疾验方

治疗脚筋挛痛
木瓜数个，加酒、水各半煮烂，捣成膏，趁热贴于痛处，外用棉花包好。1日换药3～5次。（《本草纲目》）

治疗霍乱转筋
木瓜30克，酒1000毫升，煮服。不饮酒者煮汤服。另煮一锅药汤，用布浸药汤热敷足部。（《本草纲目》）

治疗小儿尿频
生木瓜1个，切片泡酒1周，每次用生药9克，水煎服。每日1剂。（中医验方）

治疗脚癣
木瓜、甘草各30克，水煎去渣，凉温后洗脚5～10分钟。每日1剂。（中医验方）

治疗肝肾脾三经气虚（表现为肿满、顽痹、憎寒壮热、呕吐、自汗、霍乱吐泻）
大木瓜4个，切盖挖空待用。一个填入黄芪、续断末各15克，一个填入苍术、陈皮末各15克，一个填入乌药、黄松节末各15克（黄松节即茯神中心木），一个填入威灵仙、苦葶苈末各15克。各瓜以原盖盖好，浸酒中，放入甑内蒸熟，晒干。三浸、三蒸、三晒，最终捣为末，以榆皮末和水将药末调成糊，做成丸，如梧桐子大。每服50丸，温酒或盐汤送下。（《本草纲目》）

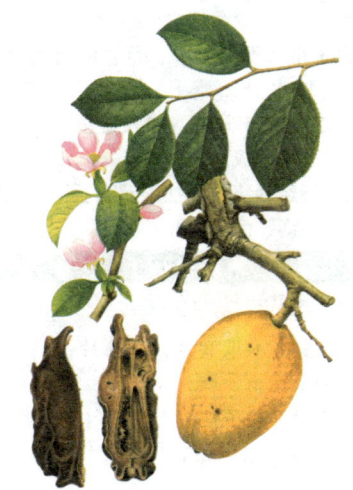

保健药膳

木瓜烧猪蹄

配方： 木瓜30克，猪蹄1只，料酒10克，姜5克，葱10克，盐3克，鸡精3克，鸡油30克。

制作： ❶将木瓜洗净，切片；猪蹄去毛桩，剁成4块；姜切片，葱切段。
❷将木瓜、猪蹄、料酒、姜、葱同放炖锅内，加水2500毫升，置武火上烧沸，再用文火炖45分钟，加入盐、鸡精、鸡油即成。

功效： 舒经活络，化湿和胃。适用于筋脉拘急、风湿痛、关节不利、脚气肿胀等症。

木瓜煮泥鳅

配方： 木瓜30克，泥鳅300克，料酒10克，姜5克，葱10克，盐3克，鸡精3克，鸡油3克，胡椒粉3克。

制作： ❶将木瓜润透，切片；泥鳅先放稀释盐水中，除去肠中杂物，再宰杀，去肠杂；姜切片，葱切段。

❷ 将木瓜、泥鳅、姜、葱、料酒同放炖锅内，加水1500毫升，置武火上烧沸，再用文火煮25分钟，加入盐、鸡精、鸡油、胡椒粉即成。

功效： 舒经活络，除祛湿邪。适用于风湿疼痛、阳痿、病毒性肝炎等症。

木瓜煮松子

配方： 木瓜30克，松子60克。

制作： ❶ 将木瓜润透，切薄片；松子去壳，留仁。

❷ 将木瓜、松子仁放入炖杯内，加水250毫升，置武火上烧沸，再用文火煮25分钟即可。

功效： 舒经活络，滋阴熄风。适用于风湿疼痛、头眩、燥咳、吐血、便秘等症。

木瓜炖牛肉

配方： 木瓜30克，牛肉300克，莴苣头100克，料酒10克，姜5克，葱10克，盐3克，鸡精3克，鸡油30克，胡椒粉3克。

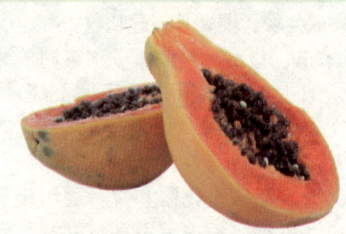

制作： ❶ 将木瓜润透，切薄片；牛肉洗净，切3厘米见方的块；姜切片，葱切段；莴苣头去皮，切3厘米见方的厚块。

❷ 将牛肉、木瓜、莴苣头、料酒、姜、葱同放炖锅内，加水1800毫升，置武火上烧沸，再用文火炖45分钟，加入盐、鸡精、胡椒粉即成。

功效： 舒经活络，强筋健骨。适用于风湿疼痛、虚损、消渴、脾弱不运、痞积、水肿、腰膝酸软等症。

木瓜煮鱼肚

配方： 木瓜30克，鱼肚300克，料酒10克，姜5克，葱10克，盐3克，鸡精3克，鸡油3克，胡椒粉3克。

制作： ❶ 将木瓜润透，切片；鱼肚用油发好，切3厘米长的段；姜切片，葱切段。

❷ 将木瓜、鱼肚、姜、葱、料酒同放炖锅内，加水500毫升，置武火上烧沸，再用文火煮25分钟，加入盐、鸡精、鸡油、胡椒粉即成。

功效： 舒经活络，祛风湿，补肾益精。适用于风湿疼痛、肾虚遗精、风疹、破伤风、吐血、崩漏、创伤出血等症。

木瓜蛋奶汁

配方： 木瓜1个，柠檬半个，鸡蛋1个，酸奶300克，蜂蜜15克。

制作： ❶ 木瓜去皮、子后切成块；柠檬去皮，果肉切块；鸡蛋煮熟，去壳。

❷ 木瓜块、柠檬块、鸡蛋、酸奶全部放入榨汁机中，搅打成汁。

❸ 将滤净的蛋奶汁倒入杯中，加入蜂蜜拌匀即可。

功效： 调节神经系统，快速消除疲劳，预防皮肤老化，缓解肌肤干燥。

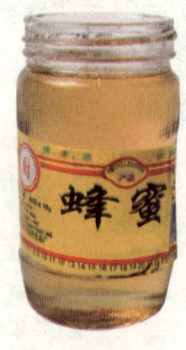

祛风湿清热药

祛风湿清热药的药性偏寒，味多辛、苦。主要适用于风湿热痹，关节红肿热痛之证。然在本类药中，除防己等少数药外，多为微寒之品，且有的药物生用偏寒，若经适当炮制，还可成为祛风湿散寒药，实际上并不专治风湿热痹。多数祛风湿清热药，还分别兼有止痛、舒筋活络、清热除湿、清热解毒的功效，可用于其他疼痛证、中风半身不遂、偏瘫、口眼㖞斜，湿热证及热毒证的治疗。

【产地溯源】
主产于甘肃、陕西、内蒙古、四川等地。

【性味归经】
味苦、辛，性微寒。归胃、肝、胆经。

【本草语录】
"主寒热邪气，寒湿风痹，肢节痛，下水，利小便。"——《神农本草经》

"秦艽，手足不遂，黄疸，烦渴之病须之，取其去阳明之湿热也。阳明有湿，则身体酸疼烦热，有热，则日晡潮热骨蒸。"——《本草纲目》

"利大小便，瘥五种黄病，解酒毒，去头风。"——《药性论》

功效主治

本品祛风湿，止痹痛，退虚热，清湿热。主要适用于如下病证：

风湿痹痛
风湿热痹，可加防己、知母等药物治疗；若为风寒湿痹，可加桂枝、附子等药物治疗。

骨蒸潮热
可配伍鳖甲、知母等药物治疗。

湿热黄疸
可单用或与茵陈、大黄等除湿退黄药配伍。

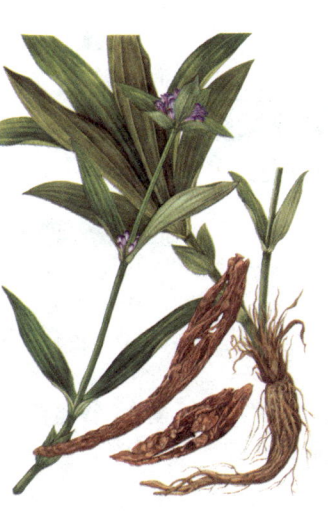

秦艽

秦艽为龙胆科植物秦艽、麻花秦艽、粗茎秦艽或小秦艽的干燥根。前三种按性状不同分别习称"秦艽"和"麻花艽"。春、秋二季采挖，除去泥沙。秦艽或小秦艽晒软，堆置"发汗"至表面呈红黄色或灰黄色时，摊开晒干；或不经"发汗"，直接晒干。小秦艽趁鲜时搓去黑皮，晒干。生用。

祛风湿清热药

湿热疮肿、湿疹
多与苦参、黄连、大黄等清热燥湿药配伍。

止痛
本品配伍防己，于拔牙后服用，有明显的止痛和消肿作用。

现代研究
本品含龙胆苦苷、龙胆碱、秦艽苷、甾醇苷、糖类及挥发油等化学成分。具有以下方面的生理作用：

❶ 抗炎、抗过敏、轻度降压。
❷ 镇静、镇痛、解热及抑制反射性肠液分泌。
❸ 抑制杆菌和少数真菌。
❹ 秦艽在现代可用于流行性脑脊髓膜炎、风湿性及类风湿性关节炎、肌炎、急性黄疸型肝炎等疾病的治疗。

选购要点
以粗大、肉厚、色棕黄者为佳。

贮藏方法
置通风干燥处。

用法用量
内服煎汤，6～12克。大剂量可用至30克。酒浸或入丸、散剂。外用研末撒。

注意事项
本品具有苦寒之性，脾胃虚寒者慎用。

疗疾验方

治疗黄疸
秦艽15克，浸500毫升酒中，空腹饮酒。（《本草纲目》）

治疗一切疮口不合
秦艽研末敷于患处。（《本草纲目》）

治疗胎动不安
秦艽、炙甘草、炒鹿角胶各15克，共研为末。每服9克，水一大碗、糯米约50粒，煎服。又方：秦艽、阿胶（炒）、艾叶各等分，共研为末。每次取9克，以水一大碗、糯米50粒煎汤冲服。（《本草纲目》）

治疗小儿骨蒸潮热，瘦弱
秦艽、炙甘草各30克。每服3～6克，水煎服。（《本草纲目》）

治疗暴泻、大渴、大饮
秦艽60克，炙甘草15克。每服9克，水煎服。（《本草纲目》）

治疗伤寒烦渴
秦艽30克，牛乳一碗，煎取六成，分2次服。（《本草纲目》）

治疗小便艰难
秦艽30克，水一碗，煎取六成，分2次服。又方：秦艽、冬葵子各等分，共研为末。每服一小匙，酒送下。（《本草纲目》）

保健药膳

秦艽酒
配方：秦艽50克，料酒300毫升。
制作：❶ 秦艽捣碎，置容器中，加入料酒，密封。
❷ 浸泡7日后，过滤去渣即成。
功效：祛风湿，退黄疸。适用于风湿等症。

秦艽延胡素酒
配方：秦艽、延胡索各50克，制草乌10克，桂枝、川芎、桑枝、鸡血藤各30克，姜黄、羌活各25克，白酒1000毫升。
制作：❶ 将前9味捣碎，置容器中，加入白酒，密封。

❷ 浸泡7～10日后，过滤去渣即成。
功效：祛风除湿，温经散寒，通络止痛。适用于肩周炎（早期）以及上肢疼痛等症。

秦艽木瓜酒

配方：秦艽、川乌、草乌各6克，广郁金、羌活、川芎各10克，白瓜20克，全蝎2克，红花8克，透骨草、鸡血藤各30克，60度白酒1000毫升。

制作：❶ 将前11味捣碎或切片，置容器中，加入白酒，密封。
❷ 浸泡15日后，过滤去渣即成。
功效：祛风散寒，舒筋通络。适用于肩周炎（偏寒、偏瘀型）等症。

秦艽桂苓酒

配方：秦艽、牛膝、川芎、防风、肉桂、独活、茯苓各30克，杜仲、五加皮、丹参各60克，制附子、石斛、麦冬、地骨皮各35克，炮姜、薏苡仁各30克，火麻仁15克，白酒2000毫升。

制作：❶ 将前17味捣碎，置容器中，加入白酒，密封。
❷ 浸泡7～10日后，过滤去渣即成。
功效：祛风除湿，舒筋活络。适用于久坐湿地，风湿痹痛，腰膝虚冷等症。

秦艽丹参茶

配方：秦艽60克，丹参100克。

制作：秦艽、丹参研为粗末，每取20～30克，置保温杯中，用沸水冲泡焖置10～20分钟，代茶频饮。
功效：祛风除湿，舒筋活血。适用于中风、手足不利、舌謇、风湿痹痛、筋骨拘挛、骨蒸潮热等症。
注意：类中风、肝火、痰热证患者慎用。

秦艽枳壳酒

配方：枳壳90克，秦艽、独活、肉苁蓉各120克，丹参、陆英（即蒴藋）各150克，松叶250克，白酒2000毫升。

制作：将前7味捣碎，装入布袋，置容器中，加入白酒，密封，浸泡7日后，过滤去渣即成。口服，每次10～15毫升，日服3次。
功效：活血，祛风，止痒。适用于风瘙瘾疹、皮肤病痛或皮痒如虫行等。

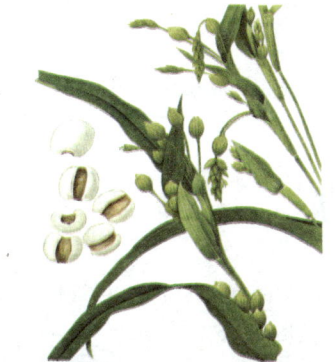

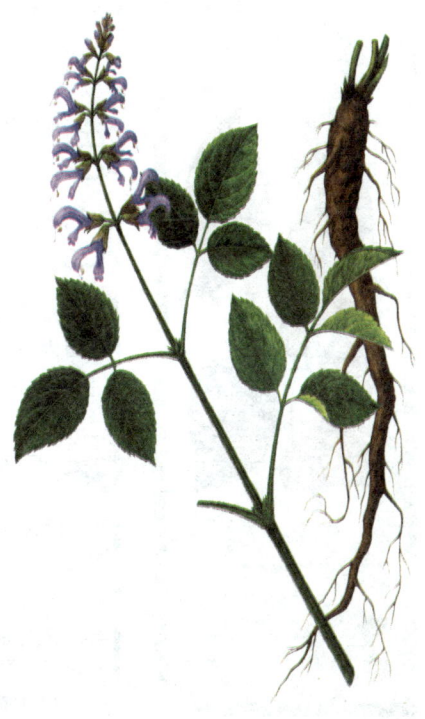

防己

防己为防己科木质藤本植物粉防己或马兜铃科缠绕草本植物广防己的根。秋季采挖入药。生用。

祛风湿清热药

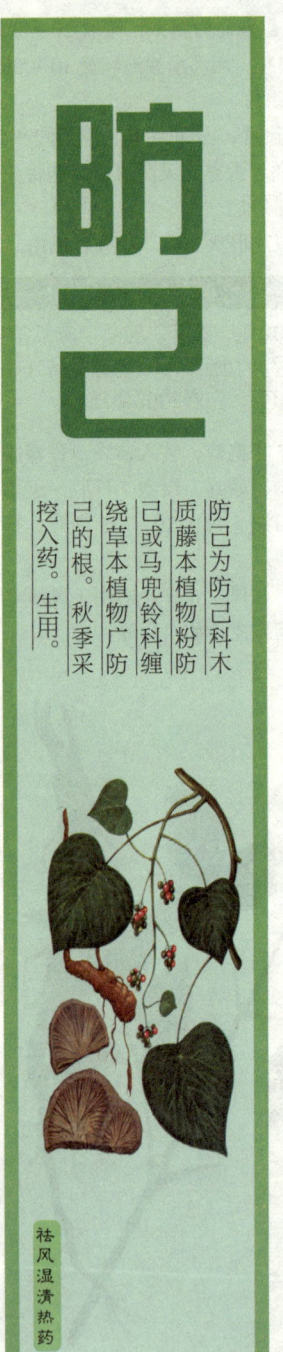

【产地溯源】
粉防己又称汉防己，主产于浙江、安徽、江西等地；广防己又称木防己，主产于广东、广西等地。

【性味归经】
味苦、辛，性寒。归膀胱、肾、脾经。

【本草语录】
"主风寒温疟，热气诸痫。除邪，利大小便。"——《神农本草经》

"疗水肿、风肿，去膀胱热，伤寒寒热邪气，中风手脚挛急，止泄，散痈肿恶结……"——《名医别录》

功效主治
本品祛风湿，止痛，利水消肿。主要适用于如下病证：

风湿痹痛
多用于风湿热痹，可配伍滑石、薏苡仁等药物；若治风寒湿痹，须与附子、肉桂等药物配伍。

水肿，腹水
可与椒目、葶苈子等合用；若属虚证，可配伍黄芪、白术等药物。

选购要点
以质坚实、粉性足、去净外皮者为佳。

贮藏方法
置干燥处，防霉，防蛀。

用法用量
内服煎汤，5～10克。祛风止痛多用广防己，利水退肿多用粉防己。

疗疾验方

治疗伏暑吐泻
防己汤：防己30克，白芷60克。共研细末。每服3克，新汲水调下，不拘时候。(《杨氏家藏方》)

治疗咯血多痰
粉防己、葶苈各等分，共研为末。每服3克，糯米汤送下。(《本草纲目》)

第十章 利水渗湿药

凡能通利水道,渗泻水湿,以治疗水湿内停病证为主要作用的药物,称为"利水渗湿药"。

分类

利水消肿药:以通利小便,消除水湿为主要功效,常用以治疗水肿及其他多种水湿病证的药物。

利尿通淋药:以利尿通淋为主要功效,常用以治疗淋证的药物。

利湿退黄药:以清泄湿热、利胆退黄为主要功效,常用以治疗湿热黄疸的药物。(限于篇幅,从略)

功效

中医论点:利水渗湿药以甘淡为主,具有利水消肿、利尿通淋和利湿退黄等功效。适用于水湿停于体内所致的水肿、小便不利,以及湿邪或湿热所致的淋证、泄泻、湿疮、带下、黄疸、湿温、湿痹等病证。

现代药理:本类药物具有利尿、抗病原体、利胆保肝等药理作用。

应用

使用本类药物时,应根据不同病证选用恰当的药物,并作合理的配伍。如水肿骤起兼有表证者,配宣肺解表药;水肿日久,兼有脾肾阳虚者,配温补脾肾药;湿热合邪者,配清热燥湿药;寒湿并重者,配温里祛寒药;热伤血络而尿血者,配凉血止血药;至于泄泻、黄疸、湿温、痰饮等,则应分别与健脾、清热或利胆退黄药配伍。此外,气行则水行,气滞则水停,故利水渗湿药还常与行气药配伍,以提高疗效。

禁忌

1. 利水渗湿药为渗利之品,易耗伤津液,故凡阴液亏虚者当慎用。
2. 本类药物又具降泄滑利之性,故肾气不固的滑精、遗尿、小便量多者,也不宜用。

利水消肿药

利水消肿药性味多甘淡而平，其中兼能清热者为寒性。主要归肾、膀胱、小肠经。本类药具有利水消肿的功效。所谓利水消肿，就是通利水道，使小便排泄畅利，尿量增多，排出停蓄在体内的水湿，以消退水肿的作用。通过利小便，又能排出水湿邪气。本类药适用于水湿为患的水肿、小便不利、泄泻、痰饮、带下等症，而其他各种与水湿有关的病证也可选用。

茯苓

茯苓为寄生在松科植物赤松或马尾松等树根上的多孔菌科植物茯苓的干燥菌核。又名松薯、云苓、伏苓、茯灵、茯菟。野生或人工培植。野生茯苓常在7月间至次年3月间采挖，人工种植者于7—9月间采挖。去皮切片，生用。

【产地溯源】
主产于安徽、湖北、河南、云南等地。

【性味归经】
味甘、淡，性平。归心、脾、肾经。

【本草语录】
"主胸胁逆气，忧恚惊邪恐悸，心下结痛，寒热烦满，咳逆，口焦舌干，利小便，久服安魂养神，不饥延年。"——《神农本草经》

"主大腹淋沥，膈中痰水，水肿淋结。开胸腹，调脏气，伐肾邪，长阴，益气力，保神守中。"——《名医别录》

"补五劳七伤，安胎，暖腰膝，开心益智，止健忘。"——《日华子本草》

功效主治

本品利水渗湿，健脾安神。主要适用于如下病证：

水湿证
小便不利、水肿等症均可应用，常与泽泻、猪苓等配伍。湿热者，可与车前子、木通等合用；寒湿者，可与附子、干姜等合用。

脾虚湿盛
症见脘腹胀满、食少便溏，可与党参、白术等配伍。

心悸，失眠
可与酸枣仁、远志等合用。

选购要点

以体重坚实、外皮呈褐色而略带光泽、皱纹深、断面白色、粘牙力强者为佳。

贮藏方法

置于通风干燥处，防潮。

用法用量

煎汤，9～15克；或入丸、散剂。治水湿证、脾虚证宜生用；治心悸、失眠宜用朱砂拌。

注意事项

虚寒滑精或气虚下陷者忌服。

疗疾验方

治疗心神不定，恍惚健忘
茯苓60克（去皮）、沉香15克，共研为末，炼蜜为丸，如小豆大。每服30丸，饭后以人参汤送下。（《本草纲目》）

治疗小便频多
茯苓（去皮）、干山药（去皮）在明矾水中渍过，焙干等分，共研为末。每服6克，米汤送下。（《本草纲目》）

治疗滑痢不止
白茯苓30克、木香（煨）15克，共研为末。每服6克，紫苏木瓜汤送下。（《本草纲目》）

治疗脱发
茯苓500～1000克。研细末，每次6克，白开水冲服，每日3次，1个月为1疗程。（中医验方）

保健药膳

茯苓糕

配方：茯苓50克，面粉450克。

制作：❶ 把茯苓烘干，打成粉，与面粉混匀。
❷ 把茯苓、面粉混匀，加入发酵粉，用清水揉和成面团发酵，发好后制成5厘米见方的糕状。
❸ 把茯苓糕上笼用武火大气蒸熟即成。

功效：健脾渗湿，宁心安神。适用于高血压属气虚湿阻者。

茯苓炒虾仁

配方：茯苓20克，鲜虾仁200克，莴苣100克，料酒10克，姜10克，葱10克，盐3克，味精3克，植物油50克。

制作：❶ 将茯苓研成细粉，虾仁洗净，去壳；莴苣去皮洗净，切丁；姜切片，葱切段。
❷ 将炒锅置武火上，下入植物油，烧至六成热，下入姜、葱爆香，加入虾仁、料酒，炒变色，放入莴苣、盐、味精、茯苓粉，炒熟即成。

功效：渗湿利水，益脾和胃，宁心安神。适用于上消型与中消型糖尿病患者。

茯苓粉蒸排骨

配方：茯苓20克，排骨500克，大米100克，料酒15克，酱油15克，盐6克，白糖10克，八角10克，花椒6克，姜6克，葱15克。

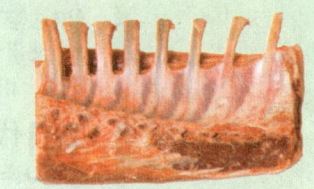

制作：❶ 将茯苓烘干，打成粗粉；大米、八角、花椒炒香，打成粗粉；姜、葱洗净，姜切粒，葱切花。
❷ 排骨洗净，剁成3厘米长的段。
❸ 将排骨放入蒸盆内，放入大米、八角、花椒、茯苓粉、料酒、酱油、盐、味精、白糖、姜粒、葱花，抓匀。
❹ 将蒸盆置武火大气蒸笼内，蒸45分钟即成。

功效：补气血，健脾胃，渗湿利水。适用于气血两亏，脾胃虚弱，水肿，小便不畅，更年期综合征等。

泽泻

泽泻为泽泻科草本植物泽泻的块茎。又名水泻、芝芋、泽芝、鹄泻、及泻、芒芋、禹孙等。冬季茎叶开始枯萎时采挖，洗净，除去须根及粗皮，以水润透切片，晒干。麸炒或盐水炒用。

利水消肿药

【产地溯源】
主产于福建、四川、江西等地。

【性味归经】
味甘、淡，性寒。归肾、膀胱经。

【本草语录】
"主风寒湿痹，乳难，消水，养五脏，益气力，肥健。"——《神农本草经》

"治五劳七伤，主头旋，耳虚鸣，筋骨挛缩，通小肠，止遗沥，尿血。"——《日华子本草》

"补虚损五劳，除五脏痞满，起阴气，止泄精、消渴、淋沥，逐膀胱、三焦停水。"——《名医别录》

"渗湿热，行痰饮，止呕吐、泻痢、疝痛、脚气。"——《本草纲目》

功效主治
本品利水渗湿，泄热。主要适用于如下病证：

水湿停滞
治小便不利、水肿，配猪苓、茯苓等；治湿盛泄泻，配茯苓、白术等；治痰饮、水湿上犯所致的眩晕，常与白术同用。

淋浊带下，肾阴虚火旺
小便淋涩及湿热带下，配薏苡仁、土茯苓等；若治肾阴虚，相火妄动的遗精、腰痛，配熟地、山药、知母等。

现代研究
泽泻的化学成分主要为三萜类物质，此外还包括挥发油、生物碱、胆碱、卵磷脂、甲硫氨酸、甲酰四氢叶酸、维生素 B_{12}、生物素和豆固醇等。具有以下方面的生理作用：

❶ 显著的利尿作用，能增加尿量、尿素及氯化物的排泄。
❷ 降低血清总胆固醇及三酰甘油含量，减缓动脉粥样硬化形成。
❸ 可使肝中的脂肪含量降低，因而具有保肝作用。
❹ 降血压、降血糖及抗菌等。
❺ 泽泻及其制剂现代还用于治疗内耳眩晕症、血脂异常、遗精、脂肪肝及糖尿病等。

选购要点
以个大质坚、色黄白、粉性足者为佳。

贮藏方法
置干燥处，防潮，防蛀。

用法用量

煎汤，6~12克；或入丸、散剂。

注意事项

肾虚滑精、无湿热者禁服。

疗疾验方

治疗水湿肿胀

泽泻、白术各30克，共研为末。每服9克，茯苓汤送下。(《本草纲目》)

治疗暑天吐泻（头晕，渴饮，小便不利）

泽泻、白术、茯苓各9克，加水1碗，姜5片、灯芯10根，煎取八成，温服。(《本草纲目》)

治疗眩晕

泽泻汤：泽泻15克，白术15克，水煎服。(《金匮要略》)

保健药膳

泽泻蒸鲫鱼

配方：泽泻15克，鲫鱼1尾（300克），料酒10克，盐3克，鸡精3克，姜5克，葱10克。

制作：❶ 将泽泻研成粉；鲫鱼宰杀后，去鳞、鳃及肠杂；姜切片，葱切段。

❷ 将鲫鱼身上抹泽泻粉、盐、鸡精、料酒、姜、葱，腌渍30分钟后，除去姜、葱，将鲫鱼放入蒸盘内，置武火大气蒸笼内蒸9分钟即成。

功效：渗湿利水，开胃暖中。适用于体胖、腹胀、四肢无力等。

泽泻香菇木耳汤

配方：泽泻15克，香菇150克，木耳50克，姜5克，葱10克，料酒10克，盐2克，鸡精2克，鸡油20克。

制作：❶ 将泽泻研成粉；香菇洗净，切成薄片；木耳泡发后，去蒂头，撕成瓣状；姜切片，葱切段。

❷ 将泽泻、香菇、木耳、姜、葱、料酒同放锅内，加水800毫升，置武火上烧沸，再用文火煮30分钟，加入盐、鸡精、鸡油即成。

功效：渗湿利水，开胃止血，祛脂减肥。适用于麻疹、癌症、肠风、痔疮、脂肪肝等症。

泽泻粥

配方：泽泻15克，大米150克。

制作：❶ 将泽泻碾成细粉；大米淘洗干净，去泥沙。

❷ 将大米、泽泻粉同放锅内，加水600毫升，置武火上烧沸，再用文火煮35分钟即成。

功效：利水渗湿，健脾养胃，止渴除烦，固肠止泻。适用于小便不利、眩晕、尿路感染等症。

泽泻益肾乌发汤

配方：泽泻10克，熟地15克，淮山药15克，丹皮6克，山茱萸15克，何首乌20克，当归6克，红花6克，菟丝子50克，天麻15克，侧柏叶6克，黑豆60克，黑芝麻50克，核桃肉5个，羊肉500克，羊头1个，羊骨500克，生姜10克，葱白20克，胡椒粉6克，味精3克，盐4克，料酒15克。

制作：❶ 将羊肉、羊头（敲破）、羊骨（敲破）用清水洗净；羊肉片去筋膜，入沸水锅内氽去血水，同羊头、羊骨一起放入锅中（羊骨垫底）。

❷ 将熟地、泽泻等14味中药用纱布袋装好，扎紧袋口放入锅中；生姜拍松，葱切段，二者同时下锅，加入清水3000毫升，再放入料酒。

❸ 将炖锅置武火上烧沸，打去浮沫，捞

出羊肉，切2厘米宽4厘米长的块，再放入锅中，用文火炖1小时。捞出药袋不用，在汤内加入盐、味精、胡椒粉，搅匀即成。

功效：温补肾阳，壮腰益精。适用于肾虚腰酸、阳痿遗精、阳虚泄泻等症。

泽泻蒸冬瓜

配方：泽泻15克，冬瓜300克，料酒10克，姜5克，葱10克，盐3克，鸡精2克，香油25克。

制作：❶将泽泻研成粉；冬瓜去皮，洗净，切3厘米见方的块；姜切片，葱切段。

❷将冬瓜、泽泻粉、料酒、姜、葱、盐、鸡精、香油同放蒸盘内，拌匀腌渍30分钟，除去姜、葱，上武火大气蒸笼内蒸30分钟即成。

功效：渗湿利水，化痰减肥。适用于慢性胃炎、肾炎、小便不利、中暑高烧、昏迷等症。

泽泻蒸扇贝

配方：泽泻15克，扇贝500克，料酒10克，姜5克，葱10克，盐3克，鸡精2克，鸡油20克。

制作：❶将泽泻研成细粉；扇贝洗净，剥开，在贝肉上抹上盐、鸡精；姜切片，葱切段。

❷将泽泻粉抹在扇贝上，再放上姜、葱，整齐摆在蒸盘上，置武火大气蒸笼内蒸7分钟即成。

功效：渗湿利水，软坚散结。适用于消渴、痔疮、水肿、痰饮等症。

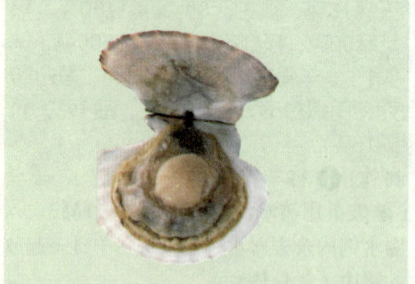

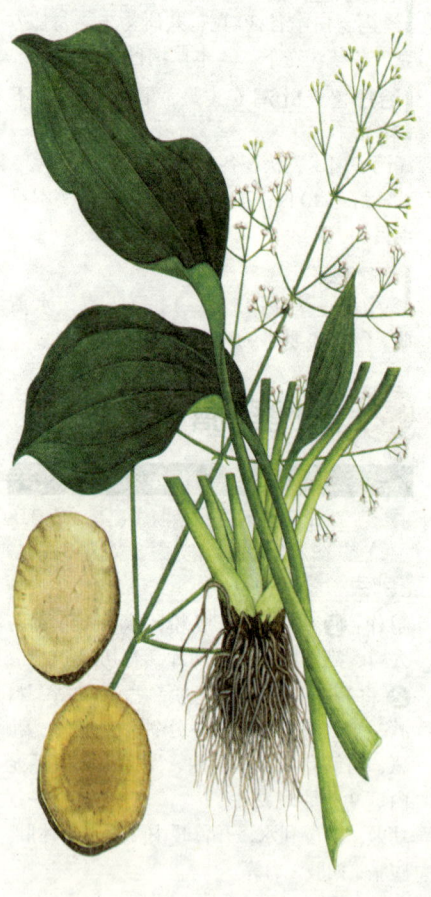

【产地溯源】

主产福建、河北、辽宁等地。习惯认为产于福建、河北者品质最优,分别称"蒲米仁""祁苡仁"。

【性味归经】

味甘、淡,性微寒。归脾、胃、肺经。

【本草语录】

"主筋急拘挛,不可屈伸,风湿痹,下气。"——《神农本草经》

"健脾益胃,补肺清热,祛风利湿。炊饭食,治冷气。煎饮,利小便热淋。"——《本草纲目》

"除筋骨邪气不仁,利肠胃,消水肿,令人能食。"——《名医别录》

"主肺痿肺气,吐脓血,咳嗽涕唾上气。"——《药性论》

功效主治

本品利水渗湿,健脾除痹,清热排脓。主要适用于如下病证:

风湿痹痛,四肢拘挛

可与竹叶、滑石等合用;若风湿身痛,可与麻黄、杏仁等合用。

水湿证

可与茯苓、白术等配伍。

脾虚泄泻

可与白术、山药等合用。

肺痈,肠痈

治肺痈,可与苇茎、冬瓜仁等配伍;治肠痈,可与败酱草等配伍。

现代研究

本品的化学成分包括蛋白质、脂类、碳水化合物,薏苡多糖A、薏苡多糖B、薏苡多糖C,少量B族维生素以及多种氨基酸、三萜化合物等。具有以下方面的生理作用:

① 解热、止痛、消炎、排脓等。
② 减少肌肉之挛缩,减轻疲劳。
③ 抗癌,对癌细胞有抑制作用,明显延长存活时间。
④ 能使血清钙、血糖下降。
⑤ 现代临床可用于坐骨神经痛、扁平疣、霉菌性肠炎、传染性软疣等。

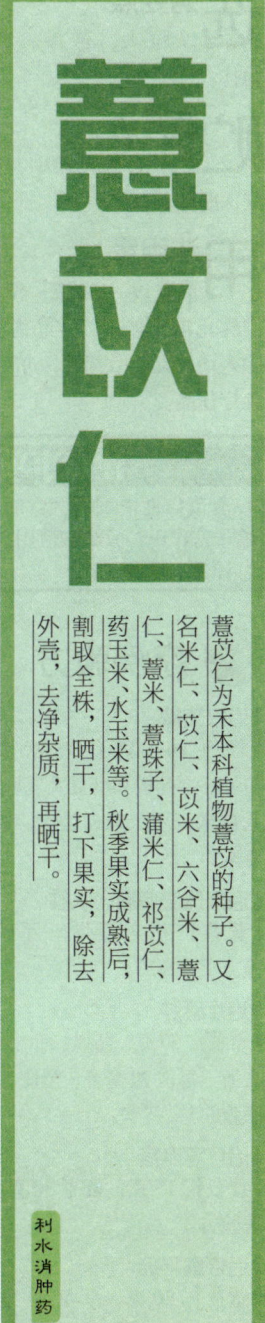

薏苡仁为禾本科植物薏苡的种子。又名米仁、苡仁、苡米、六谷米、薏仁、薏米、薏珠子、蒲米仁、祁苡仁、药玉米、水玉米等。秋季果实成熟后,割取全株,晒干,打下果实,除去外壳,去净杂质,再晒干。

利水消肿药

选购要点
以粒大、饱满、色白、完整者为佳。

贮藏方法
贮于有盖容器中,置于通风干燥处,防潮,防蛀。

用法用量
煎服,9~30克。清利湿热宜生用,健脾止泻宜炒用。本品力缓,用量宜大。除入汤、丸、散剂外,亦可煮粥食用,为食疗佳品。

注意事项
1. 薏苡仁性滑利,所含的薏苡仁油有收缩子宫作用,故孕妇慎用。
2. 津液不足者慎用。

疗疾验方

治疗咳嗽
薏苡仁汤:薏苡仁90克,甘草60克,桔梗30克。上药锉如麻豆大。每服15克,水煎,入糯米为引,米软为度。饭后服。(《儒门事亲》)

治疗风湿痹痛、水肿
薏苡仁粉末煮粥,每日食用。(中医验方)

治疗唇肿
薏苡仁30克,防风、赤小豆各6克,水煎去渣。每次20毫升,温服,每日3次。(中医验方)

治疗荨麻疹
薏苡仁15克,蜜枣30克。酒煎服。(中医验方)

治疗扁平疣
薏苡仁30克,紫草15克,煎汤代茶常饮。(中医验方)

治疗风湿身疼
麻黄90克,杏仁20枚,甘草、薏苡仁各30克,加水800毫升,煮取400毫升,分2次服。(《本草纲目》)

治疗沙石热淋
取薏苡仁(子、叶、根皆可)水煎热饮(夏季冷饮),以通为度。(《本草纲目》)

治疗消渴
用薏苡仁煮粥吃。(《本草纲目》)

治疗肺痿咳嗽,有脓血
薏苡仁300克,捣破,加水600毫升,煎取200毫升,以酒少许送服。(《本草纲目》)

治疗虫牙疼痛
将薏苡仁、桔梗生用研末,点服。(《本草纲目》)

保健药膳

苡仁冬瓜鲍鱼汤
配方:薏苡仁30克,鲍鱼50克,冬瓜200克,料酒10克,盐4克,味精3克,姜4克,葱8克,胡椒粉3克,鸡油20克。

制作: ❶ 将薏苡仁淘洗干净;鲍鱼洗净,切成薄片;冬瓜洗净,切2厘米宽4厘米长的块;姜切片,葱切段。

❷ 将薏苡仁、鲍鱼、冬瓜、姜、葱、料酒同放炖锅内,加水800毫升,置武火上烧沸,再用文火炖35分钟,加入盐、味精、胡椒粉、鸡油即成。

功效:消肿,利水,减肥。

核桃苡仁粥
配方:核桃仁30克,薏苡仁50克,白糖25克。

制作: ❶ 将薏苡仁、核桃仁洗净,置于锅内,加水适量。

❷ 将锅置武火上烧沸,再用文火煮,待

薏苡仁烂熟后，加入白糖搅匀即成。
功效：健脾除湿，健脑益智，润肠通便。适用于脾胃虚弱、风湿性关节炎、水肿、扁平疣、脑力衰退、便秘等症。

苡仁白鸭汤

配方：薏苡仁20克，白鸭1只，料酒10克，盐4克，味精3克，姜5克，葱10克，胡椒粉3克。

制作：❶ 将白鸭宰杀后，去毛桩、内脏及爪；薏苡仁去泥沙，淘洗干净；姜拍松，葱切段。
❷ 将白鸭、薏苡仁、姜、葱、料酒同放炖锅内，加清水3000毫升，置武火上烧沸，再用文火炖45分钟，加入盐、味精、胡椒粉即成。
功效：利水，消肿，祛疣，减肥。

党参苡仁猪爪汤

配方：党参15克，薏苡仁30克，猪爪2只，姜5克，葱10克，盐5克。

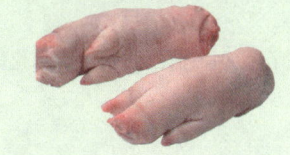

制作：❶ 把党参洗净，切片；薏苡仁去杂质，洗净；猪爪除去毛，一切两半；姜切片，葱切段。
❷ 把猪爪、党参、薏苡仁同放炖锅内，加水1000毫升。
❸ 将炖锅置武火上烧沸，加入姜、葱、盐，再用文火煮1小时即成。
功效：补气血，除风湿。

苡仁麦冬炖萝卜

配方：薏苡仁30克，麦冬30克，萝卜300克，猪瘦肉50克，料酒10克，盐4克，味精3克，胡椒粉3克。

制作：❶ 将薏苡仁淘洗干净，去泥沙；麦冬去内梗，洗净；萝卜洗净，去皮，切2厘米宽4厘米长的块；猪瘦肉洗净，切3厘米见方的块；姜切片，葱切段。
❷ 将麦冬、薏苡仁、猪瘦肉、冬瓜、料酒、姜、葱同放炖锅内，加水1200毫升，置武火上烧沸，再用文火炖35分钟，加入盐、味精、胡椒粉即成。
功效：消积，减肥。

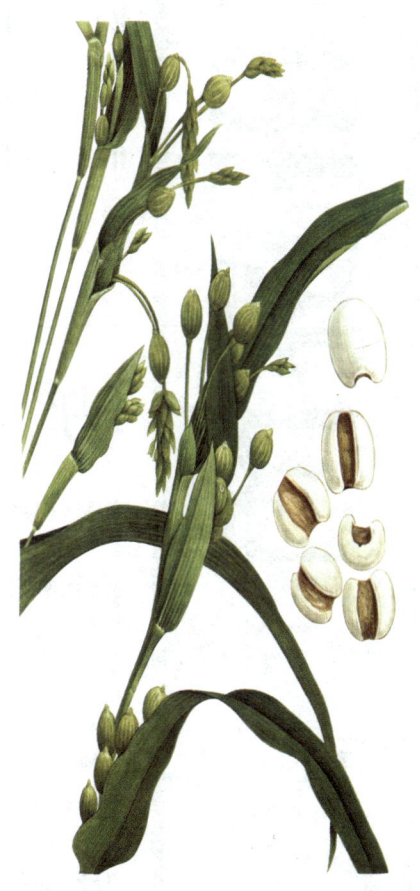

利尿通淋药

利尿通淋药,味多甘淡,其次为苦,药性寒凉。甘淡能利水渗湿,苦能泄降,寒凉则能清热。淋证病变部位在膀胱,故本类药主要归膀胱经。所谓利尿通淋,就是通过清利湿热,恢复膀胱气化,使小便排泄通畅,消除淋沥涩痛的作用。主要适用于湿热蕴结膀胱,膀胱气化失司的湿热淋证,症见小便频数、短赤不利、淋沥涩痛等。此外,本类药还可用于湿热为患的其他病证。

车前子

车前子为车前科多年生草本植物车前或平车前的成熟种子。又名车前头、猪耳穗子、凤眼前仁。夏、秋二季种子成熟时采收。生用或盐水炙用。

利尿通淋药

【产地溯源】
主产于黑龙江、辽宁、河北等地。

【性味归经】
味甘,性寒。归肾、肝、肺经。

【本草语录】
"主气癃,止痛,利水道小便,除湿痹。"——《神农本草经》

"导小肠热,止暑湿泻痢。"——《本草纲目》

"男子伤中,女子淋沥,不欲食,养肺强阴益精……明目疗赤痛。"——《名医别录》

功效主治
本品利尿通淋,渗湿止泻,清肝明目,清肺化痰。主要适用于如下病证:

湿热下注的水肿、淋证
可与滑石、栀子等合用。

湿盛泄泻
可与白术、茯苓等合用。

目疾
如目赤肿痛,视物昏花,白内障等。属肝火上炎者,可与龙胆草、菊花等合用;属阴虚内热者,可与枸杞子、熟地等合用。

肺热咳嗽,痰多黄稠
常与栝楼、浙贝母、黄芩等清肺化痰药同用。

选购要点
以子粒饱满、质坚硬、色棕红者为佳。

贮藏方法
置于通风干燥处,防潮,防蛀。

用法用量

煎汤，9～15 克；或入丸、散剂。外用适量，水煎洗或研末调敷。本品含黏液质，故煎时以纱布包煎为宜。

注意事项
1. 无湿热者及孕妇慎用。
2. 肾虚精滑者慎用。

疗疾验方

治疗水臌（周身肿胀，按之如泥）
决流汤：车前子 30 克，牵牛子、甘遂各 6 克，肉桂 0.9 克。水煎服。(《石室秘录》)

治疗虚劳梦泄
鹿角胶散：鹿角胶（研碎，炒令黄燥）、车前子、覆盆子各 30 克。共研为末。每服 6 克，饭前温酒调下。(《太平圣惠方》)。

治疗高血压
每日取车前子 9～18 克，水煎 2 次，代茶饮。(中医验方)

治疗新生儿脐炎
车前子适量，洗净焙干或炒干，研成极细粉末。用生理盐水将患儿脐部洗净，取车前子粉撒脐上，以覆盖创面为宜，并用无菌纱布包扎，隔日换药 1 次。(中医验方)

治疗小儿泄泻
车前子 10 克，炒麦芽 20 克，红高粱糠（炒）20 克。煎浓汁，口服。(中医验方)

治疗阴囊冷痛
车前子研细，每服 1 匙，水送下，1 日服 2 次。(《本草纲目》)

治疗体盲目暗（肝肾均虚，眼发黑或生障翳、迎风流泪）
驻景丸：车前子、熟地（酒蒸后火焙）各 90 克，菟丝子（酒浸）150 克，共研为末，炼蜜为丸，如梧桐子大。每服 30 丸，温酒送下，1 日 2 次。(《本草纲目》)

治疗小便血淋作痛
车前子晒干为末，每服 6 克，车前叶煎汤送服。(《普济方》)

治疗老人淋病（症见身体发热）
用车前子 100 毫升，煮汁去渣，用汁煮米粥吃，有效。常服此方，亦可明目。(中医验方)

保健药膳

车前子红枣田螺汤

配方：车前子 30 克，红枣 10 枚，活田螺 1000 克。

制作：❶ 先用清水静养田螺 1～2 天，经常换水以漂去污泥。

❷ 将田螺去壳，收拾干净；红枣去核，洗净。

❸ 用纱布包车前子，与红枣、田螺一齐放入锅内，加清水适量，武火煮沸后，文火煲 2 小时，饮汤吃螺肉。

功效：利水通淋，清热祛湿。多用于泌尿系感染、前列腺炎、泌尿系结石等证属湿热者。

车前子茶

配方：车前子 30 克，白糖 25 克。

制作：❶ 将车前子洗净，放入炖杯内，加水 300 毫升。

❷ 将炖杯置武火上烧沸，再用文火煎煮 25 分钟，停火，滤去渣。在药液内加入白糖，搅匀即成。

功效：止疼痛，止泄泻。对腹泻肠炎患者有一定疗效。

滑石

滑石为硅酸盐类矿物滑石的块状体。又名番石、脱石、脆石、留石、画石、液石、共石、高岭石。全年可采。采得后，去净泥土、杂石或将滑石块刮净，用粉碎机粉碎过筛后，即成滑石粉。

利尿通淋药

【产地溯源】
主产于山东、江西、山西等地。

【性味归经】
味甘、淡，性寒。归胃、膀胱经。

【本草语录】
"主身热泄澼，女子乳难，癃闭，利小便，荡胃中积聚寒热，益精气。"——《神农本草经》

"通九窍六腑津液，去留结，止渴，令人利中。"——《名医别录》

"疗黄疸，水肿脚气，吐血衄血，金疮血出，诸疮肿毒。"——《本草纲目》

功效主治

本品利水通淋，清热解暑，收湿敛疮。主要适用于如下病证：

湿热淋证
症见小便不利、淋沥涩痛及尿闭等，常与清利湿热、利尿通淋之车前子、木通等药配伍；治石淋，则与金钱草、海金沙等利尿通淋排石药配伍。

暑湿，湿温
暑湿证见身热烦渴、小便短赤者，可与甘草配伍；治湿温之发热身重、胸闷不饥，常与黄芩、通草等清热利湿药配伍；若治湿热、暑湿泄泻，可与车前子、薏苡仁、茯苓等清热利湿药同用。

湿疹，湿疮
可单用，或与黄柏、煅石膏、枯矾等清热解毒、收湿敛疮药配伍，外敷或撒布于患处。

痱子
可配制成痱子粉使用，常与薄荷、甘草等药同用。

现代研究

本品含硅酸镁、氧化铝、氧化镍等。具有以下方面的生理作用：

❶ 对伤寒杆菌与副伤寒杆菌有抑制作用。

❷ 保护皮肤和黏膜：能吸着大量化学刺激物或毒物，撒布于发炎或破损的组织表面时，可有保护作用，并能吸收分泌物，促进结痂。

❸ 内服除保护发炎的胃肠黏膜而发挥镇吐、止泻作用外，还能阻止毒物在胃肠道中的吸收。

❹ 现代临床可用于前列腺肥大、腋臭、皮炎、牙周炎等。

选购要点

以整洁、色青白、滑润、无杂石者为佳。习惯认为江西所产之"西滑石"品质最优。

贮藏方法

贮于有盖容器中，置于通风干燥处，防潮。

用法用量

煎服，9~15克，宜布包。外用适量。

注意事项
脾虚、滑精、热病伤津者及孕妇忌用。

疗疾验方

治疗伏暑吐泻（尿赤、心烦、口渴）
玉液散：优质滑石（烧过）120克、藿香3克、丁香3克，共研为末。每服6克，米汤送下。（《本草纲目》）

治疗小便不通
取滑石粉适量，加车前草汁调匀，涂在脐的周围，药干即换。冬天没有车前汁，可用水代。（《本草纲目》）

治疗小儿胃热流涎
滑石、生石膏各18克，甘草3克。每日1剂，水煎服。（中医验方）

治疗粉刺
滑石15克、黄蜡3克，巴豆5个。上药共研为细末，每用少许，洗面，每日1次。（中医验方）

保健药膳

滑石黄芪炖乌鸡

配方：滑石、黄芪各30克，菟丝子25克，肉苁蓉、茯苓各20克，楮实、车前子、扁豆花、穿山甲各15克，王不留行12克，甘草5克，乌鸡1只（750克），料酒10克，盐5克，味精3克，胡椒粉3克，姜5克，葱10克，上汤2800毫升。

制作：❶ 将前11味药物洗净，装入纱布袋内，扎紧口；乌鸡宰杀后，去毛桩、内脏及爪；姜拍松，葱切段。

❷ 将药袋、乌鸡、姜、葱、料酒同放炖锅内，加入上汤，置武火上烧沸，再用文火炖35分钟，加入盐、味精、胡椒粉即成。

功效：补气血，滋阴，除湿热。适用于气血两亏，湿热型不射精症。

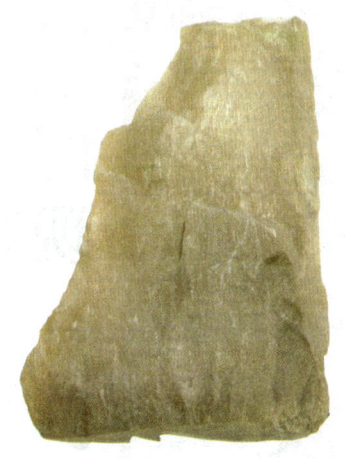

灯心草

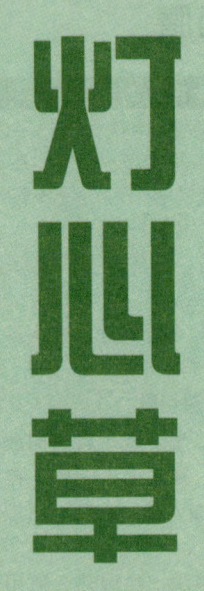

灯心草为灯心草科草本植物灯心草的茎髓。又名灯芯、灯草、赤须、碧玉草、铁灯芯、猪矢草、曲屡草、老虎须。夏、秋二季采收，晒干。生用。

利尿通淋药

【产地溯源】
全国各地均产，主产于江苏、四川、云南等地。

【性味归经】
味甘、淡，性微寒。归心、肺、小肠经。

【本草语录】
"降心火，止血，通气，散肿，止渴。"——《本草纲目》

"通阴窍涩，利小水，除水肿闭，治五淋。"——《医学启源》

"治急喉痹，小儿夜啼。"——《本草衍义补遗》

功效主治
本品利尿通淋，清心除烦。主要适用于如下病证：

湿热淋
症见小便不利、短赤涩痛，常与滑石、木通、冬葵子等利尿通淋药配伍。

水肿
症见小便不利，可单用本品煎服，也可与茯苓、猪苓、泽泻等利水消肿药同用。

心烦不眠，小儿夜啼
可单用，也可与栀子、淡竹叶、蝉蜕、钩藤等清心除烦及熄风止痉药配伍。

喉痹
本品煅存性研末，吹喉，可治喉痹。

现代研究
灯心草含纤维、脂肪油、蛋白质，尚含有多聚糖。具有以下方面的生理作用：

❶ 利尿。
❷ 止血。
❸ 其乙醇提取物有抗氧化和抗微生物等作用。
❹ 朱砂拌制后能引药入肝，有清肝凉血的作用。
❺ 现代临床可用于鼻衄、上呼吸道感染、慢性肾小球肾炎等。

选购要点
以条长、粗细均匀、色白、有弹性者为佳。

贮藏方法
贮于有盖容器内，置于通风干燥处，防潮、防蛀。

用法用量
煎服，1.5～2.5克。或入丸、散剂。

注意事项
下焦虚寒，小便不禁者忌服。

疗疾验方

治疗小便不通，浮肿气喘
灯心草6克，红高粱根60克，萹蓄草30克。水煎服。（中医验方）

治疗口疮
灯芯炭适量，研末，涂抹患处。（《本草纲目》）

治疗伤口流血
灯心草嚼烂敷患处。（《本草纲目》）

治疗喉痹
灯心草1把，瓦上烧存性，加炒盐1匙，每取少许吹入喉中。（《本草纲目》）

治疗失眠
灯心草煎水代茶饮。（《本草纲目》）

治疗湿热黄疸
灯心草根120克，加酒、水各半，煮半日，放置一夜，温服。（《本草纲目》）

治疗膀胱炎、尿道炎
灯心草15克，盐黄柏12克，盐知母12克。水煎服。（中医验方）

治疗急性咽炎
灯心草3克，麦冬9克。水煎服。（中医验方）

治疗慢性肾小球肾炎
鲜灯心草60克，豆腐300克，水煎连汤带豆腐同服，每日1剂，连服30剂为1疗程。（中医验方）

治疗鼻衄
灯心草、仙鹤草、铁苋菜各10克，蔗糖50克，水煎至60毫升后过滤，加入蔗糖。每次20毫升，每日3次。（中医验方）

治疗心热型小儿夜啼
灯心草2克，雪梨汁30毫升，冰糖10克。先将灯心草煎汁与雪梨汁及冰糖混匀，再隔水蒸化。1次服完，每日1次，连服5～7日。（中医验方）

保健药膳

鲫鱼灯芯粥
配方： 鲫鱼1条（300克），灯心草6棵，粳米100克，盐、香油、味精各适量。

制作： ❶ 先将鲫鱼去鳞、鳃及内脏，用清水洗净，切成小块。
❷ 灯心草去杂质，用清水洗净，剪成小段。
❸ 将粳米淘洗干净。
❹ 把煮锅刷净，加水适量，置于武火上煮沸，放鲫鱼、灯心草入锅，煮成浓汤，去渣，再加粳米一同煮成粥，放入盐、香油、味精调味即成。

功效： 益气健脾，清热利水。适用于烦热、口渴、瘀血、骨质疏松等症。

柿饼灯心草汤
配方： 柿饼2个，灯心草6克，白糖适量。

制作： ❶ 灯心草用净布包好；柿饼洗净，切小块。
❷ 将灯心草放入锅中加水先煎，10分钟后放入柿饼，煎成汤后饮用。

功效： 清热利尿，通淋止血。适用于尿道炎、膀胱炎及尿血等症。

海金沙

海金沙为海金沙科蕨类植物海金沙的成熟孢子。亦名海金砂、竹园荽等。秋季孢子未脱落时采割藤叶，晒干，搓揉，打下孢子，除去藤叶。生用。

利尿通淋药

【产地溯源】
主产于广东、浙江、江苏、湖南等地。

【性味归经】
味甘，性寒。归膀胱、小肠经。

【本草语录】
"治湿热肿满，小便热淋、膏淋，血淋，石淋，茎痛，解热毒气。"——《本草纲目》

"主通利小肠，得栀子、马牙硝、硼砂共疗伤寒热狂，或丸或散。"——《嘉祐本草》

"利水通淋，治男子淫浊，女子带下。"——《本草正义》

功效主治
本品利尿通淋。主要适用于如下病证：

湿热淋
治石淋，常与金钱草等利尿通淋排石之品同用；治血淋，常与石韦、小蓟等利尿通淋、凉血止血之品同用；治膏淋，常与利尿通淋、祛湿浊之滑石等药配伍；治热淋，常与车前草、栀子等利尿通淋、清热解毒之品配伍。

水肿，小便不利
以治湿热肿满、小便不利者为宜，多与泽泻、猪苓、防己、木通等利水消肿之品同用。

选购要点
以身干、粒细、质轻、能浮于水、燃之爆响者为佳。

贮藏方法
置干燥处，防潮。

用法用量
煎服，6～12克，宜包煎。

注意事项
肾阴亏虚者慎服。

疗疾验方

治疗热淋急痛
将海金沙阴干，研末。每次取6克，煎生甘草汤调服。药中加滑石亦可。（《本草纲目》）

治疗血淋
海金沙研为末。每服3克，红糖水送下。（《本草纲目》）

第十一章 消食药

> 凡以消食化积为主要功效,常用以治疗饮食积滞证的药物,称为"消食药",又称"消导药"。

功效

中医论点:消食药大多味甘,性平或温,主归脾、胃二经。以消食化积,开胃和中为主要功效,个别药物尚有运脾的作用。主要适用于饮食积滞不化或脾胃虚弱、纳化失常所致的消化不良等证。

现代药理:消食药或含酵母菌,或含淀粉酶,或含维生素B等,有发酵、促进胃液分泌、增强胃肠运动功能等作用,从而提高胃肠消化吸收功能。个别药物具有降血脂、强心、增加冠状动脉血流量、抗心肌缺血、降压、抗菌等作用。

应用

1. 使用消食药时,应根据不同的证候,适当配伍其他药物。如食滞中焦阻塞气机,导致脾胃气滞,应配伍理气药,以行气宽中助消化;若中焦湿滞,应配芳香化湿药,以化湿开胃醒脾;若食积化热,应配苦寒清热泻下药,以泄热导滞。若脾胃虚寒,应配温中散寒药,以运脾消食;如食积因脾胃虚弱,运化无力所致,则应以补益中气,健运脾胃为主,适当辅以本类药物,以标本兼顾,补消结合,提高疗效。
2. 并非所有饮食积滞都非用消食药不可,如暴伤饮食,食停胃中,症情急重者,消食药缓不济急,当用涌吐法吐出胃中宿食,以免食伤脾胃。

禁忌

消食药作用虽缓和,但部分药物也有耗气之弊,对气虚食滞者当以调养脾胃为主,消食药不宜过用久服,以免耗伤正气。

神曲

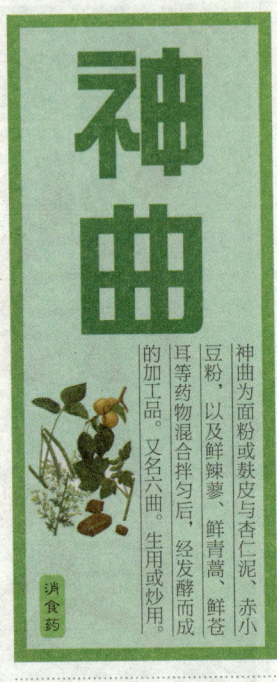

神曲为面粉或麸皮与杏仁泥、赤小豆粉，以及鲜辣蓼、鲜青蒿、鲜苍耳等药物混合拌匀后，经发酵而成的加工品。又名六曲。生用或炒用。

消食药

【产地溯源】
全国各地均产。

【性味归经】
味甘、辛，性温。归脾、胃经。

【本草语录】
"消食下气，除痰逆霍乱，泄痢胀满诸疾。"——《本草纲目》

"养胃气，治赤白痢。"——《珍珠囊》

"化水谷宿食，癥结积滞，健脾暖胃。"——《药性论》

功效主治
本品消食健胃，和中止泻，略兼解表。主要适用于如下病证：

饮食积滞
症见脘腹胀满、食少纳呆、肠鸣腹泻，多与山楂、麦芽、木香等同用。外感食滞者用之尤宜。

中脘宿食留饮
症见脘痛、吞酸嘈杂或口吐清水，多与苍术、陈皮、姜汁等为丸服。

现代研究
本品含有酵母菌、乳酸菌、霉菌、蛋白酶、淀粉酶、B族维生素、麦角甾醇、蛋白质及脂肪、挥发油等。具有促进消化液分泌，增进食欲的生理作用。

选购要点
以存放陈久、无虫蛀、气香醇者为佳。

贮藏方法
置于通风干燥处，防潮，防蛀。

用法用量
煎服，6~15克。消食宜炒焦用。

注意事项
脾阴虚、胃火盛者不宜用。

疗疾验方

治疗慢性肠炎
神曲、凤尾草、马齿苋各15克，木香6克。水煎服。(中医方)

治疗腰扭伤
葡萄、神曲各30克，烧灰，用料酒送服，酌量饮用。(中医验方)

治疗小儿盗汗
神曲12克，糯稻根、海浮石各9克，山楂、胡黄连各6克。水煎服，每日3次。(中医验方)

治疗胃痛
神曲、谷芽、麦芽各15克，海州常山30克，台乌药9克。水煎服。(《本草纲目》)

治疗腹泻
神曲、鱼腥草各15克，金锦香30克，陈皮6克。水煎服。(《本草纲目》)

保健药膳

消食饼

配方：神曲30克，鲜山楂250克，白术150克，面粉、精盐、精制植物油各适量。

制作：
① 山楂洗净，放入锅内，加入清水，煮熟取出，去皮、核，制成山楂泥。
② 白术、神曲研成细粉。
③ 将山楂泥、白术、神曲放入盆中，加入精盐、面粉、清水，和成面团，制成大小均匀的薄饼。
④ 平锅上火，涂上植物油，放入薄饼，烙至两面金黄，薄饼熟透即成。

功效：健脾养胃，消食化积。

山楂

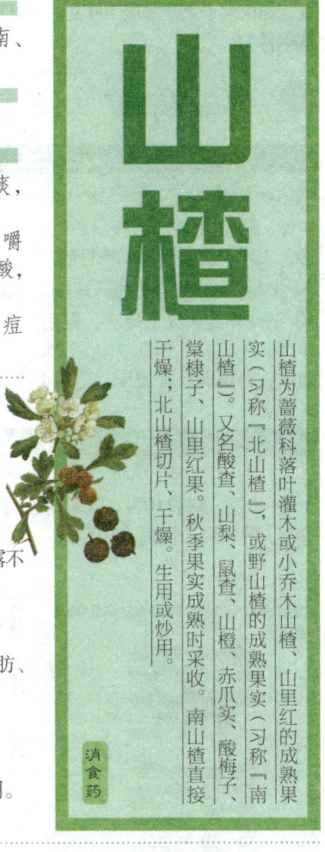

山楂为蔷薇科落叶灌木或小乔木山楂、山里红的成熟果实（习称『北山楂』），或野山楂的成熟果实（习称『南山楂』）。又名酸查、山梨、鼠查、山楂、赤爪实、酸梅子、棠棣子、山里红果。秋季果实成熟时采收。南山楂直接干燥；北山楂切片，干燥。生用或炒用。

消食药

【产地溯源】
全国大部分地区均产，主产于浙江、江苏、河南、山东、河北、湖南、四川等地。

【性味归经】
味酸、甘，性微温。归脾、胃、肝经。

【本草语录】
"醒脾气，消肉食，破瘀血，散结消胀，解酒化痰，除疳疾，止泻痢。"——《随息居饮食谱》
"凡脾弱食物不克化，胸腹酸痛胀闷者，于每食后嚼二三枚，绝佳……化饮食，消肉积，癥瘕，痰饮，痞满吞酸，滞血痛胀。"——《本草纲目》
"健脾行气，散瘀化痰，消食磨积，发小儿痘疹。"——《本草备要》

功效主治
本品消食化积，行气散瘀。主要适用于如下病证：

食积不化
尤多用于油腻肉食积滞，可与木香、枳实、青皮等合用。

各种血滞瘀阻证
若胸胁瘀阻，可加用桃仁、红花、川芎；若产后瘀阻腹痛、恶露不尽，可加川芎、当归、益母草；若瘀滞出血，可加蒲黄、茜草。

现代研究
本品含有枸橼酸、苹果酸、维生素C、蛋白质、脂肪、糖类以及钙、磷等微量元素。具有以下方面的生理作用：
❶ 增加胃中酶类分泌，促进消化。
❷ 有降压、降低胆固醇、强心作用。
❸ 山楂煎剂对痢疾杆菌、铜绿假单孢菌等有较强的抑制作用。
❹ 对子宫有收缩作用。

选购要点
北山楂以片大、皮红、肉厚者为佳；南山楂以个匀、色棕红、肉厚者为佳。

贮藏方法
贮于有盖容器中，防潮、防蛀。

用法用量
10～15克。消食炒焦用，散瘀宜生用。

注意事项
1. 无积滞、消化道溃疡吐酸者慎用。
2. 山楂有收缩子宫的作用，孕妇慎用。

疗疾验方

治疗偏坠疝气
山楂肉、小茴香（炒）各30克，共研为末，制成糊丸，如梧桐子大。每服100丸，空腹以白开水送下。（《本草纲目》）

治疗顽固性呃逆
山楂汁，成人每次服15毫升，每日3次。（中医验方）

治疗一般伤食腹痛、泄泻
单用山楂，研细末，加糖冲服。（中医验方）

治疗冻疮
成熟的北山楂若干个，捣泥，细辛2克，研为细末，和于山楂泥中，摊敷患处。每日换药1次。（中医验方）

治疗津液亏损、口干燥渴、皮肤干燥
山楂50克，核桃仁150克，白糖适量，制成山楂核桃茶。经常饮用。（中医验方）

治疗老人腰痛及腿痛
山楂、鹿茸（炙）各等分，研为末，炼蜜为

丸，如梧桐子大。每服100丸，每日2次。（《本草纲目》）

保健药膳

山楂雪蛤羹
配方：山楂20克，雪蛤10克，冰糖10克。
制作：❶ 山楂洗净去核、切片；雪蛤用温水发透，去黑及筋膜；冰糖打碎。
❷ 把雪蛤、山楂、冰糖放入炖杯内，加水250毫升。
❸ 把炖杯置武火上烧沸，再用文火煮30分钟即成。
功效：补虚弱，降血压。适用于高血压属阴阳两虚者。

山楂炒羊肠
配方：山楂20克，羊肠250克，芹菜50克，酱油10克，料酒10克，味精3克，盐5克，姜5克，葱10克，植物油50克。
制作：❶ 将山楂洗净，去杂质，若是山楂果，拍烂用；芹菜去叶，留梗，洗净，切成3厘米长的段；姜切丝，葱切段。
❷ 将羊肠洗净，切3厘米长的段，放入锅内，加入山楂，煮熟，捞起，放入碗内。
❸ 将炒锅置武火上，加入植物油，烧至六成热时，下入姜、葱爆香，下入羊肠段、料酒、山楂、酱油、盐、味精、芹菜，炒熟即成。
功效：消食化积，行气散瘀。适用于饮食积滞、消化不良、更年期综合征等。

山楂绿豆汤
配方：山楂15克，绿豆150克。
制作：❶ 将山楂洗净，切薄片；绿豆淘洗干净。
❷ 将山楂、绿豆同放锅内，加水800毫升，置武火上烧沸，再用文火炖45分钟即成。
功效：行气消导，活血化瘀，清热解毒，调节血糖，降低血脂。

莱菔子

消食药

莱菔子为十字花科一年生或二年生草本植物萝卜的种子。又名萝卜子、杜卜子。夏秋之间采收成熟种子，晒干。生用或炒用，用时捣碎。

产地溯源
全国各地均产。以浙江产者质量最优（称"杜卜子"）。

性味归经
味辛、甘，性平。归脾、胃、肺经。

本草语录
"破积，消食，除痰。"——《本草从新》
"水研服吐风痰，醋研服消肿毒。"——《日华子本草》
"散服及炮煮服食，大下气消谷和中，去痰癖，肥健人生捣汁服，止消渴，试大有验，利关节，理颜色，练五脏恶气……轻身，令人白净肌细，消痰止咳，治肺痿吐血，温中补不足。"——《本草纲目》

功效主治
本品消食除胀，降气化痰。主要适用于如下病证：

食积停滞
脘腹胀闷、嗳气吞酸、泻痢不爽等，常与山楂、神曲、麦芽等同用；若泻痢里急后重、大便不爽，常与木香、大黄等同用。

咳嗽、痰多、气喘等
常与白芥子、苏子等同用。

现代研究
本品含脂肪油、少量挥发油、硬脂酸、谷甾醇、黄酮苷及多糖等。具有以下方面的生理作用：
❶ 对链球菌、葡萄球菌、肺炎双球菌、大肠杆菌等均有抑制作用。
❷ 对常见致病性皮肤真菌亦有抑制作用。
❸ 促进消化道腺体的分泌，有助消化。

❹ 平喘、止咳、抗炎等。

选购要点
以颗粒饱满、无杂质、油性大、色红者为佳。

贮藏方法
置于通风干燥处，防潮、防蛀。

用法用量
煎服，4.5～9克。生品长于祛痰，炒后药性缓和，有香气，可避免生品服后恶心的副作用，长于消食除胀。

注意事项
1. 本品辛散耗气，气虚而无食积、痰滞者慎用。
2. 不宜与人参等补气药同用，以免抵消补气作用。

疗疾验方

治疗腹痛
莱菔子、艾叶各30克，盐10克。上药共炒热，以布包裹熨脐腹部，痛止为度。（中医验方）

治疗气滞便秘
炒莱菔子120克，研细末，盐开水送服。每次10克，每日2次，早、晚分服，连服3日。（中医验方）

治疗老年性便秘
莱菔子（文火炒煮）30～40克，温开水送服，每日2～3次。（中医验方）

治疗小儿口疮
莱菔子、白芥子、地肤子各10克，食醋适量。前3味以文火用砂锅炒至微黄，研成细末，醋调成膏状，涂于2厘米见方纱布或白布上，贴于患儿足心稍前涌泉穴处，胶布固定，每日1次，连用3～5天。（中医验方）

治疗中风后腹胀
莱菔子30克，文火炒黄，水煎服，每日1剂；另取10克研为细末，以米酒调匀制饼，将药饼贴于脐部，包扎固定，并时时以热水袋熨之，每12小时换药1次。一般用药1～2天后腹胀即可减轻。（中医验方）

保健药膳

莱菔子粥
配方：莱菔子15克，粳米100克。

制作：❶ 将莱菔子炒熟，磨成细粉。
❷ 将粳米洗净，置锅内，加入莱菔子粉、水适量，置武火上烧沸，再用文火熬煮成粥即成。
功效：化痰平喘，行气消食。适用于慢性气管炎、肺气肿，症见咳嗽、痰多、食欲不振等。

莱菔子山楂粥
配方：山楂20克，莱菔子10克，大米150克，红糖15克。

制作：❶ 将山楂洗净切成薄片，莱菔子洗净、炒黄，大米淘洗干净。
❷ 将山楂、莱菔子、大米同放锅内，加水适量，置武火上浇沸，再用文火煮30分钟即成。
功效：消食积，祛瘀滞。对急性肠炎患者尤佳。

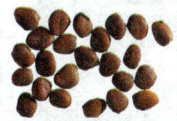

莱菔子姜粥
配方：莱菔子30克，生姜10克，大米100克，盐3克。

制作：❶ 将生姜洗净切片，莱菔子炒香，共放锅内，加水适量，用火煮25分钟，停火，取药液。
❷ 大米淘洗干净，放入锅内，加入药液和清水，置武火上烧沸，再用文火煮30分钟，加入盐，搅匀即成。
功效：暖脾胃，助消化。消化不良、肠炎患者食用尤佳。

莱菔子槟榔粥
配方：莱菔子10克，槟榔10克，大米150克，白糖20克。

制作：❶ 将槟榔打碎，莱菔子炒香，大米淘洗干净，同放锅内，加水适量。
❷ 将锅置武火上烧沸，再用文火煮成粥，加入白糖搅匀即成。
功效：助消化，化积食。

莱菔子饮
配方：莱菔子15克，白糖30克。

制作：❶ 把莱菔子洗净，放入炖杯内，加清水200毫升。
❷ 把炖杯置武火上烧沸，再用文火煮25分钟，滤去莱菔子，留汁。
❸ 在莱菔汁内加入白糖，拌匀即成。
功效：祛痰化瘀。适用于痰瘀互阻型冠心病患者。

鸡内金

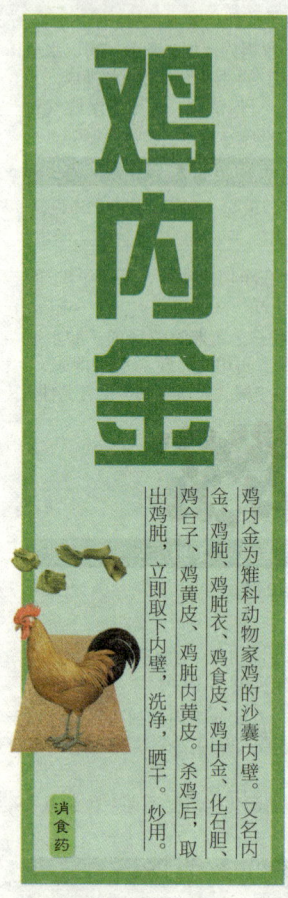

消食药

鸡内金为雉科动物家鸡的沙囊内壁。又名内金、鸡肫、鸡肫衣、鸡食皮、鸡中金、化石胆、鸡合子、鸡黄皮、鸡肫内黄皮。杀鸡后，取出鸡肫，立即取下内壁，洗净，晒干。炒用。

【产地溯源】
全国各地均产。

【性味归经】
味甘，性平。归脾、胃、小肠、膀胱经。

【本草语录】
"主小便利，遗溺，除热止烦。"——《名医别录》

"治小儿食疟，疗大人淋沥，反胃，消酒积。"——《本草纲目》

"用鸡内金为脏器疗法，若再与白术等分并用，为消化瘀积之要药，更为健补脾胃之妙品，脾胃健壮，益能运化药力以消积也。"——《医学衷中参西录》

功效主治

本品消食健胃，涩精止遗，化结石。主要适用于如下病证：

脾虚食滞
适用于米、面、肉等各种食积，也常用于小儿脾虚疳积。若仅有食滞，可加麦芽、山楂等；若兼有脾虚，可加用白术、山药等。

遗精，遗尿
遗精，常加菟丝子、芡实等；遗尿，常加桑螵蛸、益智仁等。

泌尿系结石
常与金钱草、海金沙、牛膝等同用。

现代研究

本品含有促胃液素、淀粉酶、少量蛋白酶、角蛋白、糖蛋白、多种氨基酸及微量元素等。具有以下方面的生理作用：

① 增加胃运动功能，增加胃液的酸度和消化力。可减轻腹胀、肠内异常发酵、口臭以及大便不成形等症状。

② 治疗肾虚遗精、遗尿，肝胆结石等。

③ 现代临床可用于小儿厌食症、小儿腹泻、溃疡病等。

选购要点
以个大、金黄色、皮厚、完整不破碎、无杂质者为佳。

贮藏方法
贮于有盖容器中，防蛀。

用法用量
煎服，3～10克；研末服，每次1.5～3克。研末用效果优于煎剂。外用适量，研末调敷或生贴。

注意事项
脾虚无积滞者慎用。

 ## 疗疾验方

治疗上消型消渴（糖尿病）
鸡内金丸：鸡内金（洗、曝干）、天花粉（炒）各150克。上药捣筛为末，炼蜜为丸，如梧桐子大。每服20丸，饭后温水送下；渐加至30丸，每日3次。《圣济总录》

治疗鼓胀肿满
鸡金散：鸡内金（焙）1具，沉香6克，砂仁9克，陈皮（去白）15克。共研为末。每用4.5克，生姜汤送下；虚者人参汤送下。《医宗必读》

治疗慢性萎缩性胃炎
鸡内金、山药各100克，法半夏60克。研末冲服，每日2次。（中医验方）

治疗体虚遗精
焙鸡内金粉每次3克,每日2次,分别在清晨和晚上睡前开水冲服,连服3日。(中医验方)

治疗胃石症
鸡内金粉10克,饭前1小时以温水送服,每日3次。3~8日为1疗程。(中医验方)

治疗骨结核、肠结核
鸡内金炒焦研末,每次9克,日服3次,空腹用温黄酒送下。《吉林中草药》

保健药膳

内金鸡蛋姜
配方:鸡内金10克,鸡蛋1个,盐3克,味精3克,植物油15克,生姜6克。

制作:① 将鸡内金炒黄,打成细粉;鸡蛋打在碗内,用筷子搅散;生姜切片。
② 将炒锅置武火上烧热,加入植物油,烧至六成热时,入生姜爆锅,加入清水适量,烧沸,再将鸡蛋、鸡内金粉徐徐倒入汤内,加入盐、味精,烧沸即成。

功效:补虚损、化积食。肠伤寒康复期患者食用尤佳。

内金菠菜汤
配方:鸡内金10克,菠菜(带根)100克,盐5克,醋5克,葱5克,大蒜5克,植物油20克。

制作:① 鸡内金烘干,研成细粉;菠菜洗净,切成5厘米长的段;大蒜去皮,切片,葱切花。
② 把炒锅置武火上烧热,加入植物油,烧至六成热时,下入葱、大蒜煸香,加入清水500毫升,烧沸。
③ 投入菠菜,撒入鸡内金粉,加醋、盐,再煮8分钟即成。

功效:润肠通便。适用于上消型、中消型糖尿病患者兼大便秘结者。

【产地溯源】
全国各地均产。

【性味归经】
味甘,性平。归脾、胃、肝经。

【本草语录】
"消化一切米、面、诸果食积。"——《本草纲目》
"补脾胃虚,宽肠胃,捣细炒黄色,取面用之。"——《医学启源》
"宽中,下气,止呕吐,消宿食,止吞酸吐酸,止泻,消胃宽膈,并治妇人奶乳不收,乳汁不止。"——《滇南本草》
"消化宿食,破冷气,去心腹胀满。"——《药性论》

功效主治
本品消食健胃,回乳消胀。主要适用于如下病证:

米面食积不化
症见食欲不振、脘腹胀满,常与山楂、鸡内金、神曲等同用。

小儿乳食停滞
单用麦芽煎服,或研末服。

乳汁郁积或欲断乳
单用本品水煎服。

脾虚
症见食少、食后饱胀,多与陈皮、白术等同用。

现代研究
本品含淀粉酶、转化糖酶、酯酶、蛋白质分解酶、磷脂、B族维生素、麦芽糖、葡萄糖等。具有以下方面的生理作用:

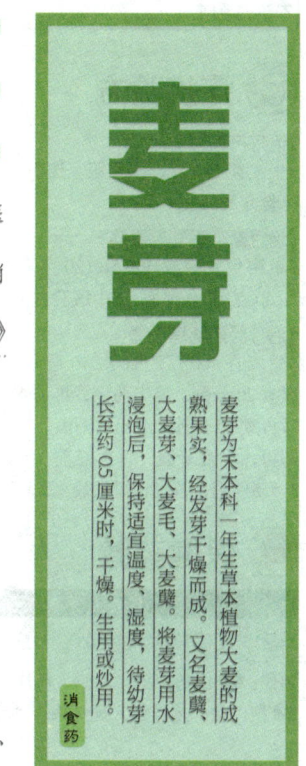

麦芽

麦芽为禾本科一年生草本植物大麦的成熟果实,经发芽干燥而成。又名麦蘖、大麦芽、大麦毛、大麦蘖。将麦芽用水浸泡后,保持适宜温度、湿度,待幼芽长至约0.5厘米时,干燥。生用或炒用。

❶ 促进消化，促进胃酸与胃蛋白酶的分泌。
❷ 抑制催乳素的分泌。
❸ 兴奋心脏、降低血糖、收缩血管、扩张支气管、抑制肠蠕动等。
❹ 现代临床可用于小儿泄泻、消化不良、病毒性肝炎、真菌感染、回乳等。

选购要点
以质充实、色黄、粒大、有胚芽者为佳。

贮藏方法
贮于有盖容器内，防蛀、防霉。

用法用量
煎服，10～15克；大剂量30～120克。生用偏于消食健胃，炒用偏于回乳消胀。

注意事项
1. 因生麦芽中所含的麦角类化合物有抑制催乳素分泌的作用，故妇女哺乳期忌用。
2. 孕妇慎用。

疗疾验方

治疗产后溢乳症
生麦芽150克，水煎服。连服2～3日。（中医验方）

治疗断乳后乳房胀痛
单用生麦芽或炒麦芽120克（或生、炒麦芽各60克），水煎服。（中医验方）

治疗经前乳房胀痛
生麦芽200克，加水300毫升，煮沸后文火煎煮20分钟，滤出药液，再加水200毫升，沸后再煮10分钟，滤出的药液与第一次药液混合即可。早晚分服，每次经前3天连服3剂。经3～5个月经周期即可见效。

保健药膳

山楂麦芽茶
配方：山楂15克，麦芽20克，白糖5克。
制作：❶ 山楂洗净，去核，切片；麦芽洗净。
❷ 把山楂、麦芽放入炖杯内，加水200毫升，
❸ 把炖杯置武火上烧沸，再用文火煎煮20分钟，去渣，加入白糖拌匀即成。
功效：助消化，降血压。

山楂麦芽鸭肾汤
配方：鸭肾4只，猪瘦肉150克，山楂30克，麦芽50克，鸡内金5具，香油、盐各适量。
制作：❶ 将鸭肾剖开洗净，不要剥去鸭肾衣；猪瘦肉洗净，切成两块，用开水烫煮一下捞起。
❷ 其余用料用温水浸后洗净，置于煲汤用的纱布袋内，扎好袋口。
❸ 煲内注入3000毫升清水烧开，放入所有用料，用中火煲90分钟后再用小火煲90分钟。
❹ 煲好后，去除药渣，加入香油、盐调味即可。
功效：开胃消滞，下气化积，增强肠胃功能。

健脾饮
配方：生麦芽15克，陈皮10克，荷叶半张，炒山楂3克，白糖少许。
制作：❶ 将陈皮、荷叶、山楂、生麦芽一同放入锅内，加水适量。
❷ 将锅置武火上烧沸，用文火熬煮30分钟，去渣留汁，加入白糖，搅匀，装入罐内。
功效：健脾开胃，美容颜。适用于脾胃虚弱患者。

麦芽红茶
配方：麦芽25克，红茶1克。
制作：麦芽用水煎沸5分钟后，趁沸加入红茶即成。每日1剂，分次煎服。
功效：促进消化，减肥健体，丰乳通乳。

香蕉麦芽汁
配方：麦芽30克，香蕉1只，果醋25克。

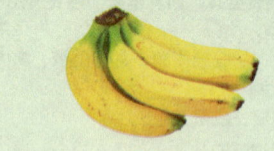

制作：❶ 香蕉去皮，切成小块；麦芽冲洗干净。
❷ 把香蕉块和麦芽放入榨汁机中，搅打成汁后倒入杯中，加入果醋拌匀即可。
功效：补脑健身，提高记忆力。

第十二章 开窍安神药

> 凡能安定神志，以治疗心神不安、神志失常病证为主的药物，称为安神药。

分类

养心安神药：以植物（尤其是植物种子）入药，质润滋养，有养心安神作用。

重镇安神药：以矿石、化石入药，质重沉降，有重镇安神作用。（限于篇幅，从略）

功效

中医论点：心藏神，肝藏魂。人体神志的变化多与心、肝的功能活动有关，故安神药多入心、肝经，有宁心安神之功效，主治"心主神明"的功能活动受影响而引起的心神不宁之证。

现代药理：本类药物具有镇静、催眠、镇痛、抗惊等作用，与现代医学中的镇静药、抗焦虑药的作用大致相同。适用于心神不宁、惊悸、失眠、健忘、多梦及惊风、癫痫、癫狂等病证。

应用

1. 应用本类药物时，应根据引起心神不安的病因病机选择相应的药物，并适当进行配伍。如心火亢盛或邪热内扰的躁动不安、惊悸失眠，应配伍清心降火药；痰热扰心者，应配伍清热、化痰药；肝阳上亢者，当配伍平肝潜阳药；惊风癫狂者，则多配化痰开窍或平肝熄风药；阴血亏虚者，当配补血养阴药。
2. 本类药物多为治标之品，应注意与消除病因的药物配伍使用。
3. 安神药用以治疗失眠时，宜于睡前0.5～1小时服用。

禁忌

本类药物中的矿石类安神药，如做丸、散服，易伤脾胃，故不宜长期服用，并须酌情配伍养胃健脾之品；入煎剂服，应打碎煎、久煎；部分药物有毒性，更须慎用，以防中毒。

养心安神药

养心安神药均为植物药，且以种子、种仁等入药为多，有补益、滋养之长。故能滋养心肝，益阴补血，交通心肾，而收养心安神之功效。主要用于阴血不足，心失所养以及心脾两虚，心肾不交等引发的虚证心神不宁，心悸怔忡，虚烦不眠，多梦健忘，遗精盗汗等证。

远志

远志为远志科植物远志或卵叶远志的根。又名小草、细草、棘菀等。春季出苗前或秋季地上部分枯萎后采集，除去须根和泥沙，晒干。生用或蜜炙用。

【产地溯源】
主产于河北、陕西、吉林等地。

【性味归经】
味苦、辛，性微温。归心、肾、肺经。

【本草语录】
"主咳逆伤中，补不足，除邪气，利九窍，益智慧，耳目聪明，不忘，强志倍力。"——《神农本草经》

"凡痰涎沃心，壅塞心窍，致心气实热，为昏聩神呆，语言謇涩，为睡卧不宁，为恍惚惊怖，为健忘，为梦魇，为小儿客忤，暂以此豁痰利窍，使心气开通，则神魄自宁也。"——《药品化义》

"治心神健忘，安魂魄，令人不迷。"——《药性论》

功效主治

本品宁心安神，祛痰开窍，消散痈肿。主要适用于如下病证：

心血不足、心肾不交
症见惊悸、失眠、健忘等，常与牡蛎、酸枣仁、茯苓、地黄等同用。

咳嗽痰多、稠黏不爽等
常与桔梗、杏仁等同用。

痰迷心窍
症见神昏、精神错乱、癫痫等，常与菖蒲、郁金、天竺黄等同用。

痈疽肿痛
本品无论内服、外敷，均有消散痈肿功效，单用或配伍清热解毒之品均可。

选购要点
以皮厚、条粗者为佳。

贮藏方法
置于通风干燥处，防潮、防蛀。

用法用量
煎服，5~10克。治痈疽，单用研末，料酒送服，并外用适量调敷患处。远志用甘草汤浸泡炮制，可降低远志皂甙对胃黏膜的刺激，同时甘草可增强远志豁痰镇咳之效；用蜂蜜炙制可增强其润肺止咳作用。

注意事项
1. 本品易引起恶心，胃溃疡、胃炎患者慎用。
2. 心肾有火，阴虚阳亢者忌服。

疗疾验方

治疗各种痈疽
远志放入淘米水中浸洗，捶去心，研细。每服9克，以温酒一杯调末，澄清片刻，饮汁，药渣外敷患处。（《本草纲目》）

治疗喉痹作痛
远志肉研为末，吹入喉中，以涎出为度。（《本草纲目》）

治疗小便赤浊
远志（甘草水煮过）250克，茯神、益智仁各60克，共研为末，加酒、糊做成丸，如梧桐子大。每服50丸，空腹以枣汤送服。（《本草纲目》）

治疗胃痛
远志汤：远志（去心）、菖蒲各30克，共研为末。每用6克，水煎去渣服。（《圣济总录》）

治疗健忘症
远志研为末，冲服。（《本草纲目》）

治疗胸痹心痛（气逆膈中，饮食不下）
小草丸：远志、肉桂、干姜、细辛、蜀椒（炒）各90克，附子0.6克（炮），一起捣细，加蜜和成丸，如梧桐子大。每服3丸，米汁送下。1日服3次。如不见效，可稍增加药量。忌食猪肉、冷水、生葱、生菜。（《本草纲目》）

治疗脑风头痛
把远志末吸入鼻中。（《本草纲目》）

治疗吹乳肿痛
远志焙干研细，酒冲服6克。药渣敷患处。（《本草纲目》）

保健药膳

锁阳远志炖乌鸡
配方：远志5克，锁阳20克，煅龙骨12克，煅牡蛎12克，党参25克，金樱子12克，砂仁6克，黄柏6克，生甘草6克，五味子6克，炙黄芪30克，乌鸡1只，料酒10克，盐5克，味精3克，胡椒粉3克，姜5克，葱10克，上汤2800毫升。

制作：❶ 将前11味药物洗净，放入纱布袋内，扎紧口；乌鸡宰杀后，去毛桩、内脏及爪；姜拍松，葱切段。
❷ 将乌鸡、药包、姜、葱同放炖锅内，加入料酒、上汤，置武火上烧沸，再用文火炖35分钟，加入盐、味精、胡椒粉即成。

功效：滋阴，补肾，止遗精。适用于梦遗、滑精、失眠、头晕等症。

远志还丹酒
配方：远志、石菖蒲、补骨脂、熟地、地骨皮、牛膝各30克，白酒500毫升。

制作：将前6味共研细末，置容器中，加入白酒，密封，浸泡5日后滤净杂质，即可饮用。每次空腹服10毫升，每日早、午各服1次。

功效：理气活血，聪耳明目，轻身延年，安神益智。适用于老年人五脏不足、精神恍惚、耳聋耳鸣、少寐多梦、食欲不振等症。

定志酒

配方： 远志、石菖蒲各40克，人参30克，茯神、柏子仁各20克，朱砂10克，米酒1000毫升。

制作： ❶ 将朱砂研成细末，其余药材加工成粗末，同装入细纱布袋，置于容器中，倒入米酒，密封。❷ 经常晃动，浸泡14日后开封，将药袋绞取汁，混入药酒，过滤去渣，装瓶。每日早、晚各服1次，每次空腹服15毫升。

功效： 补益心脾，安神定志，明目。适用于心悸健忘、体倦神疲。

酸枣仁

酸枣仁为鼠李科落叶灌木或小乔木酸枣的成熟种子。又名枣仁、山酸枣、酸枣核、山枣仁、调睡参军。秋末冬初果实成熟时采收，把果实浸泡一宿，除去果肉，碾碎果核，取出种子，晒干。生用或炒用，用时打碎。

养心安神药

【产地溯源】
主产于河北、河南、北京、陕西、山西、山东、辽宁、甘肃等地。

【性味归经】
味甘、酸，性平。归心、肝、胆经。

【本草语录】
"主心腹寒热，邪结气聚，四肢酸痛，湿痹。久服安五脏、轻身延年。"——《神农本草经》

"（主）烦心不得眠……久泄，虚汗烦渴，补中，益肝气，坚筋骨，助阴气，令人肥健。"——《名医别录》

"其仁甘而润，故熟用疗胆虚不得眠，烦渴虚汗之证。"——《本草纲目》

功效主治
本品养心益肝，安神，敛汗。主要适用于如下病证：

失眠、惊悸、怔忡
一般可与当归、何首乌等合用。肝阴不足而虚烦不眠，可与知母、茯苓等合用；心肾不交而虚烦不眠、心悸，可与玄参、柏子仁等合用。

自汗、盗汗
表虚不固，自汗出者，宜与黄芪、白术等益气固表之品配伍；阴虚潮热盗汗者，宜与山茱萸、五味子等养阴敛汗之品配伍。

现代研究
本品含大量脂肪、蛋白质、维生素C及甾醇等成分。具有以下方面的生理作用：

❶ 酸枣仁煎剂有镇静、催眠作用，能对抗咖啡因引起的兴奋状态。

❷ 抗心律失常，提高抗缺氧能力。

❸ 降血压，降血脂，防治动脉硬化。
❹ 抗烧伤，减轻烫伤局部的组织水肿。
❺ 镇痛、降温、抗惊厥、兴奋子宫等。
❻ 现代临床可用于神经衰弱、不射精症及半夜子时发病的多种虚证等。

选购要点
以粒大、饱满、有光泽、外皮红棕色、无核壳者为佳。

贮藏方法
贮于有盖容器中，防潮、防蛀。

用法用量
煎服，10～20克。研末吞服，每次1.5～3克。生用偏泻肝胆虚火，安神之力较强；炒用偏于养肝血，用于脾胃虚弱消化不良者。

注意事项
实邪郁火及素有滑泄症者慎服。

疗疾验方

|治疗盗汗
酸枣仁、人参、茯苓各等分，共研细末。每用6克，米汤调服。(《普济方》)

|治疗小儿夜啼
酸枣仁10～20克，水煎服（可加适量白糖）。或将酸枣仁研末，每次1.5～3克，睡前服。(中医验方)

|治疗失眠
清晨8时前冲泡绿茶15克，8时后忌饮茶水，晚上就寝前冲服酸枣仁粉10克。(中医验方)

|治疗不射精症
酸枣仁30克，细茶60克，共研末。以人参须6克煎汤送服6克，每日2次。(中医验方)

|治疗神经衰弱
酸枣仁20粒、黄花菜20根。上2味炒至半熟，捣碎研成细末。温水冲服，睡前1次服完，连服10～15日。(中医验方)

|治疗胆虚不眠（心多惊悸）
酸枣仁30克炒香，捣为散。每服6克，竹叶汤调下。又方：再加人参30克、朱砂15克、乳香7.5克，炼蜜为丸服。(《本草纲目》)

|治疗振悸不眠
酸枣仁汤：酸枣仁400克、茯苓、白术、人参、甘草各60克，生姜180克，加水1600毫升，煮取三成。分次服。(《本草纲目》)

|治疗虚烦不眠
酸枣仁汤：酸枣仁400克、知母、干姜、茯苓、川芎各60克，炙甘草30克，先以水2000毫升煮酸枣仁，得汁1400毫升，再放入其余各药同煮，最后得汁600毫升。分次服。(《本草纲目》)

|治疗骨蒸不眠
酸枣仁30克，加水2碗，研绞取汁，下粳米40克煮粥。粥熟后，再下地黄汁20毫升，煮匀食用。(《本草纲目》)

保健药膳

酸枣仁炖金龟

配方：酸枣仁（炒）9克、生地20克、黄连6克、当归15克、人参10克、远志6克、茯苓15克、石莲肉10克、金龟1只（300克），甘草3克、料酒8克、姜4克、葱6克、盐4克、味精3克、胡椒粉3克、鸡油25克、上汤1800毫升。

制作：❶ 将以上药物洗净，装入纱布袋内，扎紧口；金龟宰杀后，去头、尾及肠杂，留龟壳及龟板；姜拍松，葱切段。

❷ 将金龟、药包、姜、葱、料酒同放炖锅内，加入鸡油、上汤，置武火上烧沸，

再用文火炖 35 分钟，加入盐、味精、胡椒粉即成。

功效：滋阴，养心，固精。适用于火扰精泄之遗精症。

酸枣仁蒸牛心

配方：酸枣仁 20 克，牛心 400 克，料酒 10 克，盐 5 克，酱油 10 克，味精 3 克，姜 5 克，葱 10 克，五香粉 5 克，白糖 15 克，香菜 30 克。

制作：❶ 将酸枣仁炒香，研成细粉；牛心洗净血水，切成 4 厘米长的薄片；香菜洗净，切 2 厘米长的段；姜切片，葱切段。

❷ 将牛心片放入碗内，加入酸枣仁粉、姜、葱、料酒、盐、酱油、五香粉、白糖，抓匀，置武火大气蒸笼内，蒸 35 分钟，停火，取出蒸碗，撒上香菜即成。

功效：养肝，宁心，安神。适用于虚烦不眠、惊悸怔忡、烦渴虚汗、更年期综合征等。

酸枣仁饮

配方：酸枣仁 30 克，绿茶 60 克，白糖 30 克。

制作：❶ 将酸枣仁炒香与茶叶共研成细末。

❷ 每次饮用时，取 6 克水泡，加入白糖或不加糖饮用。

功效：宁心，安神，补肾。适用于不射精症患者。

酸枣仁粥

配方：酸枣仁 60 克，大米 400 克。

制作：❶ 将酸枣仁炒熟，放入锅内，加水适量煎熬，取其药液。

❷ 将大米淘洗干净，放入锅内，再把药液倒入煎煮，米熟即成。每次食粥一小碗，每日 3 次。

功效：养阴，补心，安神。适用于心脾两虚的心烦不眠等症。

酸枣仁炒猪舌

配方：酸枣仁 15 克，猪舌 1 条，嫩竹笋 50 克，料酒 15 克，盐 5 克，味精 3 克，姜 5 克，葱 10 克，植物油 50 克。

制作：❶ 将酸枣仁放入锅内炒香，加 100 毫升清水煎煮 10 分钟，滤取汁液。

❷ 将猪舌用沸水煮至六成熟捞起，刮去舌苔，切成薄片；竹笋洗净，切成薄片；姜切片，葱切段。

❸ 将炒锅置武火上，下入植物油，烧至六成热时，下入姜、葱爆香，随即下入舌片、药液、竹笋片、料酒、盐、味精，炒熟即成。

功效：养肝，宁心，安神，敛汗。适用于虚烦不眠、惊悸怔忡、烦渴虚汗、更年期综合征等。

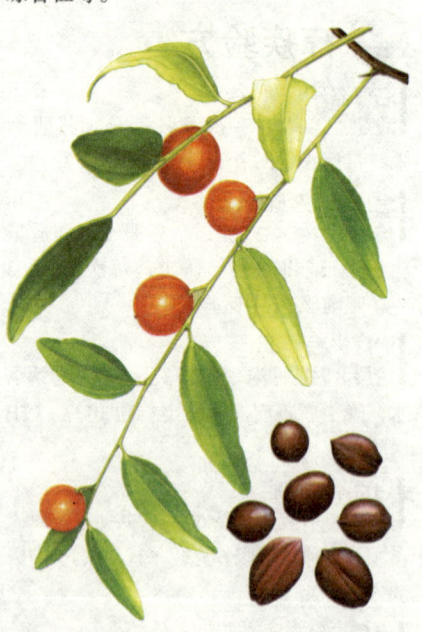

【产地溯源】

主产于山东、河南、河北、陕西、云南、湖北、甘肃等地亦产。

【性味归经】

味甘,性平。归心、肾、大肠经。

【本草语录】

"主惊悸,安五脏,益气,除风湿痹。"——《神农本草经》

"柏子仁性平而不寒不燥,味甘而补,辛而能润,其气清香,能透心肾,益脾胃。"——《本草纲目》

功效主治

本品养心安神,润肠通便。主要适用于如下病证:

阴血不足
症见虚烦失眠、心悸怔忡等,常与酸枣仁、生地等同用。

肠燥便秘
治老人、体虚者之肠燥便秘,常与郁李仁、杏仁等润肠通便药配伍。

现代研究

本品含脂肪油、挥发油、皂苷、植物甾醇、维生素A样物质及蛋白质等成分。具有以下方面的生理作用:

❶ 改善记忆,对损伤所致的记忆障碍有明显改善作用。
❷ 有良好的镇静作用。
❸ 因含大量脂肪油,故有润肠通便作用。
❹ 现代临床可用于病毒性心肌炎恢复期、习惯性流产、斑秃、口舌生疮等。

选购要点

以粒大、饱满、色黄白、油性大而不泛油、无皮壳杂质者为佳。

贮藏方法

置阴凉干燥处,防热,防蛀。

用法用量

煎服,3~9克。外用适量。便溏者制霜用。

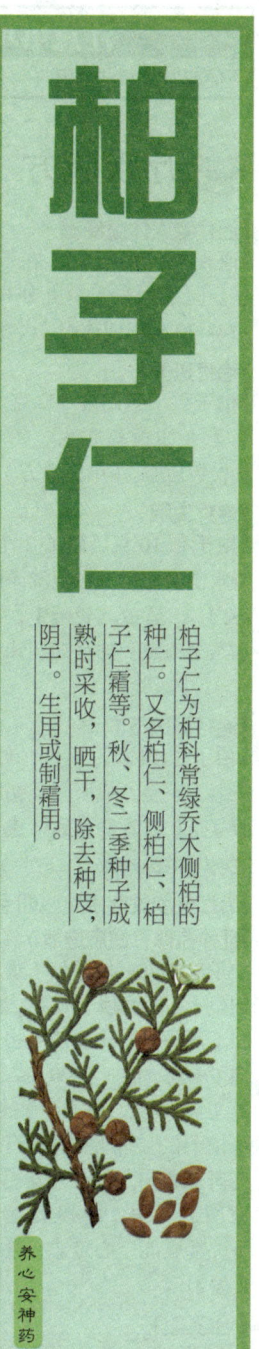

柏子仁

柏子仁为柏科常绿乔木侧柏的种仁。又名柏仁、侧柏仁、柏子仁霜等。秋、冬二季种子成熟时采收,晒干,除去种皮,阴干。生用或制霜用。

养心安神药

注意事项

大便溏泄者不宜生用。

疗疾验方

治疗老人体虚便秘
通便丸：柏子仁、麻子仁、松仁各等分，同研为末，制丸如梧桐子大。每服20～30丸，饭前服。(《本草衍义》)

治疗斑秃
柏子仁、当归各500克。共研细末，炼蜜为丸如黄豆粒大。每服9克，每日3次，饭后服。(中医验方)

治疗失眠
柏子仁10克，猪心1个。先将猪心用清水洗净血污，再把洗净的柏子仁放入猪心内，二者放入瓷碗中，加少量水上锅隔水蒸至肉熟。加食盐调味，每日分2次食完。(中医验方)

治疗肠风下血
柏子仁14粒。燃破，纱囊贮，以好酒三盏，煎至八成服之，初服反觉加多，再服立止。非饮酒而致斯疾，以艾叶煎汤服之。(《世医得效方》)

治疗劳欲过度所致心血亏损（精神恍惚，怔忡惊悸，健忘遗泄）
柏子养心丸：柏子仁（蒸晒去壳）120克，枸杞子（酒洗晒）90克，麦冬（去心）、当归（酒浸）、石菖蒲（去毛，洗净）、茯神（去皮、心）各30克，玄参、熟地（酒蒸）各60克，甘草（去粗皮）15克。先将柏子仁、熟地蒸过，石器内捣如泥，余药研末和匀，炼蜜为丸，如梧桐子大。每服四五十丸，早晚灯芯汤或圆眼汤送下。常服能宁心定志，补肾滋阴。(《体仁汇编》)

治疗盗汗
柏子仁丸：新柏子仁（研）、半夏曲各60克，牡蛎（坩埚内火煅，用醋淬7次，焙）、人参（去芦）、白术、麻黄根（慢火炙，拭去汗）、五味子各30克，净麸15克（慢火炒）。上8味共研为末，枣肉为丸如梧桐子大。空心米饮下三五十丸，日2服。作散调亦可。(《普济本事方》)

保健药膳

柏子仁蒸羊心

配方：柏子仁20克，羊心400克，料酒10克，酱油10克，盐5克，味精3克，白糖10克，五香粉5克，姜5克，葱10克，香菜30克。

制作：❶柏子仁洗净，研成细粉；羊心洗净，切3厘米长的薄片；香菜洗净，切2厘米长的段；姜切片，葱切段。
❷将羊心片放入碗内，加入盐、味精、料酒、酱油、白糖、五香粉、姜、葱，抓匀，腌渍35分钟。
❸将羊心片放入蒸碗内，加入柏子仁粉，拌匀，置武火大气蒸笼内，蒸35分钟，停火，取出蒸碗，撒上香菜即成。

功效：养心安神。适用于心悸、心烦、失眠、心脏病、更年期综合征等。

柏子仁猪心汤

配方：柏子仁10克，大枣10枚，山药10克，猪心1个，料酒10克，姜5克，葱10克，盐3克，鸡汤500毫升。

制作：❶柏子仁洗净；大枣去核；山药切片；猪心洗净，用沸水焯一下，捞起切片；姜拍松，葱切花。
❷把猪心片装入碗内，加入料酒、姜、葱、盐，腌渍30分钟。
❸把鸡汤放入锅内，置武火上烧沸，放入柏子仁、大枣、山药片，用文火煎煮25分钟，再放入猪心片，煮10分钟即成。

功效：滋补气血，养心安神。适用于心气不足型冠心病患者。

柏子仁蒸子鸡

配方：柏子仁10克，麦冬10克，党参15克，子鸡1只，料酒10克，酱油10克，姜5克，葱10克，盐3克，上汤300毫升。

制作：❶ 把子鸡宰杀后，去毛桩、内脏及爪；麦冬洗净去心；党参切片。
❷ 把鸡放入蒸盆内，加入料酒、酱油、盐、姜、葱、柏子仁、麦冬、党参，再加入上汤。
❸ 把蒸盆置武火大气蒸笼内，蒸50分钟即成。

功效：滋阴补气，宁心安神。适用于心气不足、阴亏肝郁型冠心病患者。

二仁茯神舌片

配方：柏子仁9克，酸枣仁9克，大枣6枚，茯神6克，猪舌1条，西芹200克，料酒10克，姜5克，葱10克，酱油10克，盐3克，植物油50克。

制作：❶ 把柏子仁、酸枣仁、大枣、茯神洗净；猪舌用沸水焯透，刮去舌的表皮（根部白色一层）；姜切片，葱切段。
❷ 把猪舌同4味中药放入锅内，加入清水500毫升，用武火烧沸，再用文火煮35分钟，除去药渣，捞起猪舌，沥干水分，把猪舌切成薄片。
❸ 西芹洗净，切成4厘米长的段。

❹ 把炒锅置武火上，加入植物油，烧至六成热时，加入姜、葱爆香，放入猪舌片、料酒、酱油、盐和西芹，炒熟即成。

功效：补心气，宁心神。适用于心律不齐、气虚、失眠、心悸患者。

柏子仁粥

配方：柏子仁25克，粳米100克，蜂蜜15克。

制作：❶ 粳米淘洗干净，用冷水浸泡半小时，捞出，沥干水分。
❷ 将柏子仁拣净，拍碎。
❸ 取锅放入冷水、粳米、柏子仁，先用旺火煮沸，再改用小火熬煮至粥成，调入蜂蜜搅匀，再沸即可。

功效：改善睡眠，增强精力，调经止痛。

柏仁煮花生米

配方：柏子仁30克，花生米500克，盐、葱段、姜片、花椒、桂皮各适量。

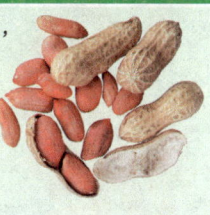

制作：❶ 花生米去杂洗净，放入锅内。
❷ 柏子仁拣净，用净布包好，放锅内。
❸ 坐锅，放柏子仁，加葱段、姜片、花椒、桂皮，再加入适量清水，旺火烧沸后，改为小火焖烧至熟，加入盐再烧片刻即可。

功效：镇静催眠，缓解紧张情绪。

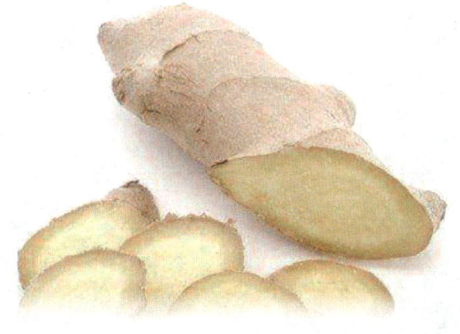

第十三章 活血祛瘀药

凡以通畅血脉、促进血行、消散瘀血为主要作用的药物，称为"活血祛瘀药"，又称"活血化瘀药"。

分类

活血止痛药：以活血止痛为主要功效，常用以治疗多种瘀滞疼痛证的药物。

活血调经药：以活血调经为主要功效，常用以治疗妇科经产瘀滞证的药物。

功效

中医论点：活血祛瘀药多具有辛苦之味，主归肝、心经而入血分，善走散通行、消散瘀滞而活血化瘀，故有止痛、调经、破血消癥、疗伤消肿、活血消痈、通经利痹等作用。

现代药理：本类药物有扩张外周血管、增加器官血流量、改善微循环、抗血栓形成等作用。适用于血行失畅、瘀血阻滞之证。瘀血既是病理产物，又是多种疾病的致病因素，故本类药物主治范围极广。

应用

应用本类药物时，首先应根据病证的不同特点选用适当的药物；其次，应针对瘀血的不同病因病机进行合理配伍。如寒凝血瘀者，配温里散寒药；热灼营血，瘀血内阻者，配清热凉血药；风湿痹阻，经脉不通疼痛者，应配伍祛风湿药；癥瘕积聚，配软坚散结药；疮痈肿痛者，配伍清热解毒药；正气不足者，配伍相应的补虚药。根据人体气血的关系，气为血帅，气行则血行，气滞则血瘀，在使用活血化瘀药时，常配行气药，以增强活血化瘀的作用。

禁忌

活血化瘀药易耗血动血，故月经过多，出血而无瘀血现象者忌用，孕妇尤当慎用或忌用。

活血止痛药

活血止痛药，既能活血化瘀，又有较好的止痛作用，可以主治多种瘀血证，尤其适宜于瘀血疼痛的病证，如瘀血所致的头痛、胸胁痛、心腹痛、痛经、产后腹痛、痹痛及跌打损伤等。

活血止痛药各有其特点，有的辛温，有的辛寒，并多兼有行气作用。在应用时应根据病情的不同，选择相应的药物，并做适当配伍。

川芎

川芎为伞形科多年生草本植物川芎的根茎。又名香果、抚芎、西芎、胡芎、台芎、贯芎、杜芎、芎䓖、京芎、坎川芎、川芎䓖等。以小满后4~5日收采为佳，取根部，晒干或烘干，再去须根。用时切片。生用或酒炒。

活血止痛药

【产地溯源】
主产四川、贵州、云南等地。川芎原名"芎䓖"，因四川为其道地药材产区，故自唐宋以来称其为"川芎"。

【性味归经】
味辛，性温。归肝、胆、心包经。

【本草语录】
"补五劳，壮筋骨，调众脉，养新血，长肉。"——《日华子本草》

"主中风入脑头痛，寒痹，筋挛缓急，金疮，妇人血闭无子。"——《神农本草经》

"芎䓖，血中气药也……辛以散之，故气郁者宜之。"——《本草纲目》

"芎䓖，上行头目，下调经水，中开郁结，血中气药……虽入血分，又能去一切风，调一切气。"——《本草汇言》

功效主治

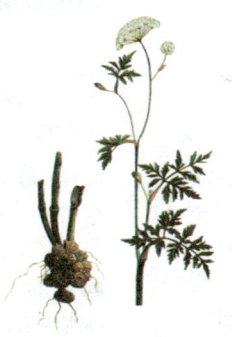

本品活血行气，祛风止痛，为妇科活血调经之要药，此外也是治疗头痛之要药。主要适用于如下病证：

气滞血瘀
若胁肋疼痛，可与柴胡、郁金等配伍；经闭、经痛、月经不调，可与当归、香附等配伍；跌打损伤，可与乳香、红花等配伍；疮疡肿痛，可与白芷、金银花等配伍；胸痹胸痛，可与丹参、桂枝等配伍。

头痛
若为风寒头痛，可与防风、细辛等合用；若为风热头痛，可与石膏、菊花等合用；若为风湿头痛，可与羌活、防风等合用；若为血虚头痛，可与当归、生地等合用。

风湿痹痛
可与羌活、独活等合用。

选购要点
以质坚实、断面深黄棕色、形成层有明显环状、有特异清香气者为佳。

贮藏方法
贮于有盖容器内，置于干燥处，防蛀。

用法用量
内服煎服，3～9克；或入丸、散剂。外用研末撒或调敷。风寒头痛、经闭、难产等宜生用；血瘀头痛、偏头痛等宜酒制用。

注意事项
1. 本品温燥，阴虚火旺者慎用。
2. 孕妇忌用。
3. 妇女月经过多者慎用。

疗疾验方

治疗痛经、闭经、月经不调
川芎9克，鸡蛋2个。加水同煮，蛋熟去壳，再煮片刻，吃蛋喝汤。（中医验方）

治疗头痛
川芎15克、白芷、细辛各3克。酒煮数沸，口服，一醉即愈。（中医验方）

治疗高血压眩晕
川芎、白芷、吴茱萸各等量，共研末，装瓶密封。每次取药末适量，以温开水调敷脐孔内，纱布覆盖，胶布固定，每日换药1次，10次为1疗程。（中医验方）

治疗肾虚眩晕
川芎30克，远志、淫羊藿、当归各25克，鸡血藤50克，苍术20克。将诸药研末，装瓶密封。用时每次取10克药末，冲糖开水内服，每日3次。（中医验方）

治疗骨质增生
川芎末9克，以醋、少许凡士林调匀，涂敷患处，消毒纱布覆盖，胶布固定。2日换药1次，10次为1疗程。（中医验方）

治牙痛
川芎30克，鸡血藤45克，百里香30克。将诸药共研末，装瓶密封。取药末适量，每日多次抹搽于痛处。（中医验方）

治不孕症
川芎、知母各6克，鸡血藤9克，甘草、当归各3克，益母草15克，大枣3枚。将诸药共水煎，每日1剂，分3次温服。（中医验方）

保健药膳

川芎当归粥
配方：川芎、当归、人参、茯苓、白术、白芍、桂枝各5克，粟米50克。

制作：❶ 将前7味药物洗净；粟米淘洗干净，放入锅内，加水适量。
❷ 将锅置武火上烧沸，再用文火煮30分钟，去渣即成。

功效：消炎止泻。对直肠溃疡患者有一定疗效。

川芎红花炖乳鸽
配方：川芎10克，红花6克，天冬10克，麦冬10克，大枣10枚，乳鸽1只，料酒10克，姜5克，葱10克，盐3克，鸡汤600毫升。

制作：❶ 川芎洗净切片；红花洗净；天冬切片；麦冬洗净，去心；大枣去核；姜切片，葱切段。
❷ 乳鸽宰杀后，去毛桩、内脏及爪，用沸水焯透，抹上盐和料酒，同中药一起放

入炖锅内，加入鸡汤。

❸ 把炖锅置武火上烧沸，再用文火炖45分钟即成。

功效：祛瘀阻，补气血。适用于心律不齐、肝阴虚的心悸患者。

川芎当归炖子鸡

配方：川芎6克，当归6克，红花6克，子鸡1只，料酒10克，葱10克，姜5克，盐3克，上汤2000毫升。

制作：❶ 川芎切片；红花洗净；当归切片；子鸡宰杀后，去毛桩、内脏及爪。

❷ 把子鸡放入炖锅内，加入料酒、盐、葱、姜和上汤，再放入当归、川芎、红花。

❸ 把炖锅置武火上烧沸，再用文火炖1小时即成。

功效：活血化瘀，滋补气血。适用于心肌梗死患者。

延胡索

延胡索为罂粟科草本植物延胡索的干燥块茎。又名延胡、玄胡索、玄胡、醋元胡、元胡等。夏初茎叶枯萎时采挖，除去须根，置沸水中煮至无白心时取出，晒干，切厚片或捣碎。生用或醋炙用。

活血止痛药

【产地溯源】
主产于浙江、江苏、湖北、湖南等地。习惯认为浙江金华地区产者品质最优。

【性味归经】
味辛、苦，性温。归肝、脾、心经。

【本草语录】
"延胡索，能行血中气滞，气中血滞，故专治一身上下诸痛。"——《本草纲目》

"主破血、产后诸病因血所为者。妇人月经不调，腹中结块，崩中淋露，产后血运，暴血冲上，因损下血，或酒摩及煮服。"——《开宝本草》

"治心痛欲死。"——《雷公炮炙论》

功效主治

本品既能活血，又可行气，用于气滞血瘀所致的多种疼痛，具体如下：

脘腹疼痛
可与川楝子、丹参合用。

胸胁疼痛
常配栝楼、薤白。

寒疝腹痛
配小茴香、吴茱萸等。

痛经，产后瘀阻腹痛
配当归、香附、桃仁等。

肢体关节痛
可与桂枝、赤芍等配伍。

现代研究

本品主含生物碱（延胡索乙素、延胡索甲素、延胡索丙素等），并含挥发油、树脂、黏液质等。具有以下方面的生理作用：
❶ 有显著镇痛作用。
❷ 有镇静、催眠与安定作用。
❸ 明显扩张冠状动脉，增加冠脉血流，降血压。
❹ 解痉、抗溃疡及肌肉松弛等。
❺ 现代临床可用于局部麻醉、急慢性扭伤、失眠、内脏痉挛性或非痉挛性疼痛等。

选购要点
以个大饱满、质坚硬而脆、断面黄色发亮、角质、有蜡样光泽者为佳。

贮藏方法
置于通风干燥处，防潮，防蛀。

用法用量
煎服，3～9克；研末服，1.5～3克。延胡索醋制后，可使其有效成分的溶解度大大提高，从而加强止痛药效。

注意事项
孕妇忌服。

疗疾验方

治疗腰、体痛
延胡索、当归、桂心各等分，共研为末。每服12克，温酒送下。(《本草纲目》)

治疗疝气
延胡索（盐炒）、全蝎（去毒，生用）各等分，共研为末。每服1.5克，空腹以盐酒送下。(《本草纲目》)

治疗妇女痛经
延胡索（去皮，醋炒）、当归（酒浸，炒）各30克，橘红60克，共研为末，酒煮米糊和药制梧桐子大的药丸。每服100丸，空腹以艾醋汤送下。(《本草纲目》)

治疗下痢腹痛
延胡索9克，研末。米汤送下。(《本草纲目》)

治疗久患心痛，身热足寒
延胡索（去皮）、川楝子肉各等分，共研为末。每服6克，温酒或白开水送下。(《本草纲目》)

保健药膳

狗骨药酒

配方： 狗胫骨500克，延胡索、当归、千年健、威灵仙、百步舒、杜仲、大枣（去核）、茜草各120克，制草乌、细辛各15克，三棱、莪术各30克，红花50克，川牛膝100克，白酒4000毫升。

制作： ❶ 将前14味和狗胫骨洗净，捣碎，余药切碎，置容器中，加入白酒，密封。
❷ 浸泡20～30日后，过滤去渣即成。

功效： 祛风除湿，活血化瘀，舒筋壮骨，通络止痛。适用于坐骨神经痛等症。

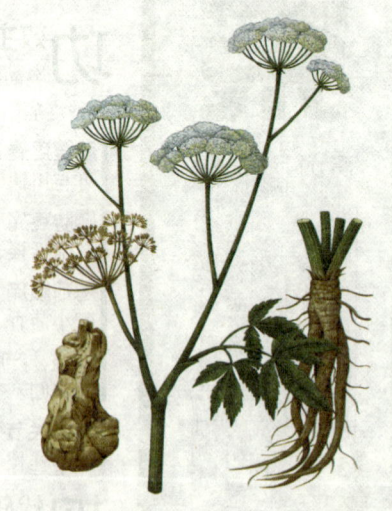

姜黄

姜黄为姜科多年生草本植物姜黄的干燥根茎。又名宝鼎香、黄姜等。冬季茎叶枯萎时采挖，洗净，煮或蒸至透心，晒干，除去须根，切厚片。生用。

活血止痛药

【产地溯源】

主产于四川、福建、江西、广西、湖北、陕西、台湾、云南等地亦产。

【性味归经】

味辛、苦，性温。归肝、脾经。

【本草语录】

"主心腹结积，疰忤，下气，破血，除风热，消痈肿，功力烈于郁金。"——《新修本草》

"治癥瘕血块，痈肿，通月经，治扑损瘀血，消肿毒，止暴风痛，冷气，下食。"——《日华子本草》

"治风痹臂痛。"——《本草纲目》

"总其辛苦之力，破血除风热，消痈肿，其能事也。"——《本草经疏》

"诸疮癣初生痛痒，以姜黄敷之。"——《千金方》

功效主治

本品活血行气，通经止痛。主要适用于如下病证：

气滞血瘀的各种疼痛

治心腹痛，可配当归、木香、乌药等；治胸胁痛，常配柴胡、白芍、香附等；治经闭或产后瘀阻腹痛，可配当归、川芎、红花等；治跌打损伤痛，可配苏木、乳香等。

风湿痹痛

治寒凝血瘀的上肢及肩臂痛，配羌活、桂枝等，以祛风湿通络而止痛。

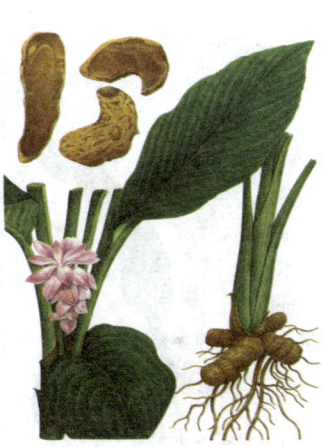

现代研究

姜黄含挥发油，其中主要成分为姜黄酮、水芹烯、姜黄素、姜烯、黄色素、脂肪油等，此外，姜黄尚含有 β-谷甾醇、胆甾醇、豆甾醇等。具有以下方面的生理作用：

❶降脂，增加心肌血流量，增加纤溶酶活性，抑制血小板聚集。

❷ 利胆，增加胆汁分泌，增加胆囊收缩。
❸ 促子宫收缩，抗生育作用。
❹ 抗菌、抗炎、降血压、镇痛等。
❺ 现代临床可用于鼻炎、肩周炎、颈椎病、牙痛、痈肿疔毒、血脂异常等。

选购要点
以圆柱形、外皮有皱纹、断面棕黄色、质坚实者为佳。

贮藏方法
置阴凉干燥处，防热，防潮。

用法用量
煎服，3～9克；研末服，2～3克；外用适量，研末调敷。

【产地溯源】
主产于浙江、四川、云南、江苏、广东、广西、福建等地。

【性味归经】
味辛、苦，性寒。归肝、胆、心经。

【本草语录】
"治血气心腹痛，产后败血冲心欲死，失心癫狂。"——《本草纲目》
"行气，解郁，泄血，破瘀……凉心热，散肝郁……治妇人经脉逆行。"——《本草备要》

功效主治
本品活血行气止痛，解郁清心，利胆退黄，凉血。主要适用于如下病证：

气滞血瘀诸证
症见胁肋疼痛、月经不调、痛经等。偏血瘀者，常与丹参、延胡索等活血药同用；偏气滞者，常与柴胡、香附、木香等行气药同用；治胁下癥块，常与莪术、鳖甲等消癥软坚药同用。

血热瘀滞
症见吐血、衄血、尿血等。常

注意事项
1. 孕妇、月经过多、无瘀滞者忌用。
2. 阴虚、血虚者慎用。

疗疾验方

治疗闭经
鸡蛋2个，鲜姜黄20克，料酒50毫升。将鸡蛋煮熟，去皮壳，加入姜黄同煮20分钟即成。不食药汤，以料酒送服鸡蛋。每日1次，服食4～5日。（中医验方）

治疗扭伤、软组织挫伤
姜黄、丁茄、韭菜根各适量。共捣烂，外敷患处。（中医验方）

郁金

郁金为姜科多年生草本植物温郁金的干燥块根。又名玉金、川金、乙金、温郁金等。冬季茎叶枯萎后采挖，摘取块根，除去细根，蒸或煮至透心，干燥。切片或打碎生用，或矾水炒用。

活血止痛药

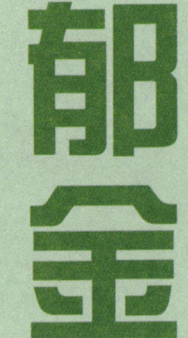

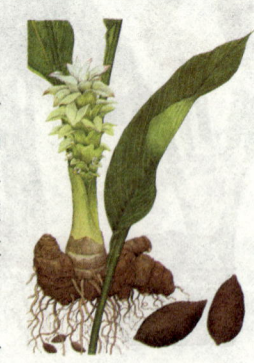

与生地、丹皮、栀子同用。

湿温病
治湿浊蒙蔽清窍、神志不清，常与菖蒲同用；治痰阻心窍而致惊痫、癫狂，则与白矾配伍。

湿热黄疸，结石
可与茵陈、金钱草、栀子等清热利湿退黄药同用。若已成胆石症，可与金钱草等利胆排石之品合用。

现代研究
本品主要含挥发油（桉叶素、松油烯、姜黄酮等），另含姜黄素、多糖等成分。具有以下方面的生理作用：
1. 促进胆汁分泌、排泄。
2. 降脂，防止动脉内膜斑块形成。
3. 抗菌、抗炎、镇痛。
4. 保护肝脏，防止肝损伤。
5. 现代临床可用于早搏、痔疮肿痛等。

选购要点
以个大、质坚实、外皮皱纹细、断面色黄、气香者为佳。

贮藏方法
贮于有盖容器中，防潮、防蛀。

用法用量
煎服，3～9克；研末服，2～5克。排结石剂量可稍大。临床生用居多，经醋制后，疏肝止痛作用增强。

注意事项
1. 阴虚失血及无气滞血瘀者忌服。
2. 孕妇慎用。
3. 有"郁金畏丁香"之说，临床可参考。

疗疾验方

治疗尿血
郁金30克、葱白1把，加水1碗煎取300毫升，温服。每日3次。（《本草纲目》）

治疗衄血、吐血
郁金研细，以井水送服6克。病重者再服一次。（《本草纲目》）

治疗自汗
广郁金30克、五倍子9克，共研细末。每次10～15克，蜂蜜调成药饼2块，贴于两乳头，纱布固定。每日换药1次。（中医验方）

保健药膳

佩兰郁金饮
配方：佩兰叶10克，郁金10克，茯苓10克，竹茹10克，法半夏6克，陈皮5克，枳实5克，甘草2克，石菖蒲3克，滑石12克，白糖25克。

制作：
1. 将以上药物装入锅内，加水适量。
2. 将锅置武火上烧沸，再用文火煎煮25分钟，停火，滤去渣，在药液内加白糖搅匀即成。

功效：清热化湿。湿热内蕴之肠伤寒患者饮用尤佳。

厚朴郁金蛋汤
配方：厚朴12克，郁金、陈皮、苏梗各10克，大枣、红糖各30克，生姜2片，鸡蛋2个。

制作：
1. 将鸡蛋洗净，在外壳上打一个洞，让鸡蛋清流出去，留蛋黄。
2. 将厚朴、陈皮、郁金、苏梗、大枣、生姜全部装入纱布袋内，扎紧口。
3. 再将药袋置大瓦罐内，加水适量，旺火煎20分钟。
4. 将鸡蛋黄加入药汁中，加入红糖，改文火再煎30分钟，去药袋不用，吃蛋黄，喝汤。每日1剂，1次服完。

功效：化瘀止血。适用于产妇恶露不止、体弱多病。

活血调经药

活血调经药具有活血祛瘀之功,又善调妇女经血,以影响月经的周期、经量及色质等,并具有行血而不峻猛,通月经而不伤正的特点,适宜于妇人月经不调、经闭、痛经、产后恶露不尽、产后瘀阻腹痛等经产疾患,亦可用于血瘀所致胸腹疼痛、癥瘕积聚、跌打损伤、痈疮肿痛等。

活血调经药各有特点,如有的兼能凉血,有的兼能养血,有的兼能补肝肾,有的兼能止痛等。在应用时应根据病情的不同选择相应的药物,并作适当配伍。

丹参

丹参为唇形科多年生草本植物丹参的根和根茎。又名赤参、红参、山参、壬参、红根、逐马、血参根、活血根、五风花、紫丹参、紫党参、夏丹参、四方梗、靠山红等。春、秋二季采挖,洗净,润透,晒干。生用或酒炙用。

活血调经药

【产地溯源】
全国大部分地区均产,主产于江苏、安徽、四川、山西、河北、福建等地。

【性味归经】
味苦,性微寒。归心、肝经。

【本草语录】
"主心腹邪气……破癥除瘕,止烦满。"——《神农本草经》

"养神定志,通利关脉……止血崩带下,调妇人经脉不匀,血邪心烦,恶疮疥癣,瘿赘肿毒,丹毒。"——《日华子本草》

"丹参,降而行血,血热而滞者宜之,故为调经产后要药。"——《重庆堂随笔》

功效主治
本品活血调经,凉血消痈,安神。主要适用于如下病证:

血瘀证
妇科诸疾,兼有血瘀时,常配合当归、益母草等药物治疗;胃脘疼痛、心腹疼痛,可与砂仁、檀香等配伍;跌打损伤,瘀滞疼痛,可与红花、乳香等配伍;关节红肿痹痛,可与秦艽、赤芍等配伍。

失眠,烦躁,心悸
若属血分有热者,可与玄

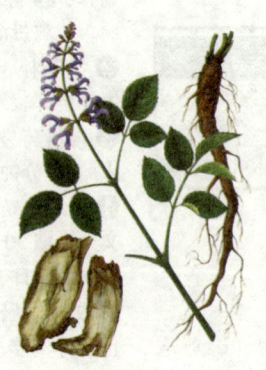

参、丹皮等合用；若属心血不足者，可与柏子仁、酸枣仁等合用。

痈肿疮疡
可与乳香、金银花等配伍。

选购要点
以紫红、条粗、质坚实、无断碎条者为佳。

贮藏方法
置于通风干燥处，防潮、防蛀。

用法用量
煎服，5～15克，或入丸、散剂。生品清心除烦之力强，酒炙后寒凉之性有所缓和，能增强活血祛瘀调经之力。

注意事项
1. 孕妇慎用。
2. 不宜与藜芦配伍。
3. 丹参不宜与牛奶、黄豆以及西药细胞色素同用，以免降低药效。

疗疾验方

治疗月经不调
丹参散：丹参洗净，切片，晒干，研细。每服6克，温酒调下。本方对产前胎动，产后恶血不下以及腰脊痛、骨节烦痛等症均有效。（《本草纲目》）

治疗寒疝腹痛（小腹和阴部牵引痛）
丹参30克，研细。每次用热酒调服6克。（《本草纲目》）

治疗神经衰弱、失眠
丹参30克，水煎服。每日1剂，分早、晚2次服，30日为1疗程。（中医验方）

治疗乳痈
丹参、白芷、芍药各6克，用口咬细，醋淹一夜，再加猪油500克，微火煎成膏。去渣，取浓汁敷乳上。（《本草纲目》）

治疗热油烫伤、火烧伤
丹参240克，锉碎，加水稍稍调拌，放入羊油1000克中煎过，取出涂搽伤处。（《本草纲目》）

 ## 保健药膳

丹参蒸龟肉
配方：丹参15克，龟1只，料酒10克，姜5克，葱10克，盐、鸡精、鸡油、上汤各适量。

制作：❶ 将丹参润透，切成3厘米长的段；龟宰杀后，去头、尾、内脏及爪；姜切片，葱切段。
❷ 将丹参、龟放在蒸盘内，加入料酒、姜、葱、盐、鸡精、鸡油、上汤少许，置武火大气蒸笼里蒸40分钟即成。
功效：活血化瘀，滋阴补血，降低血脂。适用于血虚体弱、久咳咯血、久病肠风下血等症。

丹参赤豆鲤鱼
配方：丹参10克，赤小豆50克，陈皮6克，鲤鱼1条（1000克），花椒6克，苹果6克，胡椒粉3克，姜、葱、食盐、鸡汤各适量，菜叶少许。

制作：❶ 将鲤鱼去鳞、鳃、内脏，洗净。
❷ 将丹参、赤小豆、陈皮、花椒、苹果洗净后，塞入鱼腹内，再将鲤鱼放入盘子中，用姜、葱、胡椒粉、食盐调好味，灌入鸡汤，上笼蒸制。
❸ 蒸制约1.5小时，待鲤鱼熟后，出笼另加葱丝、菜叶略烫后，投入汤中即成。
功效：活血化瘀，利水消肿。适用于消渴水肿、黄疸、脚气、小便频数、脑血管病等症。

丹参枸杞煮鸽蛋
配方：丹参10克，枸杞子20克，鸽蛋10个，冰糖10克。

制作：❶把丹参润透，切片；枸杞子洗净，去杂质；冰糖打碎成屑。

❷把锅置中火上，加清水200毫升，放入丹参片、枸杞子，烧沸，用文火煮25分钟后，把鸽蛋一个一个地打入沸水中煮熟，加入冰糖屑，搅匀即成。

功效：补肝肾，填精髓，益气血。适用于心律失常属肾阴不足的患者。

丹参蒸鳝段

配方：丹参10克，当归5克，鳝鱼250克，火腿50克，味精2克，盐6克，料酒20克，胡椒粉2克，姜、葱各10克，鸡汤200毫升。

制作：❶将鳝鱼剖腹后，除去内脏，用清水洗净血污，放入沸水锅内稍烫后捞出，剁去头尾，再把鳝鱼剁成6厘米长的段；火腿切成大片；姜、葱洗净后，姜切片，葱切段。

❷鳝鱼段放入汤盘内，上面放火腿片、丹参、当归、姜、葱、料酒、胡椒粉、盐，灌入鸡汤，盖上盖子，用湿棉纸封口，上笼蒸约1小时，取出后启封，拣去姜、葱，加味精调好味即成。

功效：活血化瘀，补血祛湿。适用于湿痹、脑血管病等症。

【产地溯源】

全国各地多有栽培，主产于河南、四川、浙江、江苏等地。

【性味归经】

味辛，性温。归心、肝经。

【本草语录】

"治口噤不语，血结，产后诸疾。"——《新修本草》
"活血润燥，止痛，散肿，通经。"——《本草纲目》
"红花，破留血，养血。多用则破血，少用则养血。"——《本草衍义补遗》

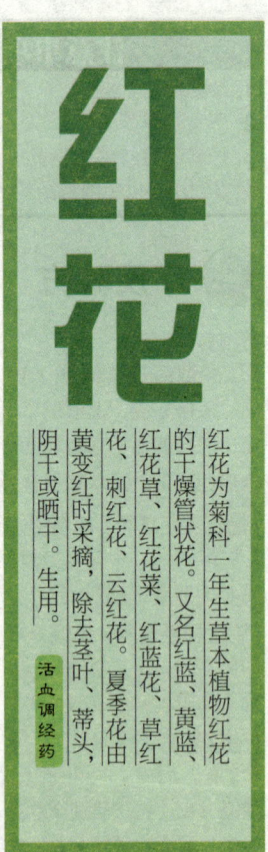

红花为菊科一年生草本植物红花的干燥管状花。又名红蓝、黄蓝、红花草、红花菜、红蓝花、草红花、刺红花、云红花。夏季花由黄变红时采摘，除去茎叶、蒂头，阴干或晒干。生用。

活血调经药

功效主治

本品活血通络，祛瘀止痛。主要适用于如下病证：

血瘀证

经闭、痛经，可与桃仁、川芎等配伍；癥瘕积聚，可与三棱、莪术等配伍；胸痹胸痛，可与丹参、川芎等配伍。

跌打损伤，瘀血疼痛

可与乳香、没药等合用。

关节酸痛

可与川乌、草乌等合用。

热郁血瘀，斑疹色暗

常配紫草、大青叶、牛蒡子等凉血解毒之品同用。

现代研究

本品含红花醌苷、新红花苷和红花苷等苷类,又含红花黄色素、脂肪酸类、β-谷甾醇等。具有以下方面的生理作用:

❶ 兴奋心脏,增加冠脉血流量,减轻心肌缺血,减慢心率。

❷ 抑制血小板聚集,增加纤溶。

❸ 降压、降脂、抗炎、镇痛等。

❹ 兴奋子宫。

❺ 现代临床可用于冠心病心绞痛、脑血栓、胃及十二指肠溃疡、神经性皮炎、扁平疣等。

选购要点

以花瓣长、色红黄、鲜艳、质柔软者为佳。

贮藏方法

置于通风干燥处,防潮,防蛀。

用法用量

内服水煎,3~9克;或入散剂或浸酒,鲜者捣汁。外用适量,研末撒。

注意事项

1. 孕妇忌服。
2. 有出血倾向者不宜多用。

疗疾验方

治疗痛经
红蓝花酒:单味红花适量,加酒煎服。(《金匮要略》)

治疗鸡眼
金莲稳步膏:地骨皮、红花各等分,共研细末,香油调敷。若已割者敷之,次日即痂落。(《疡医大全》)

治疗产后腹痛,伴纳呆、便秘
单味红花10克,以米酒1碗煎减余半,分2次温服。(中医验方)

治疗扁平疣
单味红花9克,沸水冲泡。饮用红色汁水,汁水饮完后可再次冲服,至红色极淡为止,1日内服完。次日重新冲泡,连续10日为1疗程。(中医验方)

治疗一切肿块
红花5克,隔水蒸10分钟,捣汁服用,每日1次。(中医验方)

保健药膳

红花蒸羊肝

配方: 红花10克,羊肝400克,料酒10克,盐5克,味精3克,酱油10克,五香粉5克,白糖15克,姜5克,葱10克,香菜30克。

制作: ❶ 将红花洗净,去杂质;羊肝洗净,切3厘米长的薄片;香菜洗净,切3厘米的段;姜切片,葱切段。

❷ 将羊肝片放入碗内,加入盐、味精、酱油、白糖、五香粉、姜、葱,抓匀,腌渍40分钟。

❸ 将羊肝片捞起,放入蒸碗内,加入红花,置武火大气蒸笼内,蒸35分钟,停火,取出蒸碗,撒上香菜即成。

功效: 活血祛瘀,通经活络。适用于经闭、痛经、恶露不行、腹部肿块、跌打损伤、更年期综合征等。

红花西芹炒鱿鱼

配方: 红花6克,西芹50克,鲜鱿鱼300克,料酒6克,盐3克,味精2克,姜4克,葱6克,植物油35克。

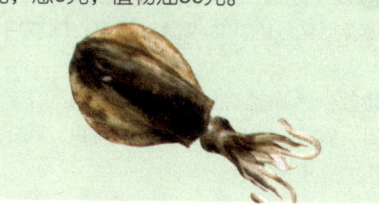

制作：❶将红花洗净，去杂质；西芹洗净，切成3厘米长的段；鱿鱼切成花片；姜切片，葱切段。

❷炒锅置武火上，加入植物油，烧至六成热时，下入姜、葱爆香，再加入鲜鱿鱼、料酒、西芹、红花、盐、味精，炒熟即成。

功效：活血化瘀。适用于心肌梗死患者。

红花鱼头豆腐汤

配方：红花6克，鱼头（肥大者）1个，豆腐200克，白菜200克，料酒10克，盐3克，姜5克，葱10克，鸡汤1000毫升。

制作：❶把鱼头洗净，去鳃；红花洗净；豆腐切成4厘米见方的块；白菜洗净，切成4厘米长的段；姜拍松，葱切段。

❷把鱼头放炖锅内，加入红花、豆腐、白菜、料酒、盐、葱、姜、鸡汤。

❸把炖锅置武火上烧沸，再用文火炖50分钟即成。

功效：化瘀，通络，补气血。适用于瘀阻心络型冠心病患者。

红花里脊

配方：红花6克，猪里脊肉300克，酱油15克，花椒油5克，料酒10克，盐0.5克，味精1克，姜1克，清汤50毫升，豆油50克。

制作：❶将猪里脊肉切成食指粗的长条，再切成三角块，放点酱油拌匀；姜切末。

❷将酱油、花椒油、料酒、清汤、盐、味精放碗内，兑成汁水。

❸放姜炝锅，放里脊片滑散后，放红花，接着把兑好的汁水也倒入锅内，翻炒均匀即成。

功效：活血通经，消肿止痛。适用于经闭、痛经、产后瘀阻腹痛、痈肿、跌仆损伤、更年期综合征等。

红花瘦肉粥

配方：红花10克，猪瘦肉50克，大米100克，料酒10克，盐3克，葱6克。

制作：❶红花洗净；猪瘦肉洗净，切3厘米见方的块；大米淘洗干净；姜切片，葱切段。

❷将大米、姜、葱、猪瘦肉、料酒、红花、盐同放锅内，加水1200毫升，置武火上烧沸，再用文火煮35分钟即成。

功效：活血化瘀，通经止痛。

甘蔗梢红花汤

配方：甘蔗梢1把，红花5克，料酒适量。

制作：❶将甘蔗梢洗净切碎，与红花一起放入锅内，加水以文火熬汤。

❷汤成后去药渣留汤，将料酒调入汤内即可。

功效：滋阴凉血，调经祛瘀，防治贫血。

红花酒

配方：红花100克，白酒500毫升，红糖适量。

制作：❶将红花和红糖装入纱布袋内，扎紧口，放入酒罐。

❷将白酒倒入酒罐，盖好盖，浸泡7日后即可饮用。

功效：滋阴壮阳，养气补气，养血补血。

附 番红花

番红花

番红花为鸢尾科多年生草本植物番红花的花柱头。又称藏红花。味甘，性微寒，归心、肝经。功效同红花，且力量较强，又兼有凉血解毒之功，专治温热病热入血分之发斑，热郁血瘀，斑色不红活者。

桃仁

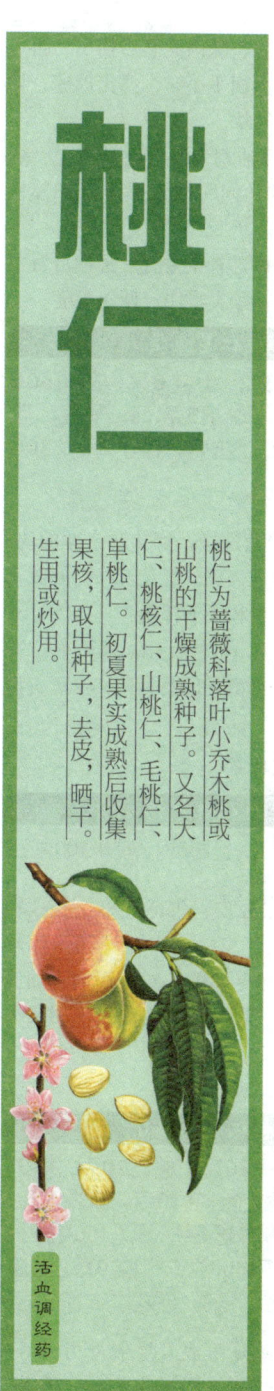

桃仁为蔷薇科落叶小乔木桃或山桃的干燥成熟种子。又名大仁、桃核仁、山桃仁、毛桃仁、单桃仁。初夏果实成熟后收集果核，取出种子，去皮，晒干。生用或炒用。

活血调经药

【产地溯源】
全国大部分地区均产，主产于四川、云南、山西、陕西、山东、河北、河南等地。

【性味归经】
味苦、甘，性平。有小毒。归心、肝、大肠经。

【本草语录】
"止咳逆上气，消心下坚，除卒暴出血，破癥瘕，通月水，止痛。"——《名医别录》

"治血结、血秘、血燥，通润大便，破蓄血。"——《珍珠囊》

功效主治
本品活血祛瘀，润肠通便。主要适用于如下病证：

血瘀证
妇科病证属瘀血阻滞者，如经闭、痛经、产后瘀痛等，可与红花、当归等合用；跌打损伤，瘀滞肿痛，可与红花、穿山甲等合用；肠痈、肺痈而有瘀滞者，可与大黄、丹皮或苇茎、薏苡仁等合用。

肠燥便秘
可与火麻仁、郁李仁等合用。

选购要点
以颗粒饱满、完整、外皮红棕色、内仁白色者为佳。

贮藏方法
置于通风干燥处，防潮、防蛀。

用法用量
煎服，5～10克，宜捣碎入煎。

注意事项
1. 本品有小毒，所含苦杏仁苷在体内分解生成的氢氰酸可麻痹延髓呼吸中枢，大量服用易引起中毒，故临床应用不可过量。
2. 孕妇忌用。
3. 便溏者慎用。

疗疾验方

治疗上气喘急
双仁丸：桃仁、杏仁（两药并去双仁、皮、尖，炒）各

15克。共研为细末，水调生面少许为丸，如梧桐子大。每服10丸，生姜汤送下。（《圣济总录》）

治疗风虫牙痛
将桃仁烧出烟，安放在痛齿上咬住。如此五六次即愈。（《本草纲目》）

治疗关节扭伤
桃仁10克，栀子30克。共研细末，以70%酒精调糊，外敷患处，包扎。每日换药1~2次。（中医验方）

治疗胃脘痛
生桃仁连皮细嚼，以生韭菜捣自然汁1盏送下。（《万病回春》）

治疗魇寐（做噩梦）
治人多魇寐，用桃仁21个，去皮研如泥，以白汤调服。（《本草汇言》）

治疗半身不遂
桃仁2700枚，去皮、尖及双仁，放好酒2600毫升中浸21日，取出晒干，捣细做成丸，如梧桐子大。每服20丸，以原酒送下。（《本草纲目》）

治疗肺结核
桃仁50枚，研成泥，加水煮取800毫升，服后取吐。（《本草纲目》）

治疗便秘，里急后重
桃仁90克（去皮），吴茱萸60克，盐30克。同炒熟，去吴茱萸、盐，单取桃仁几粒细嚼。（《本草纲目》）

保健药膳

桃仁芝麻兔
配方：桃仁10克，黑芝麻30克，子兔1只，姜、葱各10克，花椒5克，香油3克，味精3克，盐、卤汁各适量。

制作：❶ 将桃仁、黑芝麻淘去泥沙，放锅内炒香。

❷ 子兔去皮、内脏及爪，洗净，放入沸水锅中氽去血水，撇去浮沫后，加入姜、葱、花椒、盐。将兔肉煮熟后捞出，再入卤汁锅中，文火卤1小时，捞出放凉，切成2厘米见方的块。

❸ 将味精用香油调匀，淋在兔肉上，边淋边用手拌和，同时撒入黑芝麻和熟桃仁，装盘即成。

功效：活血祛瘀，补中益气。适用肝肾不足，消渴羸瘦、须发早白、便秘等症。

桃仁墨鱼煲
配方：桃仁6克，红花6克，墨鱼500克，鸡精5克，味精5克，料酒5克，盐5克，姜5克，葱5克，棒子骨汤2500毫升。

制作：❶ 将墨鱼洗净，切4厘米宽的块；桃仁用沸水浸泡去皮；红花洗净。同放入煲内，加入调料和棒子骨汤。

❷ 将煲置武火上烧沸，待墨鱼熟，调味，上桌，既可烫其他菜食用，又可直接佐餐。

功效：通经活血。

桃仁红枣粥
配方：桃仁6克，红枣6枚，粳米100克。

制作：❶ 桃仁去皮、尖；红枣去核；粳米淘洗干净。

❷ 把粳米、红枣、桃仁同放锅内，加清水1000毫升，置武火上烧沸，再用文火煮45分钟即成。

功效：补气血，通瘀阻。

枸杞桃仁鸡丁
配方：枸杞子30克，桃仁20克，鸡肉200克，鸡蛋2个，盐10克，味精2克，白糖10克，胡椒粉4克，鸡汤150毫升，香油20克，淀粉50克，料酒20克，猪油30克，姜、葱、蒜各10克。

制作：❶ 将鸡肉切成1厘米见方的丁；枸杞子洗净；桃仁用温水泡后，去皮；

姜、蒜切指甲片，葱切斜刀。

❷把鸡丁用盐、料酒、味精、胡椒粉、鸡蛋清、淀粉调匀；盐、味精、白糖、胡椒粉、鸡汤、香油、水淀粉兑成汤汁。

❸将去皮的桃仁用温油炸透，倒入枸杞子即起锅沥油。

❹锅烧热注入猪油，烧至五成热时投入鸡丁，快速划散，沥去油，锅再置火上，放入热油，投入姜、葱、蒜、鸡丁，烹浓汁，随即投入桃仁、枸杞子，炒匀起锅即成。

功效：补肾强腰，明目益颜，活血祛瘀。

桃仁丹参煮鲫鱼

配方：桃仁6克，丹参6克，鲫鱼300克，料酒10克，盐3克，味精2克，姜4克，葱8克，胡椒粉3克，鸡油25克，醋3克，酱油5克。

制作：❶将桃仁去皮、尖，洗净；丹参润透，切成薄片；鲫鱼宰杀后，去鳃、鳞、肠杂，洗净；姜切片，葱切段。

❷将桃仁、丹参放入锅内，加清水300毫升，用中火煮25分钟，停火，去药渣，留药液。

❸将药液倒入锅内，加入鲫鱼、料酒、盐、味精、鸡油、醋、酱油、胡椒粉，煮熟即成。

功效：化瘀阻，补气血。

附 桃叶

桃叶

桃叶为蔷薇科落叶小乔木桃或山桃的叶。味苦，性平，入脾、肾二经。功效祛风湿，清热，杀虫。治头风、头痛、风痹、疟疾、湿疹、疮疡、癣疮等症。外用煎水洗或捣敷，内服煎汤。

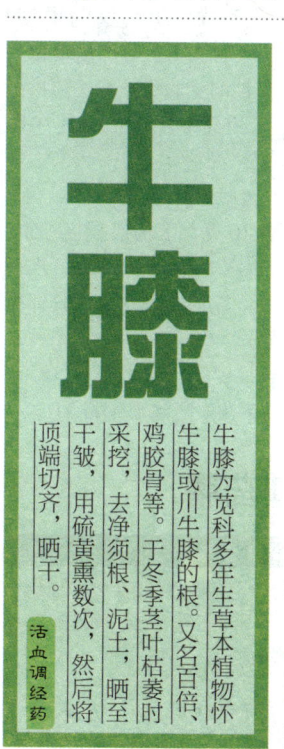

牛膝

活血调经药

牛膝为苋科多年生草本植物怀牛膝或川牛膝的根。又名百倍、鸡胶骨等。于冬季茎叶枯萎时采挖，去净须根、泥土，用硫黄熏数次，然后将干皱、顶端切齐，晒干。

【产地溯源】

怀牛膝主产于河南焦作地区，川牛膝主产于四川及云南、贵州等地。

【性味归经】

味苦、酸，性平。归肝、肾经。

【本草语录】

"主寒湿痿痹，四肢拘挛，膝痛不可屈伸，逐血气，伤热火烂，堕胎。"——《神农本草经》

"治久疟寒热，五淋尿血、茎中痛，下痢，喉痹，口疮，齿痛，痈肿恶疮，伤折。"——《本草纲目》

"牛膝性走而下行，血虚而热，则发白。虚羸劳顿，则伤绝。肝藏血，肾藏精，峻补肝肾，则血足而精满，诸症自瘳矣。"——《本草经疏》

"疗伤中气，男肾阴消……妇人月水不通，血结，益精，利阴气，止发白。"——《名医别录》

"补中续绝，益阴壮阳，填髓，除腰膝酸痛，滋须发乌黑。"——《本草蒙筌》

功效主治

本品活血通经，补肝肾，强筋骨，利水通淋。主要适用于如下病证：

血瘀证

症见经闭、痛经、产后瘀滞腹痛、跌仆伤痛等，常与当归、桃仁、红花等同用。

肝肾不足

症见腰膝酸痛、软弱无力等，常与杜仲、桑寄生、续断等同用。

阴虚火旺之牙龈肿痛

常与生地、石膏等同用。

上部血热妄行

症见吐血、衄血等，常配伍侧柏叶、小蓟、墨旱莲等。

现代研究

本品含蜕皮甾酮、牛膝甾酮、紫基牛膝甾酮、三萜皂苷、多糖、生物碱、香豆素类等成分。具有以下方面的生理作用：

① 扩张血管，降低血液黏稠度，改善血液循环。

② 抗炎，促进炎性肿胀消退。

③ 兴奋子宫，抗生育。

④ 对心脏有抑制作用。

⑤ 降压、利尿，促蛋白质合成等。

⑥ 现代临床可用于扩张宫颈，治疗功能性子宫出血、偏头痛等。

选购要点

以根粗长、皮细坚实、色淡黄者为佳。

贮藏方法

置阴凉干燥处，防潮。

用法用量

煎服，4.5～9克。引血下行、利尿通淋多生用；酒炙后，增强活血祛瘀、通经止痛作用；盐炙后，增强补肝肾、强筋骨之效。

注意事项

1. 气虚下陷者忌用。
2. 月经过多者及孕妇忌用。

疗疾验方

治疗牙齿疼痛

牛膝研末含漱，也可将牛膝烧灰敷于患处。（《本草纲目》）

治疗偏正头风

川牛膝9克，白芷6克。共研为末，取黄牛脑子1个，和药在牛脑子内，加酒炖熟。趁热和酒食之，以微醉为度。（《汇编验方类要》）

治疗脱发

牛膝60克，木瓜20克，木香、巴戟天、小茴香（炒）各30克，肉桂15克。上药（除木瓜）共研为末，与木瓜共捣，制丸如梧桐子大。每次20丸，饭前空腹温酒吞服，每日3次。（中医验方）

治疗手术后肠粘连

牛膝、木瓜各50克。上药浸泡于500毫升白酒中，7日后饮用。每次量根据个人酒量而定，以能耐受为度。上述药量可连续浸泡3次，用药1～6个月。（中医验方）

治疗小儿幽门痉挛呕吐

牛膝、赭石各10克。上药研成极细末，等分成24包。每次1包，每日2～3次口服。一般情况下，呕吐停止2～3日即可停服。（中医验方）

治疗产后尿血

用川牛膝水煎常服。（《本草纲目》）

保健药膳

牛膝鳝鱼煲

配方：牛膝10克，鳝鱼500克，料酒5克，鸡精5克，味精5克，棒子骨汤2500毫升，姜5克，葱5克，盐5克。

制作：❶ 将牛膝洗净，切成3厘米长的节；鳝鱼剔去骨头，除去内脏、头及尾，洗净，切成4厘米长的节。

❷将鳝鱼、牛膝、调料同放煲内，加入棒子骨汤，置武火上烧沸，用文火煲熟，上桌，既可烫其他菜食用，又可直接佐餐。

功效：补虚、补血、消肿、强筋骨。适用于气血虚弱、腰膝疼痛、肠风下血、脾胃虚弱、更年期综合征等。

核桃牛膝炖驴筋

配方：核桃仁30克，牛膝20克，驴筋（油发）300克，莴苣200克，料酒10克，姜5克，葱10克，盐3克，鸡精2克，鸡油30克。

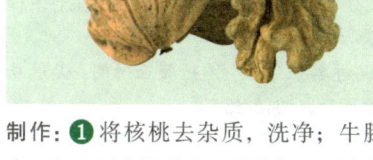

制作：❶将核桃去杂质，洗净；牛膝洗净，切3厘米长的段；驴筋切3厘米长的段；莴苣去皮，切3厘米见方的块；姜拍松，葱切段。

❷将核桃仁、牛膝、莴苣、驴筋、姜、葱、料酒同放炖锅内，加水2500毫升，置武火上烧沸，再用文火炖50分钟，加入盐、鸡精、鸡油，搅匀即成。

功效：壮筋骨，益智力，润肠通便。适用于筋骨疼痛、便秘、智力低下、反应迟钝等症。

牛膝炒蚕蛹

配方：牛膝20克，蚕蛹300克，料酒10克，姜5克，葱10克盐3克，鸡精2克，植物油35克。

制作：❶将牛膝洗净，润透，切3厘米长的段；蚕蛹洗净，去杂质；姜切片，葱切段。

❷将炒锅置武火上，加入植物油，烧至六成热时，下入姜、葱爆香，再下入牛膝、蚕蛹、料酒，炒熟，加入盐、鸡精即成。

功效：补肝肾，补虚劳，降血压。适用于消渴、肝肾虚弱、高血压等症。

牛膝炒苦瓜

配方：牛膝20克，苦瓜300克，鸡蛋1个，料酒10克，姜5克，葱10克，盐2克，鸡精2克，植物油35克。

制作：❶将牛膝洗净，润透，切3厘米见方的段；苦瓜去瓤，洗净，切3厘米见方的薄片；鸡蛋打入碗中，划散；姜切片，葱切段。

❷将炒锅置武火上，加入植物油，烧至六成热时，下入姜、葱爆锅后不用，立即下入鸡蛋，炒成金黄色，下入苦瓜、牛膝、料酒，炒熟，加入盐、鸡精即成。

功效：补肝肾，降血压。

牛膝拌海蜇

配方：牛膝20克，海蜇300克，料酒10克，姜5克，葱10克，盐3克，白糖10克，鸡精3克，香油25克，醋10克。

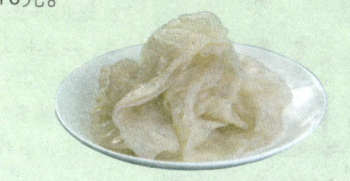

制作：❶将海蜇煮熟，切4厘米长的段；牛膝洗净，润透，切3厘米长的段；姜切丝，葱切丝。

❷将海蜇放入碗内，加入姜、葱、白糖、鸡精、醋、料酒、香油、牛膝、盐，拌匀即成。

功效：补肝肾，降血压。

第十四章 止血药

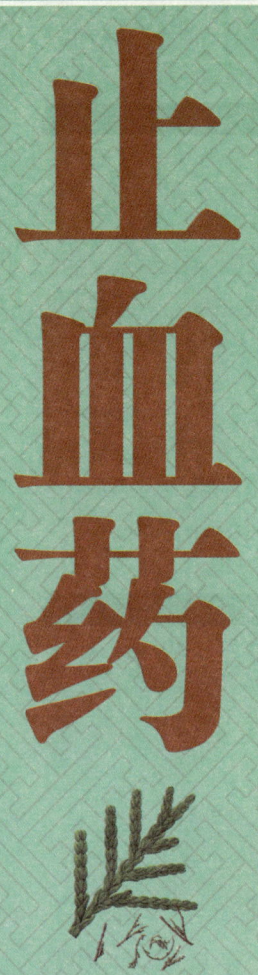

凡以制止体内外出血为主要作用的药物，称为"止血药"。

分类

凉血止血药：既能清热凉血，针对血热妄行的病因而间接止血，又能直接止血的药物。

化瘀止血药：既可止血，又能活血化瘀的药物。

收敛止血药：以止血为主要功效，兼能收涩的药物。（限于篇幅，从略）

温经止血药：既可止血，又能温里散寒的药物。（限于篇幅，从略）

功效

中医论点：止血药均有止血功效，主要适用于各种内外出血病证，如咯血、咳血、衄血、吐血、便血、尿血、崩漏以及外伤出血等。一般而言，咳血、咯血、鼻衄，多为肺络损伤，亦与肝火犯肺或虚火上炎有关。再结合其出血的色质辨证，可分别其脏腑和寒热虚实，进行合理治疗。

现代药理：止血药能促进凝血过程，缩短凝血时间，促进局部血管收缩及抑制纤维蛋白溶酶活性。

应用

1.临床应用止血药时，须根据出血的不同病因和具体证候；选择相应的止血药，并选择适当的药物进行配伍。如血热妄行者，应用凉血止血药，并配以清热泻火，清热凉血之品；阴虚火旺者宜配滋阴降火药；若瘀血内阻，血不循常道而出血者，应选化瘀止血药，配以行气活血药；若出血过多，气随血脱者，须急投大补元气之药以益气固脱；便血、崩漏，应适当配以升举之品；吐血、衄血，则可配以降气之品。

2.止血药多炒炭用。一般而言，止血药炒炭后增加了苦涩之性，使止血作用加强。

禁忌

在使用止血药时，除大量出血需急救止血外，对实热方盛或瘀血内阻的出血证，不宜过早使用收敛止血药，以免留邪。

凉血止血药

凉血止血药,性味甘苦寒凉,多数专入血分,能清泻血分之热而有止血之功。适用于血热妄行所致的各种出血病证,症见血色鲜红,伴烦躁、口渴、面赤、舌红、脉滑或数等。

本类药物一般不宜用于虚寒性出血证。

大蓟

大蓟为菊科多年生草本植物蓟的地上部分或根。又名大蓟草、虎蓟、马蓟、刺蓟、山牛蒡、鸡项草、千针草、野红花等。夏、秋二季花开时割取地上部分,或秋末挖根,除去杂质,晒干。生用或炒炭用。

凉血止血药

【产地溯源】
全国大部分地区均产。

【性味归经】
味苦、甘,性凉。归心、肝经。

【本草语录】
"主女子赤白沃,安胎,止吐血,鼻衄。"——《名医别录》

"止崩中血下,生取根捣绞汁,服半升许,多立定。"——《药性论》

"大蓟根,最能凉血,血热解则诸证自愈也。"——《本草经疏》

功效主治

本品凉血止血,散瘀解毒消痈。主要适用于如下病证:

血热所致的吐血、咯血、衄血、尿血、崩漏等
可单用或配伍小蓟、侧柏叶等同类止血药使用。

热毒疮痈
可单用捣敷或配伍其他清热解毒药内服,尤以鲜品为佳。

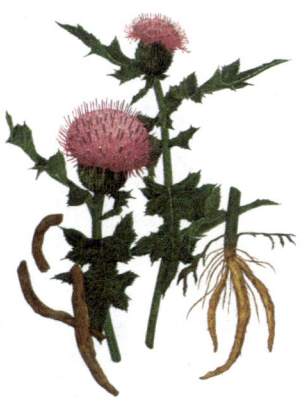

现代研究

本品含β-谷甾醇、乙酰蒲公英甾醇等三萜、甾醇类,并含有生物碱、黄酮及挥发油、多糖等成分。具有以下方面的生理作用:

❶ 缩短出血时间,有止血作用。炒炭后缩短出血时间的作用更明显。

❷ 对金黄色葡萄球菌、

伤寒及副伤寒杆菌、大肠杆菌、痢疾杆菌等均有抑制作用。

❸ 降血压、消炎、利尿等。

❹ 现代临床可用于肝炎、高血压、肺结核、乳腺炎、荨麻疹等。

选购要点

以根条粗壮、饱满、质坚、断面稍呈角质状者为佳。

贮藏方法

置于干燥处，防潮。

用法用量

内服水煎，9~15克；外用适量，捣敷患处。本品炒炭后可增强收涩止血作用。

注意事项

脾胃虚寒而无瘀滞者忌用。

疗疾验方

治疗各种出血证

鲜大蓟500克。洗净捣烂，用纱布包好，榨取药汁（如无鲜品，可用干品50克，研成细末代），加白糖适量，冷开水送服。适用于咳血、吐血、衄血、尿血、便血等症。轻者1剂，重者数剂。孕妇忌用。（中医验方）

治疗疔疮恶肿

大蓟120克，乳香30克，明矾15克。共研为末，每服6克，酒送下。以出汗为见效。（《本草纲目》）

治疗烧烫伤

新鲜大蓟3根，植物油适量。大蓟洗净捣烂取汁，与植物油按比例调成糊状，涂抹患处。（中医验方）

治疗肺结核

干大蓟根100克，猪肺30克。水煎，每日1剂，早晚服用，连服3个月为1疗程。有效而未愈者可继续服第2个疗程，2个疗程未愈者停药。服药期间停用西药抗结核药。（中医验方）

治疗崩中下血

用大、小蓟根200毫升，泡在2000毫升酒中，经过5日，取酒常饮。亦可用酒煎蓟根服或用生蓟捣汁温服。（《本草纲目》）

治疗小便热淋

用大蓟根捣汁饮服。（《本草纲目》）

保健药膳

大蓟粥

配方： 大蓟15克（鲜品60克），大米100克，白糖20克。

制作： ❶ 将大蓟洗净，置锅内加水适量，煮25分钟，停火，滤去药渣。
❷ 大米淘洗干净，放入锅内，加入大蓟药汁和清水适量，置武火上烧沸，再用文火煮30分钟即成。

功效： 凉血、止血、消肿。对大肠溃疡便血患者尤佳。

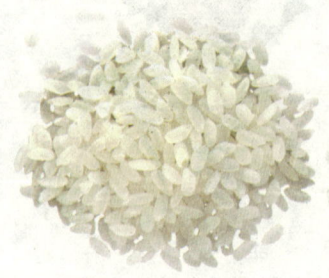

侧柏叶

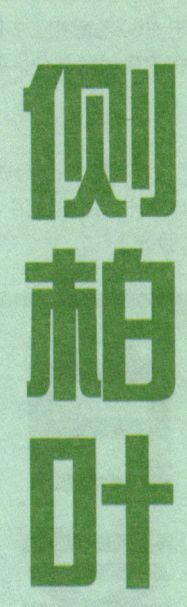

侧柏叶为柏科常绿乔木侧柏的干燥枝梢及叶。又名柏叶、扁柏叶、丛柏叶等。多在夏、秋二季采收，阴干，切段。生用或炒炭用。

凉血止血药

【产地溯源】
全国大部分地区有产。

【性味归经】
味苦、涩，性微寒。归肺、肝、大肠经。

【本草语录】
"主吐血、衄血、痢血、崩中赤白……去湿痹，生肌。"——《名医别录》

"泄肺逆，泻心火，平肝热，清血分之热。"——《医林纂要》

"治冻疮，烧取汁，黑润鬓发。"——《日华子本草》

功效主治
本品凉血止血，化痰止咳。主要适用于如下病证：

出血证
如吐血、咯血、便血、尿血、崩漏等，尤多用于血热妄行的出血证，可与生地、小蓟等配伍；若为虚寒出血，可与炮姜、艾叶等配伍。

咳嗽痰多
可配合黄芩、桔梗等治疗。

选购要点
以叶嫩、青绿色、无碎末者为佳。

贮藏方法
置干燥处，防潮。

用法用量
煎服，6~12克。生品清热凉血、止咳祛痰力胜，炒炭后寒凉之性趋于平和，专于收敛止血。

注意事项
不可久服、多服，否则易损伤脾胃。

 ## 疗疾验方

治疗流行性腮腺炎
鲜侧柏叶、鸡蛋清各适量。鲜侧柏叶洗净捣烂，加鸡

蛋清调成泥状外敷患处，每日换药2次。（中医验方）

防治流行性感冒

侧柏叶15克，花椒50粒，白酒50毫升。前2味捣碎，同白酒一起入瓶浸半月，在呼吸道及消化道传染病流行季节，每晨空腹温服5~10毫升。（中医验方）

治疗秃发

用鲜侧柏叶浸泡于60%乙醇中，7日后过滤，取药液，涂擦毛发脱落部位。每日3次。（中医验方）

治疗牛皮癣

侧柏叶、椿桃叶各250克。上药加水5000毫升，煮沸20分钟，适温洗浴。每周2~3次。（中医验方）

【产地溯源】

全国大部分地区均产。习惯认为广东产者品质最优。

【性味归经】

味甘，性寒。归肝、肺、胃、膀胱经。

【本草语录】

"主劳伤虚羸，补中益气，除瘀血，血痹寒热，利小便。"——《神农本草经》

"下五淋，除客热在肠胃，止渴，坚筋，妇人崩中。"——《名医别录》

"白茅根，寒凉而味甚甘，能清血分之热，而不伤于燥，又不黏腻，故凉血而不虑其积瘀，以主吐衄呕血。泄降火逆，其效甚捷。"——《本草正义》

"止吐衄诸血，伤寒哕逆，肺热喘急，水肿，黄疸，解酒毒……久服利人。"——《本草纲目》

功效主治

本品凉血止血，清热利尿。主要适用于如下病证：

血热妄行的各种出血证

尤常应用于尿血，可加蒲黄、侧柏叶等药物；如治疗上部出血，常与仙鹤草、侧柏叶等配伍。

湿热证

如淋证、黄疸等，可配合车前子、金钱草等治疗。

现代研究

本品含有白茅素、芦竹素、羊齿醇等三萜烯类、有机酸、糖类化合物、钾、钙等。具有以下方面的生理作用：

❶ 止血，降低血管通透性，缩短出凝血时间。

❷ 利尿、消炎、抗菌、解热、镇痛、解酒毒等。

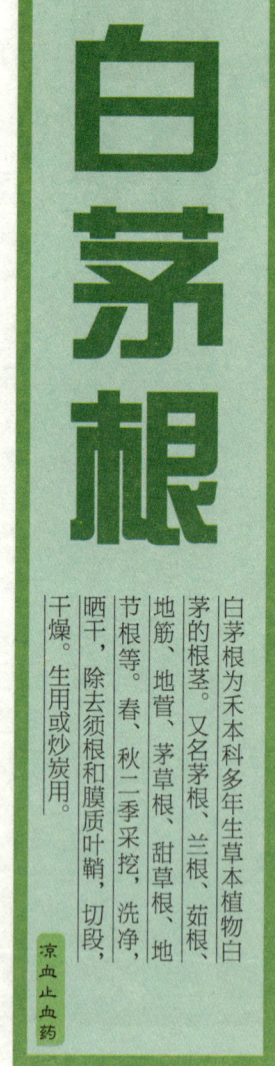

白茅根

白茅根为禾本科多年生草本植物白茅的根茎。又名茅根、兰根、茹根、茅草根、甜草根、地筋、地萱、茅草根、地节根等。春、秋二季采挖，洗净，晒干，除去须根和膜质叶鞘，切段干燥。生用或炒炭用。

凉血止血药

❸ 现代临床可用于急、慢性肾炎，肝炎，流行性出血热，鼻衄等。

选购要点
以条粗、节疏、色白、味甘者为佳。

贮藏方法
贮于有盖容器内，置于通风干燥处，防潮，防霉。

用法用量
内服水煎，9～30克。止血宜炒炭用；清热利尿宜生用，以鲜品为佳。

注意事项
脾胃虚寒、溲多不渴者忌服。

疗疾验方

治疗肺热气喘
如神汤：生白茅根1把，捣碎，以水2碗，煮取1碗，饭后温服。一般服3次即愈。（《本草纲目》）

治疗鼻血不止
白茅根研细，每服6克，淘米水送下。（《本草纲目》）

治疗体虚水肿（饮水多，而小便不利）
白茅根一大把，小豆3升，加水3升煮干。去茅食豆，水随小便排出。（《本草纲目》）

治疗急性肾炎
干白茅根250～500克，水煎服。早、晚分2次服，连服1～2周。（中医验方）

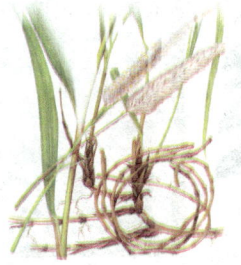

治疗急性黄疸型肝炎
白茅根、山楂根各30克，六月雪根60克，鲜品加倍，小儿减量。水煎服。（中医验方）

保健药膳

茅根粥
配方：白茅根30克，大米150克，白糖20克。

制作：❶ 将白茅根洗净，放入瓦锅内，加水500毫升，用中火熬煮25分钟，去药渣，留汁液。
❷ 大米淘洗干净，去泥沙，放入锅内，加入白茅根药液，再加清水500毫升，置武火上烧沸，再用文火煮35分钟，加入白糖即成。

功效：泻火、凉血、止血。适用于热病烦躁口渴、吐血、衄血、尿血、血精等症。

白茅根炖鲜藕
配方：白茅根30克，鲜藕（带藕节）300克，白糖30克。

制作：❶ 将鲜藕、白茅根洗净，去泥沙，鲜藕去皮、留节，切0.2厘米厚的片，白茅根切4厘米长的段。
❷ 将鲜藕、白茅根同放炖锅内，加水800毫升，置武火上烧沸，再用文火炖35分钟，加入白糖即成。

功效：凉血止血，清热利尿。适用于热病烦渴、吐血、衄血、血精等症。

茅根茶
配方：鲜白茅根50克，荸荠100克，白糖30克。

制作：❶ 将白茅根、荸荠洗净，荸荠去皮，切片。二味放入锅内，加水2000毫升。
❷ 将锅置武火上烧沸，用文火煎煮25分钟后，滤去药渣，加入白糖拌匀即成。

功效：清热利尿，解暑止渴。

槐花

槐花为豆科落叶乔木槐的干燥花及花蕾。夏季花将开放或花蕾形成时采收,除去枝、梗及杂质,晒干。前者习称「槐花」,后者习称「槐米」。生用或炒炭用。

凉血止血药

【产地溯源】
全国大部分地区均有栽培,主产于河北、河南、山东、辽宁、江苏、广东、广西等地。

【性味归经】
味苦,性微寒。归肝、大肠经。

【本草语录】
"治五痔,心痛,眼赤,杀腹脏虫及热,治皮肤风并肠风泻血、赤白痢。"——《日华子本草》

"入肝、大肠血分而凉血,治风热目赤、赤白泻痢、五痔肠风、吐崩诸血。"——《本草备要》

"凉大肠,杀疳虫。治痈疽疮毒,阴疮湿痒。"——《景岳全书·本草正》

功效主治
本品凉血止血,清肝明目。主要适用于如下病证:

血热妄行的出血证
槐花尤善治疗便血、痔疮出血,常配侧柏叶、地榆等同用;若治吐血、衄血,则配白茅根同用。

肝火上炎的头痛、目赤
可配决明子、谷精草等同用。

现代研究
本品含芸香苷、槐花米甲素、槐花米乙素、槐花米丙素等黄酮类、甾类、萜类及鞣质。具有以下方面的生理作用:

❶ 减少毛细血管的通透性及脆性,缩短出血时间,止血。
❷ 降血压,降血脂,防治动脉硬化。
❸ 扩张冠状动脉,改善心肌供血。
❹ 消炎、抑菌、抗病毒等。
❺ 槐花现代还用于治疗高血压、急性乳腺炎、颈淋巴结核和银屑病等。

选购要点
以花色黄白或花蕾粗壮、无枝梗者

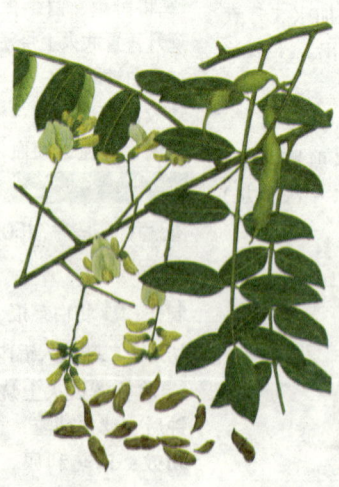

为佳。

藏方法

贮于有盖容器内,置于通风干燥处,防蛀。

用法用量

煎服,5～9克。槐花生品长于清肝泻火,清热凉血;炒制品清热凉血作用减弱;槐花炭偏于收敛止血。

注意事项

脾胃虚寒者慎用。

疗疾验方

治疗便血
槐花30克,荆芥60克。同炒,研细。每服9克,茶送下。(《本草纲目》)

治疗暑天疖子、痱子
干槐花瓣30克,加水500毫升煎汁,用棉花蘸洗局部。药汁可反复加热,每日洗2～3次。同时将药渣捣烂如泥敷于患处。(中医验方)

治疗高血压
单味槐花适量,煎汤代茶饮。适用于高血压属肝火偏旺者。(中医验方)

治疗银屑病
槐花炒黄研成细粉,每次15克,饭后用温开水送服,每日2次。亦可将槐花制成蜜丸内服,每次15克,每日2次。(中医验方)

治疗皮肤瘙痒、毛囊炎等
槐花(微炒)20克,核桃仁60克,白酒30毫升。煎沸后热服,每次20毫升,每日3次。(中医验方)

治疗白带不止
槐花(炒)、牡蛎(煅)各等分,共研为末。每服9克,酒送下。(《本草纲目》)

鼻衄不止
槐花、乌贼骨各等分,半生半炒,共研为末,吹入鼻内。(《本草纲目》)

保健药膳

菊槐饮

配方:槐花6克,菊花6克,绿茶6克。

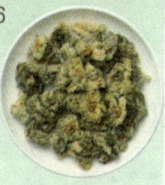

制作:❶把菊花、槐花洗净。
❷将菊花、槐花、绿茶放入杯内,加沸水250毫升,盖严,焖5分钟即成。
功效:生津止渴,降低血压。

槐花包子

配方:鲜嫩槐花500克,面粉500克,猪肉250克,骨头汤400毫升,酱油100克,香油50克,葱花50克,发酵粉、食碱、糯米粉各适量。

制作:❶将鲜槐花和猪肉分别洗净,剁成碎末。
❷猪肉末放入盆内,分3次加入酱油,每次加入后要拌匀,再加上糯米粉,拌开后倒入骨头汤,放槐花碎末、葱花、香油,搅拌均匀成馅。
❸面发好后,兑碱揉匀;面团搓成约2厘米粗的条,揪成30克一个的面剂,擀成中间稍厚边缘稍薄的圆皮,包上25克重的馅心,捏成包子生坯,直接放入笼内,用武火蒸10分钟左右即成。
功效:滋阴益肝,补血止血,健胃益髓,清热解渴。

化瘀止血药

化瘀止血药，性味多苦、辛、甘、平，具有止血而不留瘀的特点。部分药物且有消肿定痛之效。其既能化瘀，又能止血，适用于出血而兼瘀血内阻致血不循经之证，症见反复出血不止，血色紫暗，或有瘀块，面色黧黑，伴局部疼痛，痛处不移等症。

出血而无瘀者，忌用该类药物。

三七

三七为五加科多年生草本植物三七的干燥根。又名田七、血参、山漆、田漆、田三七、参三七、金不换等。夏末秋初花开前采者称「春三七」，秋冬果熟后采者为「冬三七」，以前者为佳。挖取根部，去净泥土，晒干。研细粉生用。

【产地溯源】
主产于云南、广西等地。四川、贵州、湖北、江西等地亦产。

【性味归经】
味甘、微苦，性温。归肝、胃经。

【本草语录】
"止血、散血、定痛，金刀箭伤、跌仆杖疮血出……亦主吐血、衄血、下血、血痢、崩中、经水不止、产后恶血不下、血晕、血痛、赤目痈肿、虎咬蛇伤诸病。"——《本草纲目》

"主清血散瘀、瘟毒、鼠疫、血燥、产后热。"——《药物图考》

"止血而兼补。"——《本草新编》

功效主治

本品化瘀止血，活血定痛。主要适用于如下病证：

出血证（尤以有瘀者为宜）
如咳血、吐血、便血、尿血、崩漏以及外伤出血等，单用本品内服或外用；或与血余炭、花蕊石同用。

跌打损伤，瘀滞疼痛
单味内服或外敷，或与活血行气药同用。

选购要点
以个大坚实、体重皮细、断面棕黑色、无裂痕者为佳。

贮藏方法
贮于有盖容器内，防潮、防蛀；三七粉末需密封保存。

用法用量
多研末服，每次1.5～3克；亦可入煎剂，3～12克。外用适量。

注意事项

1. 孕妇忌用。
2. 出血见阴虚口干者，须配伍后使用。

 ## 疗疾验方

治疗吐血、衄血（鼻出血）不止
三七3克，口嚼以米汤送下。(《本草纲目》)

治疗无名痈肿，疼痛不止
用三七根磨米醋调涂即散；如痈已破，则用三七研细干涂。(《本草纲目》)

治疗寻常疣、瘢痕疙瘩
三七粉10～15克。每次1～1.5克，白开水送服，每日2次。（中医验方）

治疗大肠下血、妇女血崩
三七研细，淡白酒调1～6克服。(《本草纲目》)

治疗重度赤眼
三七根磨汁涂在眼睛周围，极效。(《本草纲目》)

 ## 保健药膳

三七蒸白鸭

配方： 三七15克，白鸭1只，料酒15克，姜5克，葱10克，胡椒粉3克，盐3克，鸡精3克，鸡油30克。

制作： ❶ 将三七润透，切片；白鸭宰杀后去毛桩、内脏及爪；姜切片，葱切段。
❷ 将三七、白鸭肉、料酒、姜、葱、胡椒粉、盐、鸡精、鸡油同放蒸盘内，置武火大气蒸笼内蒸35分钟即成。

功效： 活血化瘀，止痛。适用于劳热骨蒸、咳嗽、水肿等症。

三七蛋羹

配方： 三七粉5克，鸡蛋1个，鲜藕1段，盐3克，猪油15克。

制作： ❶ 将藕洗净，切碎，用纱布绞汁1小杯，加水250毫升，煮沸。
❷ 将三七粉与鸡蛋液调匀，倒入藕汁锅中，加入食盐、猪油调匀即成。

功效： 益胃止血。对胃酸过多的胃出血患者尤佳。

山药三七粥

配方： 三七粉10克，山药粉100克，桂圆肉10克，炮姜炭6克，红糖适量。

制作： 桂圆、炮姜炭先煮30分钟，去姜渣，加入山药粉、三七粉，用文火共煮粥，调入红糖。每日1剂，分2～3次温服。

功效： 温中健脾，止血。适用于脾胃虚寒之大便下血、骨质疏松等症。便血因热或湿热者不宜。

鲜藕三七饮

配方： 三七粉6克，鲜藕汁100克，鸡蛋1个，白糖20克。

制作： ❶ 鸡蛋打入碗中，加入鲜藕汁、三七粉、水适量，搅匀，调成羹。
❷ 将锅置武火上烧沸，再用文火将鸡蛋蒸熟即成。

功效： 活血，养血，止血。对胃溃疡出血患者尤佳。

三七炖鸡

配方： 三七10克，鸡肉500克，料酒10克，胡椒粉2克，盐3克，味精3克，姜6克。

制作： ❶ 将鸡肉切成2厘米见方的块状；生姜切片；三七打成细粉。
❷ 将鸡块、三七、料酒、生姜放入锅内，加水适量，置武火上烧沸，再用文火炖50分钟，加入盐、胡椒粉、味精搅匀即成。

功效： 化瘀止血，活血止痛。对大肠溃疡患者有一定疗效。

第十五章 泻下药

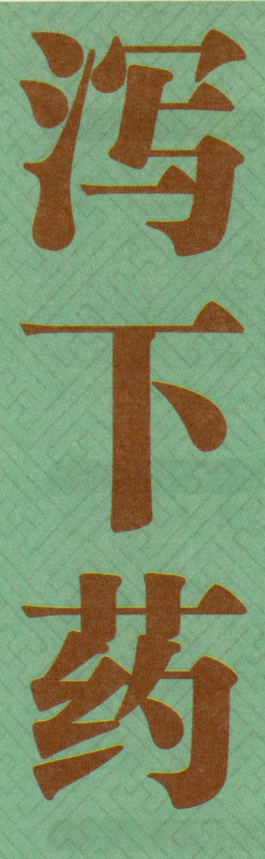

"泻下药":
凡能引起腹泻,或润滑大肠,促进排便的药物,称为"泻下药"。

分类

攻下药:通便作用较强,并具苦寒之性,常用以治疗热结便秘证的药物。
润下药:以润肠通便为主要功效,用以治疗肠燥便秘证的药物。
峻下逐水药:泻下作用峻猛,能引起剧烈腹泻的药物。

功效

中医论点:泻下药的主要作用是通利大便,排出胃肠积滞及其他有害物质,并可清热泻火,逐水消肿。主要适用于大便秘结,肠胃积滞,或实热内结,或冷积便秘,或水肿停饮等里实证。
现代药理:本类药具有泻下、利尿、抗菌、抗病毒及抗炎等作用。

应用

1.在应用泻下药时,常与理气药配伍,以提高疗效。若里实兼有表邪者,应先解表后攻里,当表里俱重时,泻下药应配伍解表药同用,以表里双解;若里实而正虚,应配伍补虚药同用,以攻补兼施,使泻而不伤正。
2.应用药性峻猛而有毒的泻下药时,一定要严格掌握炮制法度,控制药物用量,避免中毒,确保用药安全。

禁忌

1.泻下药易伤胃气,当奏效即止,慎勿使用过量。
2.泻下作用峻烈者,易伤正气,久病体弱、妇女胎前产后及月经期应慎用或忌用。

攻下药

攻下药，性味大多苦寒，具有较强的泻下作用，既能通便，又能泻火，主要适用于实热积滞、燥屎坚结者。若配行气药，可加强泻下及消除胀满作用。部分药物配伍温里药，亦可用于寒积便秘。

本类药物还可用于外感热病，高热神昏，谵语发狂；或火热上炎所致的头痛目赤，咽喉及牙龈肿痛，吐血，衄血等证。

大黄

大黄为蓼科多年生草本植物掌叶大黄、唐古特大黄或药用大黄的根茎。又名将军、黄良、川军、锦军、火参、肤如、雅黄、锦纹大黄等。9—10月间选择生长3年以上的植株，挖取根茎，切除茎叶、支根，风干、烘干或切片晒干。

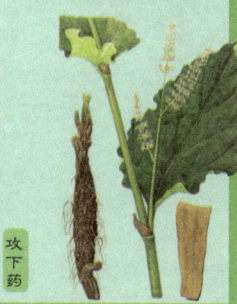

攻下药

【产地溯源】
主产于甘肃、四川、青海、西藏、云南、贵州等地。

【性味归经】
味苦，性寒。归脾、胃、大肠、肝、心经。

【本草语录】
"主治下痢赤白，里急腹痛，小便淋沥，实热燥结，潮热谵语，黄疸，诸火疮。"——《本草纲目》

"下瘀血，血闭寒热，破癥瘕积聚，留饮宿食，荡涤肠胃，推陈致新，通利水谷，调中化食，安和五脏。"——《神农本草经》

"平胃，下气，除痰实，肠间结热，心腹胀满，女子寒血闭胀，小腹痛，诸老血留结。"——《名医别录》

功效主治
本品泻下攻积，清热泻火，止血，解毒，活血祛瘀。主要适用于如下病证：

肠胃实热积滞
症见热结便秘、壮热口渴、腹胀腹痛、苔黄脉实等，常与芒硝、厚朴、枳实同用；热结泻痢，里急后重，常配黄连、芍药等。

湿热黄疸
常与茵陈、栀子等同用。

出血证
用于血热妄行之吐血、衄血等，常与黄连、黄芩等同用。

血瘀证
用于血瘀经闭，常与当归、红花、益母草等同用；跌打损伤、瘀血肿痛，常与桃仁、延胡索、乳香等同用；肠痈，可配伍丹皮、冬瓜仁、桃仁等。

现代研究
大黄含有大黄素、大黄酚、芦荟大黄素、大黄酸、大黄素甲醚等蒽醌类衍生物及大黄多糖、没食子酸、大黄四聚素、脂肪酸等有效成分。具有以下方面的生理作用：

❶ 泻下。

❷ 止血活血，扩张小血管，改善毛细血管通透性，促进骨髓生成血小板。

❸ 抗细菌、真菌、病毒、阿米巴及滴虫。
❹ 保肝，解痉利胆，促进胆汁分泌，降胆固醇和利胰。
❺ 健胃，增强肠蠕动及抗溃疡。
❻ 抗炎、解热、镇痛、降血糖、抗肿瘤等。

选购要点
以外表黄棕色、锦纹及星点明显、体重、质坚实、有油性、气清香、味苦而不涩、嚼之发黏者为佳。

贮藏方法
贮于有盖容器内，置于阴凉干燥处，防潮，防蛀。

用法用量
煎服，3～10克。外用适量。入煎剂煎煮时间过久，其泻下成分被破坏，作用减弱，故欲攻下者应后下，或用沸水泡服。

注意事项
1. 大黄苦寒，易伤胃气，故脾胃虚弱者慎用。
2. 孕妇、妇女月经期及哺乳期忌用。
3. 年老体弱者慎用。

疗疾验方

治疗肠燥便秘
大黄、皂角子各适量，共研为末。用时取药末适量，以蜂蜜调敷脐孔，胶布固定。每日换药1次。数次自愈。（中医验方）

治疗血尿
大黄3克，研末，装入鸡蛋内，湿纸封口，蒸熟食。每日1次，连服3次。（中医验方）

治疗习惯性便秘
大黄6克，甘草3克。水煎服。（中医验方）

治疗面疱
川大黄50克，研为细末，水调和，每晚睡前涂患处，次日晨起洗净。（中医验方）

治疗痈疖初起
大黄适量，捣烂过筛，用酒调和敷患处，药干即换。贴敷3次，即可见效。（中医验方）

治疗烧烫伤
大黄末适量。先用白酒洗净患处，然后用鸡蛋黄油调大黄末外搽。（中医验方）

治疗跌伤
大黄30克研末，葱白3根，生姜汁适量，3味药调和捣烂，涂敷患处。（中医验方）

保健药膳

大黄粥
配方：大黄3克，粳米150克，冰糖20克。
制作：❶ 大黄研成细粉；粳米淘洗干净；冰糖打碎成屑。
❷ 将大黄粉、粳米同放锅内，加水500毫升，置武火上烧沸，再用文火煮35分钟，加入冰糖即成。
功效：泻下攻积，清热泻火，解毒，活血祛瘀。适用于大便秘结，血热妄行之吐血，衄血，腹痛胀满，热毒疮疡及烧伤，妇女经闭，肝炎黄疸，目赤口疮等症。

大黄饮
配方：大黄5克，白芍10克，甘草5克，大枣4枚，生姜6克，桂枝5克，白糖30克。
制作：❶ 将大黄、白芍、甘草、大枣、生姜、桂枝放入炖锅内，加水适量。
❷ 将炖锅置武火上烧沸，再用文火煎煮25分钟，去渣留汁，加入白糖搅匀即成。
功效：消炎，止痛，止泻。对下痢次数较多、量少的腹痛肠炎患者尤佳。

大黄黄豆粥
配方：大黄3克，黄豆50克，粳米150克，冰糖25克。

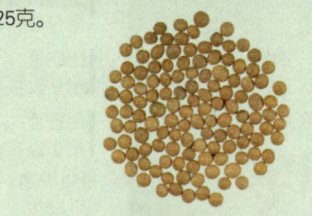

制作：❶ 将黄豆、粳米去泥沙，淘洗干净；大黄研成细粉；冰糖打碎成屑。
❷ 将粳米、黄豆同放炖锅内，加水500毫升，置武火上烧沸，再用文火煮35分钟，加入大黄粉、冰糖即成。
功效：清热解毒，宽中下气，润肠通便。适用于胃中积热、腹水肿毒、小便不利、便秘等症。

芦荟

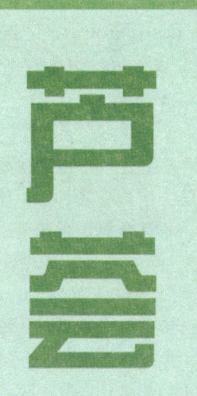

芦荟为百合科多年生草本植物库拉索芦荟、好望角芦荟或斑纹芦荟叶中的液汁经浓缩的干燥品。又名卢会、纳会、象胆、奴会、劳伟等。全年可采,割取植物的叶片,收集流出的液汁,置锅内熬成稠膏,倾入容器,冷却凝固后即得。入丸剂用。

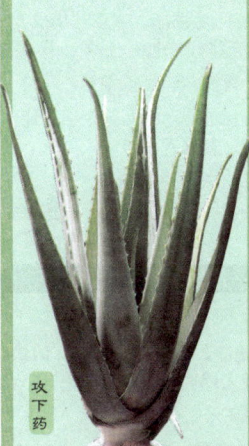

攻下药

【产地溯源】

库拉索芦荟、好望角芦荟原产于非洲;斑纹芦荟在我国广东、广西、福建等地均有栽培。

【性味归经】

味苦,性寒。归肝、胃、大肠经。

【本草语录】

"主热风烦闷,胸膈间热气,明目镇心,小儿癫痫惊风,疗五疳,杀三虫及痔病疮瘘。解巴豆毒。"——《开宝本草》

"芦荟大苦大寒,入肺肝而清疳热,杀诸虫。"——《药性切用》

"杀小儿疳蛔。主吹鼻杀脑疳,除鼻痒。"——《药性论》

"治肝火,镇肝风,清心热,解心烦,止渴生津,聪耳明目,消牙肿,解火毒。"——《本草再新》

功效主治

本品泻下,清肝,杀虫。主要适用于如下病证:

热结便秘
兼见心肝火旺,烦躁失眠等,配朱砂,以清热通便、泻火安神。

肝经实火
症见便秘、头痛、烦躁,甚则惊痫抽搐等,常配龙胆草、栀子、青黛等。

小儿疳积
治小儿虫疳,可配使君子等分为末,米汤调服;治小儿脾虚疳积,可配人参、白术等,以健脾扶正。

疥癣、皮肤瘙痒
取其杀虫之效,可外用施治。

现代研究

芦荟的化学成分包括芦荟大黄素苷、香豆酸酯、α-葡萄糖、戊醛、蛋白质及草酸钙结晶。有的还包含芦荟大黄素苷及异大黄素苷。具有以下方面的生理作用:

❶ 泻下。
❷ 抗细菌和真菌,抗溃疡,抗辐射,调节免疫功能。
❸ 止痛、止痒、消炎、护肤美容。
❹ 镇咳祛痰、镇静安神、降血糖、抗肿瘤等。
❺ 芦荟现代还用于治疗烧烫伤、青年痤疮、黄褐斑和银屑病等。

选购要点

以气味浓、溶于水中无杂质者为佳。

贮藏方法

置阴凉干燥处,防热,防潮。

用法用量

入丸散服,每次2~5克。本品有特异臭气,味极苦,不宜入汤煎服。外用适量。

注意事项

1. 寒证及孕妇忌用。
2. 妇女月经期和哺乳期慎用。
3. 在攻下药中,芦荟的刺激性最强,用量过大可引起腹痛、盆腔充血,甚至引起肾炎。

疗疾验方

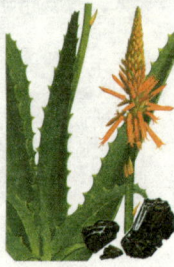

治疗湿癣
芦荟30克,炙甘草15克,共研为末。先以温浆水洗癣,擦干后敷上药末,有奇效。《本草纲目》

治疗小儿脾疳
芦荟、使君子各等分,共研为末。每服1~6克,米汤送下。《本草纲目》

治疗头痒、脱发
芦荟、川楝子各3克,共研为末。吹入鼻内,每日数次。(中医验方)

治疗足癣
芦荟500克,切碎,水煎。连药渣一起泡脚,每次20分钟,每周2次。(中医验方)

消除瘢痕、斑点
芦荟250克,煎汁,加入湿润剂、清洁剂、去臭剂、洗头剂等中使用。(中医验方)

治疗高血压
取芦荟鲜叶1~3厘米长,去刺生食。每日3次,饭前30分钟服用。注意:不可突然停止正在服用的降压药,应随着病情的好转,待血管逐步恢复弹性,血压稳定后再慢慢减少降压药的用量。(中医验方)

治疗便秘
饭后生食芦荟鲜叶3~5克,每日3次。也可根据个人爱好煎服、泡茶、榨汁兑饮料,泡酒也可。(中医验方)

治疗脚气
每晚洗完脚后,用芦荟叶揉搓叶汁往脚上挤抹,自然风干,每次一只脚用一叶,一般三五次即可见效。(中医验方)

治疗鸡眼
将芦荟果冻状的部分切成适当大小,塞在鸡眼处,再用纱布包起来,每日更换一次,不久鸡眼即自行脱落。(中医验方)

治疗牛皮癣
用泡过的茶叶捣烂敷患处,使角质层软化,再用小刀削去角质层,用芦荟和甘草(研末)调醋外搽,或大蒜、韭菜合捣烂敷患处。(中医验方)

治疗黄褐斑
芦荟300克,绿豆150克,分别研末。每日1次,取适量粉末以鸡蛋清调成糊状(夏季用西瓜汁调),覆盖于面部或患处。每日1次,1个月为1疗程。(中医验方)

治疗乳腺炎
鲜芦荟叶适量,洗净捣碎,敷在患处,外面用纱布盖住,用胶带贴牢。日换1次,2~3日后见效。(中医验方)

治疗雀斑
新鲜芦荟叶30~50克。将鲜芦荟叶捣烂,加水适量煮沸,取沉淀后的澄清液涂抹患处。(中医验方)

保健药膳

芦荟炒芹菜

配方: 鲜芦荟叶15克,芹菜300克,花生油10克,姜、葱各5克,盐3克,鸡精2克。

制作: ❶ 将鲜芦荟叶片洗净,去皮,切成0.5厘米见方的小丁;芹菜洗净,去叶,切成3厘米长的段;姜、葱洗净,切成细丝。

❷ 将炒锅置武火上烧热,加入花生油,烧至六成热时,放入姜、葱爆香,再放入芦荟、芹菜、盐,煸炒,熟后点鸡精即可。

功效: 清热利湿,润肠通便。适用于习惯性便秘及热结便秘等症。

芦荟粥

配方: 芦荟15克,粳米150克,白糖15克。

制作: ❶ 将芦荟洗净,切成2厘米见方的块;粳米淘洗干净,放入锅内,加水500毫升,置武火上烧沸,再用文火煮35分钟。

❷ 在粳米粥中加入白糖,搅匀即成。

功效：泻热通便，杀虫。适用于习惯性便秘及热结便秘、小儿疳积等症。

芦荟海参粥

配方：芦荟15克，海参60克，粳米150克，料酒10克，姜3克，葱6克，盐2克，鸡精2克，香油25克。

制作：❶ 将芦荟洗净，切成2厘米见方的块；海参去肠杂，洗净，切成丁；姜切粒，葱切花；粳米淘洗干净。

❷ 将粳米、芦荟、海参、姜、葱、料酒同放锅内，加入清水500毫升，置武火上烧沸，再用文火煮35分钟，加入盐、鸡精、香油即成。

功效：润肠通便，养阴润燥。适用于精血亏损、身体虚弱、阳痿遗精、消瘦乏力、小便频数、肠燥便难等症。

芦荟菠萝苹果汁

配方：芦荟1段，菠萝半个，苹果1个，胡萝卜1根，白糖10克，凉开水50毫升。

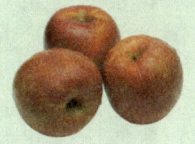

制作：❶ 芦荟、菠萝均切成小块；苹果洗净后去核去皮，切成小块；胡萝卜洗净，切成条。

❷ 将上述用料一起放进榨汁机中，榨取汁液。

❸ 将蔬果汁倒入杯中，冲入凉开水，加入白糖调匀即可。

功效：润肠通便，排毒养颜，祛除青春痘。

芦荟牛奶粥

配方：芦荟15克，牛奶100克，粳米150克。

制作：❶ 将芦荟洗净，切成2厘米见方的块；粳米淘洗干净。

❷ 将粳米、芦荟同放锅内，加水500毫升，置武火上烧沸，再用文火煮30分钟，加入牛奶，煮熟即成。

功效：润肠通便。适用于虚劳羸瘦、反胃噎嗝、消渴、便秘等症。

芦荟猪蹄汤

配方：芦荟300克，猪蹄600克，蜜枣3枚，盐1克。

制作：❶ 将芦荟去皮，洗净，切段。

❷ 将猪蹄斩件，洗净，飞水。热锅，将猪蹄干爆5分钟。

❸ 将清水2000毫升放入瓦煲内，煮沸后放入前3种用料，武火煲滚后改用文火煲3小时，加盐调味即可。

功效：清热润肠通便。适用于肠热引起的大便不畅或大便秘结者。

注意：肠胃虚弱、气虚便秘者慎用。

芦荟蜜汁

配方：新鲜芦荟200克，蜂蜜20克，冷水适量。

制作：❶ 将新鲜芦荟洗净，去除绿色部分的叶皮，取透明的叶肉切小丁。

❷ 将芦荟丁放入炖锅中，加入冷水煮沸，放凉后滤取芦荟汁。

❸ 在芦荟汁中加入蜂蜜，搅拌均匀即可。

功效：排毒养颜，抑制皮脂分泌，祛除青春痘。

卷心菜芦荟汁

配方：芦荟1段，卷心菜50克，苹果1个，菠萝1/4个，蜂蜜15克，凉开水80毫升。

制作：❶ 芦荟洗净后切成小块，卷心菜洗净后切成小片，苹果去皮去核后切块，菠萝切小块。

❷ 将芦荟、卷心菜、水果放入榨汁机中，搅打成汁。

❸ 将菜汁倒入杯中，冲入凉开水，加入蜂蜜调匀即可。

功效：润肠通便，排毒养颜，祛除青春痘。

青苹果芦荟汤

配方：芦荟100克，青苹果2个，冰糖20克。

制作：❶ 将苹果削皮，切成小块。

❷ 将芦荟洗净，切成小段。

❸ 将苹果、芦荟一齐入锅，加适量水，煎煮15分钟，调入冰糖即可。

功效：润肠通便，防治肥胖症。

芦荟罗汉果粥

配方：芦荟15克，罗汉果15克，粳米150克。

制作：❶ 将罗汉果锤破，留壳和子同用；粳米淘洗干净；芦荟洗净，切成2厘米见方的块。

❷ 将粳米、罗汉果、芦荟同放锅内，加水500毫升，置武火上烧沸，再用文火煮35分钟即成。

功效：润肠通便，清肺润肠，消暑润喉。适用于肺燥咳嗽、便秘、支气管炎、扁桃体炎、喉痛声嘶等症。

芒硝

芒硝为含硫酸钠的天然矿物经过精制而成的晶体。主要含有含水硫酸钠。将天然产品用热水溶解，过滤，放冷析出结晶，通称『皮硝』；再将萝卜洗净切片，置锅内加水与皮硝共煮，取上层液，放冷析出结晶，即『芒硝』。芒硝经风化失去结晶水而成的白色粉末称『玄明粉（元明粉）』。

攻下药

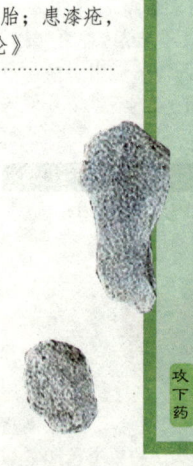

【产地溯源】
主产于河北、河南、江苏、安徽、山东等地的碱土地区。

【性味归经】
味咸、苦，性寒。归大肠、胃经。

【本草语录】
"主五脏积聚，久热胃闭，除邪气，破留血，腹中痰实结搏，通经脉，利大小便及月水，破五淋，推陈致新。"——《名医别录》

"涤三焦肠胃湿热，推陈致新，伤寒疫痢，积聚结癖，停痰淋闭，瘰疬疮肿，目赤障翳，通经堕胎。"——《本草再新》

"通女子月闭癥瘕，下瘰疬，黄疸病，主堕胎；患漆疮，汁敷之；主时疾热壅，能散恶血。"——《药性论》

功效主治
本品泻下软坚，清热泻火。主要适用于如下病证：

里热燥结
胃肠内湿热积滞，腹满胀痛，大便燥结，可与大黄、甘草等配伍。

口舌生疮，咽喉肿痛，目赤肿痛，疮疡
可与硼砂或大黄等同用，外敷或外洗。

现代研究
本品主要含结晶硫酸钠（$Na_2SO_4 \cdot 10H_2O$），并含钙、镁、锶等多种元素，常夹杂极少量的氯化钠、硫酸镁、硫酸钙等。具有以下方面的生理作用：

① 泻下。
② 利胆。
③ 外用有消肿、止痛作用。
④ 现代临床可用于慢性肾功能衰竭、眼疾、急性胰腺炎、小儿食积、皮肤感染、痔疮等。

选购要点
以无色、透明、呈结晶块者为佳。

贮藏方法
贮于有盖容器中，置于通风干燥处。

用法用量
内服，6～12克，宜溶入药汁，或以水化服，不宜煎煮。外用适量。

注意事项
1. 虚证及孕妇忌用。
2. 不宜与三棱配伍。

疗疾验方

治疗膀胱结热，小便不通
芒硝散：芒硝（别研）15克，赤茯苓（去黑皮，研末）30克。混合，每服6克，熟蜜水调下；心烦燥热者，以冷蜜水调下。《圣济总录》

治疗早期肝硬化
芒硝30克，生牛肉150克。上药文火炖烂，饮汤食肉。每周1剂，连用4次。（中医验方）

治疗外痔
芒硝150克，明矾15克。打碎置面盆中，以开水2000毫升冲化后，坐面盆上，使热气熏蒸肛门，待水温渐降，先洗涤患处，再坐浸药液中，直至水凉为止。每日坐浴2～3次。（中医验方）

治疗前列腺炎合并急性尿潴留
芒硝20～40克。上药装布袋或以纱布包好敷脐，再用热水袋放上热敷，热度以能耐受为宜，至排尿后为止。之后每日用药1～3次巩固疗效，5日为1疗程。（中医验方）

润下药

润下药，以甘平为主，多归脾、大肠经。多为植物种仁类，富含油脂。作用以润燥滑肠为主，使大便软化，易于排出。适用于年老津枯、产后血虚、热病伤津及失血等所致的肠燥便秘。

火麻仁

火麻仁为桑科一年生草本植物大麻的成熟种子。又名麻仁、麻子、大麻子、白麻子、冬麻子、火麻子、线麻子、大麻仁、麻子仁。秋季果实成熟时采收，除去杂质，晒干。生用或炒用，用时打碎。

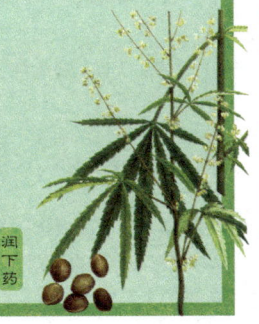

润下药

【产地溯源】
全国各地均有栽培，主产于山东、浙江、江苏、河北以及我国东北、西南等地。

【性味归经】
味甘，性平。归脾、胃、大肠经。

【本草语录】
"利女人经脉，调大肠下痢；涂诸疮癣，杀虫；取汁煮粥食，止呕逆。"——《本草纲目》

"主中风汗出，逐水，利小便，破积血，复血脉，乳妇产后余疾。"——《名医别录》

"取汁煮粥，去五脏风，润肺。治关节不通、发落，通血脉。"——《食疗本草》

功效主治
本品润肠通便。主要适用于如下病证：

肠燥便秘
属津亏燥热者，可与生地、玄参、麦冬等清热生津润燥药配伍；属精血不足者，可与当归、肉苁蓉、生首乌等补精血药配伍；若兼燥热而便秘较甚者，亦可与大黄、厚朴等清热泻下、行气药同用。

现代研究
本品主含脂肪油，并含大麻素A、甾体、大麻烯、生物碱、大麻酚等。具有以下方面的生理作用：

❶ 脂肪油对肠壁和粪便起润滑作用，软化大便，使易于排出，作用缓和，无肠绞痛的副作用。

❷ 降血压及阻止血清胆固醇上升。

❸ 麻醉及致幻。

❹ 现代临床可用于治疗跌打损伤、口眼㖞斜、术后大便干燥、习惯性便秘等。

选购要点
以色黄、粒大均匀、种仁饱满者为佳。

贮藏方法
贮于有盖容器中，防泛油、虫蛀。

用法用量
煎服，9～15克，临煎时打碎。入丸剂，其润肠之力较佳,每次3~6克。

注意事项
本品不宜长期、大量服用。据临床报道,一次内服60~120克,可致中毒,出现呕吐、腹泻、四肢麻木甚至昏睡等。

疗疾验方

治疗老人虚秘
火麻仁、柏子仁、松仁各等分,同研为末,加蜜、蜡做成丸,如梧桐子大。每服20~30丸,饭前服用。每日2次。(《本草纲目》)

治疗血痢不止
用火麻仁汁煮绿豆空腹吃,极效。(《本草纲目》)

治疗一切跌打损伤
火麻仁200克煅炭,兑料酒服。(中医验方)

治疗小儿头疮
麻仁5升,研细,水绞取汁,以蜂蜜调和涂搽在疮上。(《本草纲目》)

保健药膳

火麻仁牛奶粥
配方:火麻仁10克,牛奶100克,粳米100克。
制作:❶将火麻仁研成粉,去壳;粳米淘洗干净。
❷将火麻仁、粳米同放锅内,加水500毫升,置武火上烧沸,再用文火煮30分钟,加入牛奶,煮熟即成。
功效:润肠通便,生津润肠。适用于便秘、虚弱劳损、消渴等症。

火麻仁香蕉粥
配方:火麻仁10克,香蕉100克,粳米100克。
制作:❶将火麻仁研成粉,去壳;香蕉去皮,切2厘米长的段;粳米淘洗干净。
❷将火麻仁、粳米、香蕉同放锅内,加水500毫升,置武火上烧沸,再用文火煮35分钟即成。
功效:润肠通便,清热解毒。适用于大便秘结、热病烦渴、痔疮等症。

火麻仁海参粥
配方:火麻仁10克,海参60克,粳米100克,料酒10克,姜3克,葱6克,盐2克,鸡精2克,香油25克。
制作:❶将火麻仁研成粉,去壳;粳米淘洗干净;海参发好,去肠杂,切成2厘米见方的块;姜切粒,葱切花。
❷将粳米、火麻仁、海参、料酒、姜、葱同放锅内,加入清水500毫升,置武火上烧沸,再用文火煮35分钟,放入盐、鸡精、香油即成。
功效:润肠通便,养血润燥。适用于便秘、精血亏损、身体虚弱、阳痿遗精、消瘦乏力、小便频数等症。

火麻仁海带粥
配方:火麻仁10克,海带50克,粳米100克。
制作:❶将火麻仁研粉,去壳;粳米淘洗干净;海带发好,洗去泥沙,切成丁状。
❷将火麻仁、粳米、海带同放锅内,加水500毫升,置武火上烧沸,再用文火煮35分钟即成。
功效:润肠通便,利水。适用于便秘、瘰疬、瘿瘤、疝气下坠、痈肿、小便不畅等症。

火麻仁荸荠粥
配方:火麻仁10克,荸荠(马蹄)6克,粳米100克。

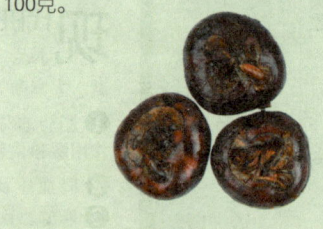

制作:❶将粳米淘洗干净;火麻仁研成粉,去壳;荸荠去皮,切成丁。
❷将粳米、火麻仁、荸荠同放锅内,加水500毫升,置武火上烧沸,再用文火煮35分钟即成。
功效:温中益气,润肠通便,消除痹热。适用于大便不通、咽喉肿痛、大便下血、高血压、全身浮肿、小便不利等症。

郁李仁

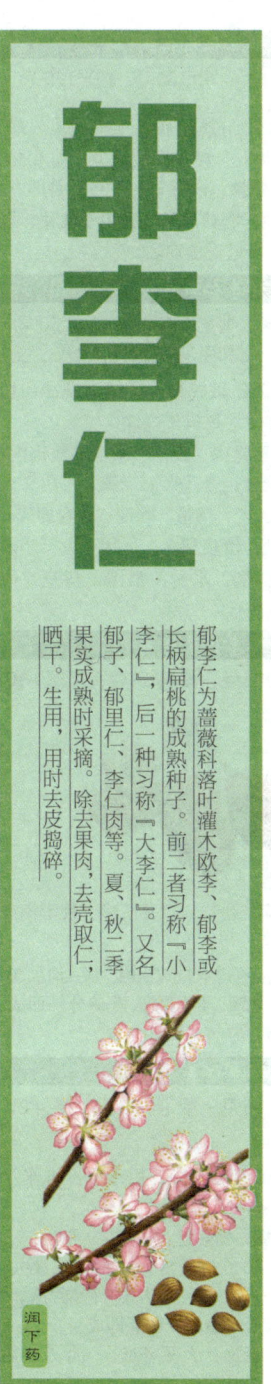

郁李仁为蔷薇科落叶灌木欧李、郁李或长柄扁桃的成熟种子。前二者习称"小李仁",后一种习称"大李仁"。又名郁子、郁里仁、李仁肉等。夏、秋二季果实成熟时采摘。除去果肉,去壳取仁,晒干。生用,用时去皮捣碎。

润下药

【产地溯源】
主产于河北、辽宁、内蒙古等地。

【性味归经】
味辛、苦、甘,性平。归大肠、小肠经。

【本草语录】
"主大腹水肿,面目、四肢浮肿,利小便水道。"——《神农本草经》

"郁李仁甘苦而润,其性降,故能下气利水。"——《本草纲目》

"通泄五脏,膀胱急痛,宣腰胯冷脓,消宿食,下气。"——《日华子本草》

功效主治
本品润肠通便,利水消肿。主要适用于如下病证:

肠燥便秘
肠燥便秘轻,常与柏子仁、松仁等润下药同用;大肠燥热较重,便秘腹胀、食少者,可配伍芒硝、生地等清热泻下、养阴润燥之品。

水肿、小便不利
可与桑白皮、陈皮等利水退肿药和行气药同用。

现代研究
本品含脂肪油、苦杏仁苷、挥发性有机酸、皂苷、粗蛋白质、植物甾醇、维生素 B_1 等成分。具有以下方面的生理作用:
① 促进肠蠕动,明显缩短排便时间。
② 润滑缓泻和利尿。
③ 消炎、镇痛、镇静等。

选购要点
以粒饱满、完整、色黄白者为佳。

贮藏方法
贮于有盖容器中,防泛油、虫蛀。

用法用量
煎服,6~9克。

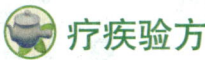
注意事项
孕妇慎用。

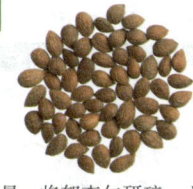
疗疾验方

治疗失眠
郁李仁 10 克,甜酒 250 毫升,白酒适量。将郁李仁研碎,入甜酒,文火煮沸,约 15 分钟后取下,盖焖 10 分钟。加入白酒(视病人酒量大小而定),白糖少许,搅匀,趁微温饮下。孕妇忌服。(中医验方)

治疗老年津枯便秘

火麻仁60克，郁李仁30克，大黄15克。上共研细末，文火炼稠，和诸药，待冷却后搓成条状，如筷子般粗细，长约3厘米。用时取1粒塞肛门内，每日2次。（《中国民间疗法》）

治疗小儿惊热痰实，二便不通

郁李仁（去皮，研为末）、大黄（酒浸后炒过）各3克，滑石末30克，一起捣和成丸，如黍米大。2岁小儿服3丸，其他儿童根据情况加减，开水送下。（《本草纲目》）

治疗肿满气急，睡卧不得

郁李仁20毫升量，捣成末，和面做饼吃，食后便通，气泄出后即愈。（《本草纲目》）

脚气浮肿（心腹胀满，二便不通，气急喘息）

郁李仁3.6克，捣烂，加水研磨取汁，另取薏苡仁60克，捣如粟大，一同煮粥食用。（《本草纲目》）

治疗皮肤血汗

郁李仁（去皮，研细）3克，鸭梨捣汁调下。（《本草纲目》）

治疗便秘

郁李仁20克，打碎，水煎去渣，加白糖适量，顿服。每日1剂。（中医验方）

保健药膳

郁李仁苦瓜粥

配方：郁李仁15克，苦瓜50克，粳米150克。

制作：❶ 将郁李仁研成细粉；粳米淘洗干净；苦瓜去瓤、洗净，切成丁。

❷ 将粳米、郁李仁、苦瓜同放锅内，加水500毫升，置武火煮沸，再用文火煮35分钟即成。

功效：润肠通便，利水消肿，泻热清心，明目解毒。适用于便秘、水肿、小便不畅等症。

郁李仁荸荠粥

配方：郁李仁15克，荸荠100克，粳米150克。

制作：❶ 将粳米淘洗干净；郁李仁研成粉；荸荠去皮，切片。

❷ 将粳米、荸荠、郁李仁同放锅内，加水500毫升，置武火上烧沸，再用文火煮35分钟即成。

功效：润肠通便，消除瘀热。适用于便秘、大便下血、小便不利、全身浮肿等症。

郁李仁松仁粥

配方：郁李仁15克，松仁30克，粳米150克。

制作：❶ 将郁李仁研成粉，粳米洗净，松仁洗净。

❷ 将郁李仁、松仁、粳米同放锅内，加水500毫升，置武火上烧沸，再用文火煮35分钟即成。

功效：润肠通便，润肺滑肠。适用于便秘、风痹、头眩、燥咳、吐血等症。

郁李仁田螺粥

配方：郁李仁15克，田螺肉100克，粳米150克，盐2克，鸡精2克，葱10克，香油15克，料酒适量。

制作：❶ 将郁李仁研成粉；田螺肉洗净，切片；粳米淘洗干净；葱切花。

❷ 将郁李仁、田螺肉、粳米、料酒同放锅内，加入清水500毫升，置武火上烧沸，再用文火煮35分钟，加入盐、鸡精、香油、葱花即成。

功效：润肠通便，清热利水。适用于大、小便不畅，黄疸，脚气，水肿，消渴，痔疮，便血，目赤，肿痛等症。

郁李仁桑葚粥

配方：郁李仁15克，桑葚50克，粳米150克。

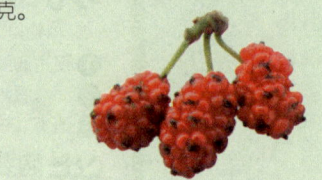

制作：❶ 将郁李仁研粉，桑葚洗净，粳米淘洗干净。

❷ 将粳米、桑葚、郁李仁同放锅内，加入清水500毫升，置武火上烧沸，再用文火煮35分钟即成。

功效：润肠通便，厚肠胃，补肝肾。

郁李仁姜蜜粥

配方：郁李仁15克，粳米100克，姜汁20克，蜂蜜30克。

制作：❶ 将粳米淘洗干净，用冷水浸泡半小时，捞出，沥干水分。

❷ 将郁李仁去皮，捣烂。

❸ 锅中加入约1000毫升冷水，将粳米放入，先用旺火烧沸，再改用小火熬煮，待粥将熟时加入郁李仁、蜂蜜、姜汁，略煮即成。

功效：主治津枯肠燥，大便坚难，老年及产后血虚便秘。

峻下逐水药

峻下逐水药大多苦寒有毒，泻下作用峻猛，能引起剧烈腹泻，可使体内潴留的水液从大便排出。部分药物还兼有利尿作用，使体内潴留的水液随小便排出。适用于水肿、臌胀、胸胁停饮等邪盛而正气未衰之证。

本类药有毒而力峻，易伤正气，使用时当中病即止，不宜久服，并应掌握其炮制、配伍、剂量、用法及禁忌等，以确保用药安全。

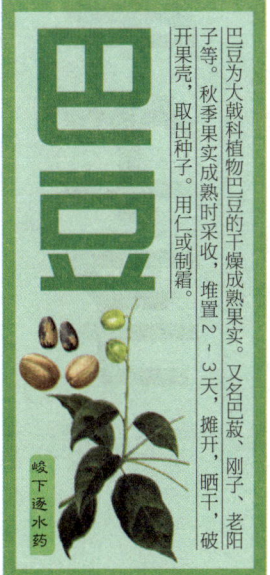

巴豆为大戟科植物巴豆的干燥成熟果实。又名巴菽、刚子、老阳子等。秋季果实成熟时采收，堆置2～3天，摊开，晒干，破开果壳，取出种子。用仁或制霜。

峻下逐水药

【产地溯源】
主产于四川、广西、云南、贵州等地。

【性味归经】
味辛，性热，有大毒。归胃、大肠、肺经。

【本草语录】
"主伤寒温疟寒热，破癥瘕结聚坚积，留饮痰癖，大腹水胀。荡涤五脏六腑，开通闭塞，利水谷道。去恶肉。"——《神农本草经》

"主癥癖，痃气，痞满，腹内积聚，冷气血块，宿食不消，痰饮吐水。"——《本草拾遗》

"治泻痢，惊痫，心腹痛，疝气，风喎，耳聋，喉痹，牙痛，通利关窍。"——《本草纲目》

功效主治

本品峻下冷积，逐水退肿，祛痰利咽，蚀疮。主要适用于如下病证：

寒积便秘急症，食积不化
治寒邪食积便秘，脘腹胀满，气血尚足者，可单用巴豆霜装入胶囊服，或配大黄、干姜等分为丸服；治小儿乳食停积，甚则痰多惊悸者，配神曲、天南星等同服。

腹水鼓胀
可配杏仁炙黄为丸服。

痈肿成脓未溃及疥癣恶疮
治疗痈肿成脓未溃者，可配乳香、没药、木鳖子等，外敷患处，以促其破溃排脓；若治疥癣恶疮，单用本品榨油，以油调雄黄、轻粉末，外涂疮面。

注意事项
1. 虚证、体弱及妇女妊娠、哺乳、月经期忌用。
2. 不宜与牵牛子配伍。
3. 巴豆中所含毒性成分，以巴豆油为最强，对胃肠道黏膜具有强烈的刺激、腐蚀性，可引起恶心、呕吐与腹痛，导致出血性胃肠炎。

现代研究

本品主含巴豆油，并含巴豆毒素等有毒蛋白质、巴豆苷、生物碱、β-谷甾醇、氨基酸和酶等。具有以下方面的生理作用：
① 泻下。
② 抗菌、抗病毒、抗寄生虫。
③ 抑制蛋白质合成，抗肿瘤和白血病。
④ 强大的血小板凝集作用。
⑤ 镇痛。
⑥ 现代临床可用于支气管哮喘、疟疾、牙痛、

关节炎、面神经麻痹等。

选购要点
以粒大饱满、种仁黄白色者为佳。粒较空、种仁泛油变色者质次。

贮藏方法
置阴凉干燥处，防热，防潮。

用法用量
巴豆霜入丸、散，每次0.1～0.3克。生品外用，适量研末涂患处；或捣烂以纱布包搽患处。

牵牛子

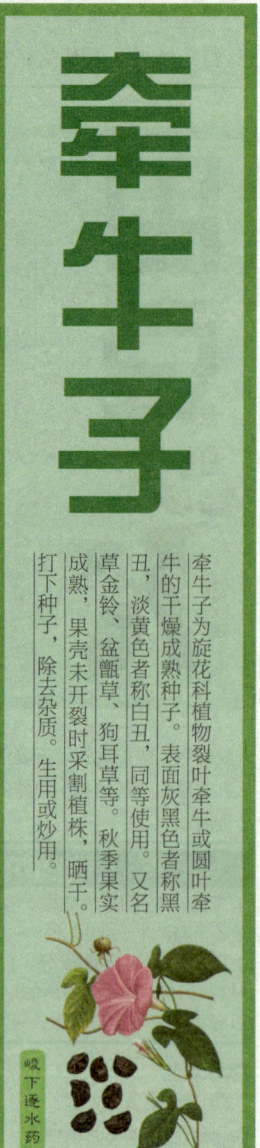

牵牛子为旋花科植物裂叶牵牛或圆叶牵牛的干燥成熟种子。表面灰黑色者称黑丑，淡黄色者称白丑，同等使用。又名草金铃、盆甑草、狗耳草等。秋季果实成熟，果壳未开裂时采割植株，晒干，打下种子，除去杂质。生用或炒用。

峻下逐水药

【产地溯源】
全国大部分地区均产。

【性味归经】
味苦，性寒，有毒。归肺、肾、大肠经。

【本草语录】
"治痃癖气块，利大小便，除水气，虚肿，落胎。"——《药性论》
"逐痰消饮，通大肠气秘风秘，杀虫。"——《本草纲目》
"主下气，疗脚满水肿，除风毒，利小便。"——《名医别录》

功效主治
本品泻下，逐水，去积，杀虫。主要适用于如下病证：

水肿腹水，二便不利
常与甘遂、大黄等同用。

肠胃实热壅滞
症见大便不通、腹胀疼痛等。单以本品为末，姜汤送服；或与枳实、槟榔、厚朴等同用。

虫积腹痛
本品驱蛔效果较好，常与槟榔、苦楝根皮等同用。

现代研究
牵牛子含牵牛子苷约2%，为泻下成分。尚含生物碱、脂肪油、蛋白质、多种糖类及色素等。具有以下方面的生理作用：
❶ 增加肠蠕动，引起肠黏膜充血，分泌增加，呈泻下作用。
❷ 利尿。
❸ 体外试验，对蛔虫和绦虫有杀灭作用。
❹ 刺激肾脏。
❺ 现代临床还用于治疗慢性肾炎水肿、肝硬化腹水、癫痫和淋巴结核等。

选购要点
以粒大、饱满、无果皮等杂质者为佳。

贮藏方法
放置干燥通风处，防潮，防霉。

用法用量
煎服，3～6克；入丸、散，1.5～3克。炒用药性减缓。

注意事项
1. 体弱者、老年人、孕妇均忌用。
2. 不宜与巴豆配伍。